The Cheating Cell

How Evolution Helps
Us Understand
and
Treat Cancer

狡猾的细胞

癌症的进化故事与治愈之道

[美] 雅典娜·阿克蒂皮斯 / 著　李兆栋 / 译

U0256113

中信出版集团 | 北京

图书在版编目（CIP）数据

狡猾的细胞：癌症的进化故事与治愈之道/（美）雅典娜·阿克蒂皮斯著；李兆栋译. --北京：中信出版社，2021.6

书名原文：The Cheating Cell: How Evolution Helps Us Understand and Treat Cancer

ISBN 978-7-5217-2943-6

Ⅰ.①狡… Ⅱ.①雅… ②李… Ⅲ.①癌-普及读物 Ⅳ.①R73-49

中国版本图书馆CIP数据核字（2021）第063658号

狡猾的细胞——癌症的进化故事与治愈之道

著　　者：［美］雅典娜·阿克蒂皮斯
译　　者：李兆栋
出版发行：中信出版集团股份有限公司
　　　　　（北京市朝阳区惠新东街甲4号富盛大厦2座　邮编　100029）
承　印　者：天津丰富彩艺印刷有限公司

开　　本：880mm×1230mm　1/32　　印　张：9　　字　数：190千字
版　　次：2021年6月第1版　　印　次：2021年6月第1次印刷
京权图字：01-2020-4556
书　　号：ISBN 978-7-5217-2943-6
定　　价：56.00元

致 我 们 遭 遇 的 一 切 美 丽 怪 物

目 录

狡

猾

的

细

胞

演化正在进行时

这是一本关于癌症的书。它讲了癌症的古老起源、现代表现，以及未来命运，也讲了癌症从何而来、因何存在，而又为何难以治愈。

这也是一本以全新的视角来审视癌症的书，它不再将癌症视为我们必须不惜一切代价去消灭的敌人，而是把它当成一种我们应当加以控制并与其和谐相处的存在。

大约20亿年前，多细胞生物出现，生命随即也开始了与癌症的苦苦纠缠。我们想到地球生命的时候，通常浮现在脑海中的就是动物和植物这样的多细胞生物，其组成包含不止一个细胞。从根本上来讲，多细胞生物的细胞通过它们之间的分工、合作和协调，来完成其生存所需的所有功能。而另一方面，单细胞生命形式（如细菌、酵母和原生生物）则只由一个细胞组成，该细胞独立完成使其自身存活的所有工作。在多细胞生物在演化①长河中赢得一席之地之前的数十亿年里，我们这个星球一直都由单细胞生物主宰着。在单细胞生物占据统治地位的20亿年里，世界上是没有癌症的，然而随着多细胞生物的到来，我们的世界也迎来了一位新成员：癌症。

癌症是我们的一部分，从我们以多细胞生物的形式存在伊始，癌症就成了我们身体里的一部分。从埃及木乃伊[1]到中美洲和南美洲的狩猎采集者[2]，我们在这些古人类的骨骼中都发现了癌症的遗迹。科学家在170万年前活动于"人类摇篮"南非的人类祖先的骨头中发现了癌，[3]而癌症的化石证据则可以追溯到更久以前：几千万年甚至几亿年前的哺乳动物、鱼类和鸟类的骨骼当中就有癌存在了。[4]早在恐龙统治我们这个星球的时候[5]，甚至更早，在生命还以微观形式存在的时候，癌症就已经出现了。癌症，始于我们所知的大部分生物存在之前。[6]

要想有效控制癌症，我们必须了解其背后在演化上和生态上的动力。而且，我们还必须改变我们思考癌症的方式，不再把癌症当成一个我们需要暂时面对且能够从容应对的挑战，而是将其

---

① Evolution一词的中文译法有"进化""演化"两种，大众传播语境里多作"进化"，本书在科普的具体语境中也作"演化"。——编者注

视为我们人类作为多细胞生物而拥有的一个组成部分。在多细胞生命从演化中产生之前，癌症是不存在的，因为那时并没有能够容纳癌细胞增殖并最终侵入的生命有机体，然而多细胞生命一旦出现，癌症就应运而生。而作为多种细胞之间相互合作的多细胞生物的典范，我们人类终将无法摆脱与癌症不可分割的命运。

在这本书里，我们将看到多种细胞如何构成了我们的身体，它们以多种不同形式协作，使我们的身体正常运转——例如，控制细胞增殖，将资源分配给有需要的细胞，以及构建复杂的器官和组织结构。我们还将看到癌细胞是如何演化出利用我们身体里的细胞协作特性的能力的：不受控制地增殖，掠夺我们体内的资源，甚至将我们的身体组织变成专供癌细胞自身生存的理想之所。简而言之，癌细胞在这场构成多细胞生命基础的最基本的游戏当中，极尽欺骗之能事。

更好地了解癌症的本质能够帮助我们更有效地预防和治疗癌症，也让我们看到，与癌症苦苦争斗的并非只有我们人类，其他各式各样的多细胞生物都受到癌症的影响。我们与癌症在演化上的关系造就了今天的我们。而且，如果我们想要真正理解什么是癌症，我们就必须要弄明白它是如何演化的，以及我们是如何与之一起演化的。

要认清什么是癌症，以及它是如何演化的，我们可以将目光转向自然界。凤头仙人掌就是一个最美的例子。由于损伤或感染，仙人掌顶端的细胞有时会发生变异。这些变异会破坏植物生长过程中控制细胞增殖的正常程序，从而经常导致仙人掌形成某些异乎寻常的构造：看起来像头戴王冠的沙漠仙人掌，外观像大脑的盆栽仙人掌，以及具有多角形几何结构、让人联想到现代艺术的花园仙人掌（图前言.1）。凤头仙人掌因其美丽而独特的变异构造，受到专业植物学家以及爱在自家后院摆弄仙人掌的爱好者们的追捧。

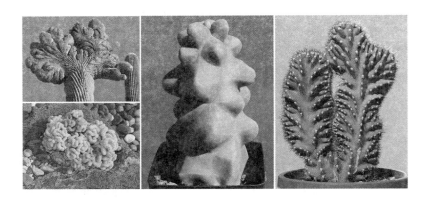

图前言.1　由于正常的生长模式遭到破坏，仙人掌会长得奇形怪状，从而造就了许多美丽而独特的生长模式，与动物的癌症相似。植物身上这些类似于癌症的现象被称为缀化，可能对其适应环境的能力产生负面影响，包括开花变少，或者更易受伤、患病。不过，如果照料得当，这些植物也能够带着这些类似癌症的形式存活数十年。图片从左至右、从上到下依次为：凤头仙人掌[7]（*Carnegiea gigantea*）；"大脑仙人掌"[8]（*Mammillaria elongata cristata*）；"图腾柱仙人掌"[9]（*Pachycereus schottii f. monstrosus*）和牙买加天轮柱[10]（*Cereus jamacaru f. cristatus*）

很多年前，我在亚利桑那州第一次看到凤头仙人掌时，就被它美丽的几何构造吸引住了。回到酒店之后，我花了几个小时的时间观赏这些自然生物构造的照片，并阅读了它们的相关资料。我了解到，变异凤头仙人掌的生长模式被打乱的原因，有时是暴风雨造成的破坏，有时是细菌或病毒感染，有时是其生长过程中发生的遗传突变。

　　我还了解到，破坏植物生长方式的变异并非仙人掌所独有——从蒲公英到松树，它们在许多植物身上都会发生。有一个术语专门用来描述植物中这些被打乱的生长模式，叫缀化（fasciation）。缀化植物通常比它们非缀化的近亲更娇弱，它们有时不能正常开花，因此也就更难再生与繁殖——但是，园丁和植物学家常会悉心照料缀化植物，帮助其繁殖。而在精心照料下，凤头仙人掌及其他缀化植物能够带着这些类似癌的形态结构存活达数十年之久。

　　了解凤头仙人掌，让我开始着迷于探索来自不同生命形式的癌症。当时我心想：如果我们要理解癌症——了解什么是癌症，以及它为什么会威胁到我们的健康和生命，那我们就需要知道癌症从何而来，这也就意味着我们要穿过演化之树，去探寻癌症在生命演化上的起源。在继续了解癌症演化起源的过程中，我发现癌症和类癌症的结构在多细胞生物中随处可见。不单单是仙人掌，无数其他生物都会生长出这种类似癌症的结构。我找到了长着类似癌组织的蘑菇、珊瑚、藻类以及昆虫的照片，并发现癌症在各种动物中也很常见，不论是野生动物、动物园里的动物，还是与我们同住一个屋檐下的家养动物。[11]

　　我想弄清楚，为什么癌症在所有形式的多细胞生物中会如此普遍？癌症之所以成为多细胞生命独有的问题，正是因为多细胞生命由许多细胞组成，这些细胞通常要相互配合，调整各自的行为，使我们成为具有功能的生物。单细胞生命形式不会患上癌症，因为它们仅仅由一个细胞组成，也就是说，对单细胞生物而言，细胞的增殖就是其生命的繁殖，二者毫无二致。但对于多细胞生命而言，过多的细胞增殖会破坏整个生命体的正常生长和组织结构。

可能你会觉得自己是一个不可分割的整体，但实际上，我们每个人都由数万亿个细胞组成，这些细胞无时无刻不在互相交流并协调彼此的行为，从而使我们体内的各项功能正常运转。我们体内的细胞数量多得令人难以置信，是地球上人口总量的 4 000 多倍。我们每个人就是 30 万亿个正在互相合作、演化、消耗能量、计算、表达基因并生产蛋白质的细胞，每个人的身体都是一个世界。这些细胞中的每一个都像是我们体内的一个小矮人，从环境中获取信息，并通过复杂的遗传基因网络处理这些信息，再根据这些输入的信息改变行为，做出反应。每个细胞都有自己的一套基因组、自己对基因的独特表达（即该细胞正在制造的特定蛋白质），以及自己独特的生理状态和行为。细胞在我们身体内部的合作令人叹为观止。这 30 万亿个细胞是如何让我们看起来像拥有一系列特定目标的单一实体生物的？是什么让这么多的细胞如此协调统一？

这些问题的一个答案可以从演化生物学中找到：之所以我们在行为和感觉上像一个有机的整体，是因为演化把我们每个人塑造成了一个不同细胞相互合作的社会。或许，我们之所以觉得自己像一个完整不可分割的存在，是因为演化让我们作为一个整体如此行事。近 10 亿年的演化历程塑造了多细胞生物体，让每个细胞的行为方式有利于细胞合作社会，即多细胞生物体的生存和繁殖。我们体内的细胞会限制自身的增殖、实行任务分工、协调资源利用，甚至会为了整个生物体的利益而选择自杀。我们体内的协调合作的规模，是人类迄今为止从未达到的：我们体内的细胞成功造就了一个乌托邦，它们为了整个身体的利益，共享资源、维护共同生存的环境、调控着每一个细胞的行为。

然而，细胞之间的协作有时候也会破裂。协作的破裂会引发体内的一系列演化和生态程序，最终产生细胞之间相互欺骗的终极形态：癌症。当有些细胞停止为了多细胞生物体的利益而协作，开始过度使用资源、破坏体内的公共环境，并失控地增殖扩张的时候，癌症就出现了。尽管这些狡诈的细胞会殃及它们所在的身体的健康和生存，但与体内的正常细胞相比，它们却具有演化上的优势。

尽管我们感觉自己像是一个个不可分割的个体，但从根本上讲我们并非如此。演化把我们塑造成多细胞生物，令我们具有不可思议的功能，但我们无法改变我们由一大群细胞组成的事实。也正因为我们由一大群细胞组成，演化过程会在我们体内自然发生，细胞能够像自然界中的生物一样演化。这对思考我们自身来说是一个非同寻常的视角。在传统观念中，我们是单一的整体，是相对静态的"自我"。但其实，不仅我们的身体由数万亿单个细胞组成，而且这数万亿细胞组成的群落一直处在不断变化之中。我们不是一个不可分割的实体，而是由许多实体组成。随着我们年龄的增长，组成我们的细胞群体不断变化，通常朝着让我们更容易得癌症的方向发展。

当然，细胞是我们身体组成的一部分，但它们也可自成独立的王国。细胞可以表达基因，可以处理信息，也能做出各种举动——迁移、消耗资源，并建立细胞外结构，如组织结构。此外，它们也在我们体内复杂的生态环境中不断演化。细胞是我们的一部分，细胞同时也是在我们身体内部不断演化的特殊实体——我们需要同时具有这两种视角才能了解什么是癌症，以及我们为什么容易患上癌症。

从我们身体的角度来看，癌症是对我们生存和健康的威胁，而从细胞的角度来看，癌细胞只是在做这个星球上所有其他生物都在做的事情：在其所处的生态环境当中不断演化，哪怕有时其演化方式会给其所属的系统带来灭顶之灾。这就造成一种看似自相矛盾的演化局面：演化过程青睐能更好地抑制癌症发生的身体，但演化同时也让体内具有癌细胞特征（例如快速增殖和高新陈代谢率）的细胞更有优势。两者如何并存？一方面，演化有利于癌细胞，另一方面演化又需要抑制癌症。在本书的后文当中，我将为读者揭示演化论的视角如何能够帮助我们理解这一看似矛盾的现象。

我们体内细胞之间合作的规模是相当惊人的。然而，更令人叹为观止的是，面对体内细胞的作弊与叛变，我们的身体展现出了强大的韧性——面临癌症的威胁，我们仍然能生存下来，并繁衍不息。数十亿年来，多细胞生物体已演化出多种不同的癌症抑制机制。这些癌症抑制系统使我们得以将叛变的细胞圈在可控范围之内。通过考察不同的物种，我们也可以看到类似的癌症抑制系统的种类之丰富、威力之强大，并从中得到启发，从而找到更有效的治疗癌症的方法。凤头仙人掌可以与体内的"癌组织"共同生存长达数十年之久，或许我们人类也可以做到。

在我了解癌症演化上的本质之前，我觉得癌症不过是一种没有多大意思的疾病。我的研究工作集中在与生命演化有关的深层而根本的问题上：为什么这么多生物都具有社会性？在群体里所谓的作弊者随时可能大量出现的情况下，是什么促成了个体之间持久而稳定的合作关系？我的研究兴趣侧重于理论问题，因此我总是回避那种看起来有大量事实需要记忆，又缺乏一个理论框架将这些事实整合在一起的研究主题。癌症似乎就是一个这样的研究主题——没有理论基础，只有大量关于这个机制那个机制的研究，当中却没有蕴含什么基本原理等待我去发现。癌症对人类健康影响重大，因此当然值得研究，只是我个人对研究它没有兴趣。

后来，我到了亚利桑那大学进行博士后研究，开始与约翰·佩珀（John Pepper）合作，他是肿瘤演化研究的先驱之一，这在当时还是一个崭新的研究领域。我意识到，癌症其实就是我已经在研究的主题在细胞层面上的实例：在作弊者存在的情况下，大规模的演化系统如何克服困难，维持个体间的合作关系。

我对癌症的看法开始改变，意识到癌症也是在我们体内的生态系统中不断演化的一种"生物"，它同样遵循着其他所有演化和生态系统都遵循的法则。将癌症放到演化生物学的框架中为我们理解其复杂性提供了一个切入点。

20世纪演化思想先驱之一、伟大的演化生物学家特奥多修斯·多布任斯基（Theodosius Dobzhansky）曾经说过："不从演化角度来理解，生物学就没有任何意义。"[12]我意识到，此前，癌症生物学对我来说毫无章法，是因为我没有从演化和生态学的角度来思考癌症。

如果多布任斯基今天还健在的话，他可能会说："不从演化角度来理解，癌症生物学就没有任何意义。"演化、生态学和合作理论为我们理解癌症为何如此复杂、强大而充满破坏力提供了一个切入点，可以帮助我们更好地理解我们自己。它们同样也可以帮助我们理解癌症如何塑造了——并继续塑造着——所有的多细胞生物。

演化论从两个层面解释了癌症。首先，它告诉我们人体细胞当中发生的演化（通常被称为体细胞演化）如何导致了癌症的发生。癌症将演化直接呈现在我们眼前：我们体内的细胞正处在不断的演化中，它们适应环境的能力各不相同，有些细胞增殖速度更快，存活时间更长，因此这些细胞会在下一代中占比更多，最终主导整个细胞群落。这是自然选择下的演化，同样的过程也推动着自然界中的生物演化。

此外，演化论也有助于解释为什么癌症在地球上的生命历程当中会一直存在。生物已经经历了数百万年的演化来阻止癌症的发生，也就是让体细胞的演化保持受控状态，我们也因此能够拥有足够长的寿命，取得演化上的成功。这些癌症抑制系统让多细胞生命的出现成为可能——如果没有它们，多细胞生物永远也无法克服内部细胞作弊和叛变所带来的挑战。然而，这些癌症抑制系统并非十全十美，从演化上来讲，把将来有可能癌变的细胞百分百地控制住是不可能的。

我们之所以不能完全抑制癌症发生，有多个原因，每个原因都有其独特之处。例如，其中一个原因是生物要在抑制癌症与其他影响生物适应性的特性（例如生育能力）之间权衡利弊。有些情况下，生物的低患癌风险与低生育能力之间存在相关性，从而给抑制癌症的生物造成了一种演化上的困境。此外，我们过去和现在所处的生存环境不尽相同：诸如香烟之类会诱导基因变异的物质，以及体力活动减少等生活方式的改变，让我们更易身患癌症。另外还有一个更加奇特的原因：在我们生长的过程中，我们遗传自父亲的基因与母亲的基因之间发生着一场战争，遗传自父亲的某些基因，其功能在表观遗传上被设定为促进细胞生长和增殖，从而增加了我们患癌的风险。细胞通过体细胞演化在体内不断变化，而身体却无法演化出完全抑制体细胞演化的能力，两种不同尺度上的演化的角逐，正是癌症存在的缘由。

体内的环境会对可能癌变的细胞产生极大的影响，决定其是死亡还是生存下来并繁衍肆虐。在癌症生物学这门学科中，肿瘤所处的环境被称作肿瘤微环境，本质上就是肿瘤所处的生态系统，它与自然界中的生态系统有很多相似性。肿瘤的生态系统能够提供必需的资源，使得肿瘤细胞得以生存并不断繁衍；不过，当资源耗尽，代谢废物积聚过多，免疫系统开始"猎杀"癌细胞时，这个生态系统也会给癌细胞的生存造成威胁。癌细胞会改变其周围的环境。例如，它们会不断消耗葡萄糖等资源，使得相邻细胞的资源供应减少，把诸如酸之类的代谢废物留在环境中。但是，这些变化会破坏癌细胞所处的生态环境，使癌细胞在其中难以存活。对微环境的破坏也会给癌细胞造成选择压力，迫使它们转移到其他地方去：能转移到体内更适合生存的其他环境的癌细胞将会留下更多的后代细胞，从而推动了癌细胞向侵袭性[①]和易转移的方向演化。要理解癌症的发生和发展过程，生态学角度的思考至关重要。正如我们不了解生物周围的生存环境就无法了解它们如何以及为何演化一样，如果不了解恶性肿瘤内部以及其周围的生态环境变化的话，我们也无法理解癌症的演化方式和原因。

人们常常把癌症比喻成一场战争——病人在其中"战斗""拼杀"，最终"胜利"或"失败"。战争的隐喻铿锵有力，极富感染力，有利于我们调动一切力量来支持癌症研究，用一个共同的目标把人们紧紧地团结起来。但这样的比喻也可能会误导人，因为癌症本质上是我们身体的一部分，我们无法将其彻底清除。如果我们将癌症视为要根除的敌人，那么对癌症采取激进的治疗方法似乎是个好主意。但是，我们不看清癌症的本质——癌细胞各不相同，而且会随着我们采取的各种癌症治疗手段不断演化，我们就可能会对比较温和的治疗手段所产生的效果认识不足，甚或完全否定。

战争的隐喻鼓励我们用激进的眼光来看待癌症，还可能会导致其他后果。我们用大剂量药物治疗癌症时，会给具有抗药性的

---

① 侵袭（invasion）也被译为"浸润"，指癌细胞侵犯和破坏周围组织的过程。本书中统一译为"侵袭"。——编者注

细胞带来演化上的优势，从而降低长期治疗和控制的效果。对于癌症晚期的患者，采用最高剂量的疗法通常并非理想策略。用激进的态度对待癌症也可能对癌症预防产生负面影响。当人们看到关于癌症的战争隐喻时，会更少去采取某些能够预防癌症的措施，比如戒烟。[13]此外，与治疗有关的激进的词语也会给患者及其家属带来更多的心理压力和负担。[14]

癌症并不是通常意义上我们所说的敌人。癌症并非一支行动有序、整齐划一的军队，团结一致，欲置我们于死地而后快。相反，它只是一群无组织无纪律、各不相同的细胞，面对治疗会做出各种各样的反应。与癌症的战斗，是与一个不可避免的过程——演化——的战斗。我们可以使这个过程放慢脚步，或者改变其行进的方向，但我们不能让它停止。

癌症是演化的实体象征，是我们体内的演化。我们之所以会患上癌症，正是因为我们是由一群在我们一生当中不断演化的细胞组成。我们这个星球上只要有多细胞生物的存在，癌症就不会消失。我们越早认识并接受这一点，就能越早利用我们的知识来有效地控制它。

我们无法赢得与演化过程的战争，我们无法赢得与我们体内生态变化过程的战争，我们也无法赢得与在多细胞合作的过程中搭顺风车的细胞的战争。不过，我们可以改变这个过程，降低它对我们的伤害；我们可以更好地理解它，采取某些措施，把癌症变得更加良性、温和——换句话说，把癌症变成可以与我们和平相处的东西。

　　一种是唯有斩草除根，否则誓不罢休，另一种则是尝试利用癌症的弱点将它控制住——抗癌战争的两种策略，就像雅典娜和阿瑞斯这两位希腊战神各自的战争策略一样，形成了鲜明的对比。我在一个希腊家庭中长大，一开始住在雅典，后来搬到了芝加哥的郊区，希腊神话是我童年的重要组成部分。很长一段时间里，我是由祖母雅典娜（我的名字就是随她）抚养的，我自然对了解与自己同名的女神很感兴趣。雅典娜是一位女神，她代表着智慧与战争；但她并不掌管一切战争，她是战略决策的女神。雅典娜的获胜并非通过粗暴的武力，而是准确认识战争目标，对敌人的弱点了如指掌，最后以最小的代价取得胜利，以免伤及无辜。而战神阿瑞斯在战争当中则总是以最大的侵略性，不惜一切代价，给敌人造成最大的伤害。

　　以上两种方式哪种更适合对付癌症？我们应该像战神阿瑞斯一样诉诸蛮力，还是应该像雅典娜一样制定一个充分利用敌人弱点的战略？根据我们目前对癌症的了解，很明显是雅典娜的策略更有可能延长癌症患者的寿命，同时也改善他们的生活质量。（我之所以这么说，并不是因为我的名字随她。）

　　作为多细胞生命体，我们一生中不可避免地要与癌症相伴。在本书当中，我将以我们的演化历史为基础，来审视有关什么是癌症，为什么会有癌症，以及我们怎么能更好地治疗癌症的问题。我将阐明这么一种观点：癌症不仅仅是一种疾病，它更是一扇窗口，能够帮助我们探索生命的起源、认识大规模合作所面临的难题、理解多细胞生物的本质以及演化过程本身的奥秘。

第一章

癌症
因何进化？

让我们来做一道选择题——以下关于癌症的说法哪一个是正确的?

1. 我们之所以会身患癌症,是因为癌症有助于控制人口规模。
2. 我们之所以会身患癌症,是因为癌症可以提醒我们要更好地照顾自己。
3. 我们之所以会身患癌症,是因为如果我们在成为后代的负担之前死掉的话,会对后代更有利。
4. 我们之所以会身患癌症,是因为能在我们体内存活并迅速增殖的细胞会留下更多的子代细胞。

这些陈述听起来似乎都挺合理,但只有最后一个是正确的。

请注意，以上每个陈述都在试图从不同的层面解释我们为什么会患上癌症：第一个假设认为癌症的出现对我们这个物种有利，第二个认为它对我们个体有利，第三个认为它对我们的亲属有利，第四个假设则认为癌症对我们体内的单个细胞有利。

当某些细胞在不该存活和迅速增殖的时候偏偏存活了下来并迅速增殖，就会对生物体产生毁灭性的影响。我们的身体被构建成细胞之间相互合作的堡垒，体内有各种系统可以共享资源、建立体内环境，让细胞得以生存生长、完成各自的使命，使我们的身体得以正常运转。癌细胞则利用这种合作关系，在演化上领先它的邻居细胞一步，这与自然界中各种各样的生物经历的演化过程没有本质的区别（也有一些例外，我将在稍后谈到）。

演化被定义为某个群体中的基因频率随时间的变化，而对于我们的身体而言，每次细胞分裂或死亡，都会使得我们细胞中不同基因突变的频率发生改变。就像自然界的生物一样，我们体内的细胞之间彼此竞争，争夺生存和繁殖的机会。最适应我们的身体环境的细胞（即生存和分裂能力最强的细胞）最终会在组成我们多细胞身体的细胞群中生长壮大。然而不幸的是，某些细胞之所以能够在演化上领先其邻居细胞，方法之一就是无视对细胞生存和增殖的限制，而正是这些限制让我们得以免于癌症。

癌症是一个演化过程的这一概念几十年前就已经有了。20世纪70年代，癌症研究者彼得·诺埃尔（Peter Nowell）将癌症描述为基因突变不断累积的演化过程。[1]也是在那十年期间，医生兼分子生物学家约翰·凯恩斯（John Cairns）指出，我们的身体当中可能存在某种保护机制，阻止了癌症在我们体内的演化。[2]这个想法的起源，可以追溯到更早的几种理念：有人认为在发育过程中细胞在体内相互竞争［该想法由威廉·鲁（Wilhelm Roux）在1810年前提出］，有人认为细胞内的突变可以导致细胞的"利己主义"行为［西奥多·博韦里（Theodor Boveri）在1900—1905年提出］，以及癌症一步一步恶化的理念［莱斯利·福尔兹（Leslie Foulds）1905年前后提出[3]］。到了20世纪90年代末和21世纪头几年，癌症演化这一研究领域开始发展壮大，包括癌症生物学家梅尔·格里夫斯[4]（Mel Greaves）、演化遗传学家伦纳德·纳尼[5]（Leonard Nunney）以及计算演化生物学家卡洛·梅利[6]（Carlo Maley）等在内的许多科学家都开始借助演化生物学的技术和框架来研究癌症。

我有幸在2005年前后进入癌症演化领域，当时该领域的研究正处于飞速发展时期。这种快速发展得益于基因组学带来的新的研究工具和方法，科学家得以观察到肿瘤在演化过程当中的动态变化，并能够追踪癌症发展过程中癌细胞的谱系变化（被称作克隆扩增）。克隆扩增指的是来自一个共同的祖先细胞并含有某个共同基因突变的一群细胞。我们知道，在人体环境中扩增繁殖的细胞最终会留下更多的细胞后代，从而导致了克隆扩增。有些处在克隆扩增当中的细胞与其相邻的细胞相比，具有更强的增殖和生存优势（演化生物学家将该过程称为自然选择），而另一些克隆扩增可能只是随机生长的结果（演化生物学家将该过程称为遗传漂移）。

就我们体内的细胞而言，能够让细胞快速分裂并更好地生存的基因突变，将通过自然选择过程增加其在后代细胞群体当中出现的频率，从而为癌症的发生奠定了基础。种群中具有不同特征的个体，其繁殖和生存能力存在差异，由此导致种群的总体特性随时间而变化的过程，被称为自然选择。但是，对细胞个体成功与否的随机性影响也能够导致种群的演化。在有机体、细胞，或者任何生物组成的小种群当中，生存和繁殖机会的随机性会导致某些个体生存并繁殖得比其他个体更好，从而导致遗传漂移的发生。对个体的生存或繁殖没有影响的性状，可能只会因为随机事件在整个种群中扩散或者减少。自然选择和遗传漂移，这两种途径对我们体内癌症的演化都发挥着重要作用。就本章——或笼统地讲，就本书而言，我将重点关注自然选择，因为它有助于我们理解癌症演化的中心悖论之一：癌细胞是如何得以演化并最终摧毁它们自己赖以生存的宿主的。

癌细胞在我们体内是如何演化的

我们的身体组成了一个个广大的世界，癌细胞就在其中演化。我们习惯于将演化视为一个像冰川消长一样的缓慢过程：千万年来，遗传变异随机发生，有些给携带这些变异的生物个体带来优势，从而逐渐使整个群体发生改变，进而更好地适应它们所处的环境。由于我们经常把演化想成一个非常缓慢的过程，所以很难用演化的思维来考虑我们体内的细胞。如果我们将演化看作一个本质上缓慢的过程，它又怎么能在我们人类个体的一生当中起作用并在癌细胞当中做出选择呢？答案就是，我们人体内演化的时间跨度完全不同于生物演化：癌细胞的代际时间（换句话说，是癌细胞传宗接代所花费的时间）非常短，通常约为一天，而且其种群规模以数十亿计，因此演化的速度可以非常快。实际上，癌细胞在一个人一生的时间里所发生的演化比整个人类的进化史还要丰富。

但是，当我们死去，癌症的演化又将何去何从呢？如果癌细胞最终杀死了它们生活于其中的宿主，我们还能将这个过程称为"演化"吗？如果一个物种最终灭绝了，我们能说这个物种演化过吗？答案当然是肯定的：没有人会因为恐龙已然灭绝就认为它们的演化没有发生过，或者因为某个物种的演化进入死胡同就把它过往的演化历程都一笔勾销。

就像演化当中的某些物种会灭绝一样，癌细胞群在我们体内的演化最终也会走到尽头。实际上，癌细胞作茧自缚，将自己拖入演化的死胡同当中，正是演化生物学中一种更为普遍的现象，这个现象被称为"演化自杀"。在演化自杀中，生物种群会演化出某些最终导致整个物种灭绝的特性，例如，高效消耗资源的特性会使得子孙后代一无所有，或者求偶性装饰过分夸张、华而不实，结果在面对捕食者时变得不堪一击[7]，给整个种群带来灾难性的后果。不过，癌细胞也不总是会跌入演化的死角。我在后文中会讲到，有时候癌细胞也可以转移到其他个体身上，得以在种群当中传播开来。目前人们已经在许多物种身上发现了可传染的癌症，包括家犬、袋獾和几种蛤类。在这些物种中，来自某个生物个体的癌细胞能够离开原始宿主，传播到新宿主身上，然后在新宿主体内生长，从而使癌细胞的存活时间比它所在的生物个体寿命更长，也使演化过程能在癌细胞身上作用更长的时间。然而，癌细胞的可传染性并非癌症演化的先决条件。绝大多数癌细胞会随其宿主死亡，而在死亡之神降临之前，癌症会一直像其他每个不断演化的种群一样，受到自然选择和基因漂移的影响。

癌细胞要想通过自然选择实现演化，必须满足一定的条件，与自然界当中任何演化的生物群体所要具有的条件相同：变异、遗传性和适应性差异。换句话说，细胞之间必须产生各不相同的变异，分裂时这些特性必须是可遗传的，并且这些变异会对细胞在其生存环境中的适应能力（即细胞的存活和增殖）产生影响。癌细胞符合这些条件吗？它们当然符合。癌细胞就是一群具有多种多样可遗传变异的细胞，这些变异会影响癌细胞的适应性。让我们来进一步了解一下这些自然选择发生所需要的条件，以及癌细胞是如何满足这些条件的。

一个条件是变异。每个人都起源于一个单细胞。我们中许多人都在课上学到，细胞分裂过程中会复制其DNA（脱氧核糖核酸），从而产生构成我们身体的数万亿个遗传信息相同的细胞。但这个表述并不是很准确。应该说组成我们身体的各个细胞的遗传信息几乎相同。它们都具有调控正常多细胞行为的DNA，但是，每次细胞分裂的时候，DNA都需要复制，而其复制过程并不完美，每次都有可能发生错误，而我们的遗传"校对过程"有时候并不能发现并纠正这些错误。因此，由于遗传突变，我们身体内的细胞并不完全相同，这种现象被称为变异。

这些细胞彼此之间的差异有多大？这些变异可能会超出你的想象。机体中的大多数细胞都具有独特的突变，这些突变是由DNA复制错误或其他突变诱导因素（例如日晒损伤或者接触化学物质）引起的。除了遗传变异，细胞还具有表观遗传变异，指的是细胞与细胞之间在基因表达上的差异。在我们每个细胞中，都有一些DNA被"暴露"出来，其遗传信息能够被阅读并最终翻译成蛋白质，而其他DNA则被"束缚"起来，只能保持沉默而不能制造蛋白质。这些表观遗传学上的差异也能造成细胞行为方式的差异，比如细胞迁移、消耗资源，以及向邻近细胞发出某种信号。我们体内的细胞在遗传和表观遗传两个层面上都有所不同，正是这些不同为体细胞演化提供了驱动力。

第二个条件是遗传度，又称遗传力。遗传力指的是亲代与子代性状之间的相关性。如果没有遗传力的话，任何有助于父母生存和繁殖的性状都将无法传递给下一代。那么，细胞之间遗传和表观遗传上的差异是否可以遗传呢？当然可以。每次细胞分裂时，该细胞的DNA突变都会被复制并传递给其后代细胞。基因表达的差异也能够遗传，因为DNA的表观遗传改变也可以在细胞分裂时复制并传递下去。了解这些过程后，我们可以把我们的身体想象成一棵巨大的细胞家族树，树干是第一个产生受精卵的细胞，每个树枝分权都代表一次细胞分裂，在此过程中细胞的性状被遗传下去（见图1.1）。就像父母可以将突变遗传给子女一样，突变也能

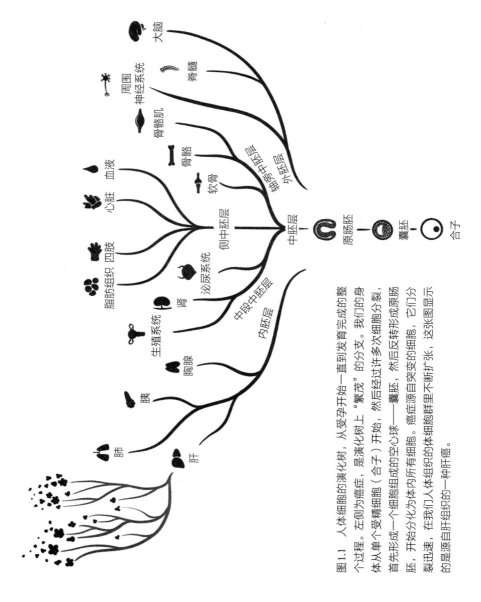

图1.1　人体体细胞的演化树，从受孕开始一直到发育完成的整个过程。左侧为癌症，是演化树上"繁茂"的分支。我们的身体从单个受精细胞（合子）开始，然后经过许多次细胞分裂，首先形成一个细胞组成的空心球——囊胚，然后反转形成原肠胚，开始分化为体内所有细胞。癌症源自突变的细胞，它们分裂迅速，在我们人体组织的体细胞群里不断扩张，这张图显示的是源自肝组织的一种肝癌。

够在细胞家谱树之中得到传承。

第三个条件是适合度差异。适合度差异理论认为拥有某些特征的个体会比拥有其他特征的个体产生更多后代。我们体内的细胞产生的细胞后代数量是否有所不同？确实如此。从我们还在妈妈的子宫里的时候开始，我们身体的一些细胞就比其他细胞分裂得更快，某些组织里的细胞比其他组织里的细胞分裂得更活跃，并且相同组织内某些细胞也会比其他细胞分裂速度更快。很多这类差异是细胞之间正常的表观遗传差异（即基因表达差异）造成的，这些差异使我们能够发育成具有脚趾、耳朵、身体其他各个脏器以及部位的功能正常的多细胞生物体。细胞之间的表观遗传差异是我们正常发育所必需的，然而，它们也可能促使我们更易患上癌症。

细胞增殖上的其他差异是由 DNA 序列中掌管细胞何时分裂的突变造成的。如果细胞获得了允许其分裂更多的基因突变，它们在后代细胞群体中的数量会剧增，其后代也会遗传它们过度分裂的特性。在细胞演化树当中，由过度分裂细胞组成的分权会显得格外突出，拥有超多的子代细胞，而这些子代会继续分裂产生更多的子代细胞，以此类推（见图1.1）。生存能力的差异也是造成繁殖差异的重要原因，生存能力更强的细胞自然会比相对更容易死亡的细胞留下更多的后代细胞。

具备了自然选择的条件之后，适应能力（有助于生物个体生存或繁殖的特性）就会发生演化。对人类来讲，适应能力包括我们寻找食物、避免伤害和寻找配偶的能力。而对癌细胞来说，适应能力包括快速利用资源、躲避免疫系统的攻击，以及在体内迅速分裂增殖的能力。其中，细胞水平的某些适应能力与我们的生物体个体水平的适应能力正好相左——例如，当癌细胞在体内存活并大量繁殖时，它们的成功就会与生物个体的成功直接冲突。

回到我们本章开头的问题——我们是否能够说癌症具有某种功能。我们已经看到，癌细胞唯一真正的功能就是满足自我：在体内复制自己，生存下去。癌症对它的宿主生物个体来讲，没有任何作用。而生物个体所具有的唯一与癌症相关的功能是抑制癌症。我们与癌症有关的适应能力就是要控制癌症，以免它对我们演化上的适应性造成伤害。

癌症视角

让我们试着从癌症的视角来审视它们。用敌人的视角来思考是一种最古老也最有效的战争策略。在军事战略经典著作《孙子兵法》当中，孙子就警告我们不要在不了解敌人的情况下盲目打响一场战争。[8]实际上，如果了解敌人，我们或许能够发现与敌人和平共处的机会，而了解了冲突双方，就可避免卷入一场旷日持久而又毫无胜算的战争。

在上一章当中，我指出癌症的战争隐喻存在很大的问题，因为它助长了非将敌人置于死地不可的心态，而在与癌症的对抗当中，这经常是不可能的，因为癌细胞群会逐渐对我们的治疗手段产生抵抗力。唯有彻底歼灭敌人才能胜利的想法是糟糕的策略，而更好的策略应该是从另一方的视角来审视这场冲突，了解其弱点，避免损伤不断升级，找到降低威胁的方法。

在与癌症的斗争中，我们有时也能取得决定性的胜利。科学家和临床医生在治疗某些儿童癌症和遗传信息比较均一的早期癌症方面取得了巨大的成功。但是，在已经不可能取得决定性胜利的情况下——比如癌症晚期，采取非常激进的治疗手段，会让我们的身体遭受治疗副作用的伤害。另外一点，因为癌细胞会对治疗产生抵抗能力，大剂量的激进治疗反而会导致我们完全失去对肿瘤的控制。如果我们能从癌症的视角来看待这一切，我们就有可能找到更好的新策略来控制癌症。

那么，从癌细胞的角度来看，情况会是怎样的呢？在癌细胞看来，我们的身体就是可供它们消耗并大量繁殖的原材料；在癌症看来，我们的免疫细胞是它们需要避开的狩猎者，而我们的组织和器官则是等待着它们去攻占的新殖民地；在癌细胞看来，我们是可消耗品。癌细胞不会相互协调来避免最终彻底摧毁我们的身体——它们赖以生存的宿主。癌细胞漫无目的地不断试错并演化更新，最终获得了威胁它们宿主生命的演化适应性（比如高增殖率和高代谢率）。正如我已经提到的，癌症自己钻进了演化的死胡同：癌症演化出了消耗宿主的能力，最终导致了自身的灭亡。

前文提到，癌细胞通过体内的自然选择过程而不断演化，而自然选择则带来了适应性。理解适应性的一种方法是思考以下问题："这种性状、特征或行为是如何提高该实体的生存或繁殖能力的？"这种思考视角就属于演化生物学中适应主义者的方法。在提出解释生物如何以及为何通过它们采用的方式演化的新假说的过程中，适应主义是一种有力的工具。同样，我们也可以运用适应主义的方法来了解癌细胞是如何在体内演化的。

从生命体的角度出发，我们可以思考什么能够帮助它们将基因遗传给下一代。不过，这仅仅是一种经验性的推断方法，用以理解生命体在做什么，以及为什么这样做。因为自然选择总是有利于成功将基因传递给下一代的生命体，因此它们的行为好像带有这样的目的性。同样，我们可以这样来思考癌细胞，把它们看作以将自己的基因传给下一代细胞为目的的生命体。但是，我们必须时刻牢记，这只是一种帮助我们理解癌症如何在我们体内演化的思维方式。

这种思考问题的方式被称为目的论思维（teleological thinking，teleo 源自希腊文，意思是"后"，logos 意为"原因"）。当我们根据某个事件的结果来解释其发生的原因的时候，我们采用的就是目的论的思维模式。从总体的目的出发来思考问题，对我们来讲非常自然，在事件发生之后来探究其原因对我们通常也很有帮助。然而，目的论思维方法也会误导我们得出完全错误的结论。还记得我们本章开始时做过的那个选择题吗？由于目的论思维，你可能会倾向于选择错误的答案——推断我们患上癌症的原因与癌症给我们自己、我们的亲戚或给人类所带来的后果有关。在没有目的的情况下来推断目的，是目的论思维的陷阱。

不过目的论思维并不总是错的。一些事情之所以会发生就是因为它可以达到某些——不一定是更高层次的目的。例如，癌细胞消耗资源的速度很快、增殖率很高，因为这些特性有益于它们在细胞水平上的适应性。从这个意义上来讲，癌症的目的不过是复制自身而已。

目的论思维是演化生物学中适应主义思维的重要组成部分，它对演化生物学家提出有关某些生物的假说可能起到了某种启发作用。演化生物学家看到生物呈现的某种性状，并以此推断这种性状被演化出来是为了解决某个适应性的问题。例如，斑马为什么身上长有条纹？也许是为了迷惑它们的天敌。树为什么有叶子？是为了通过光合作用获取能量。如果了解生物体某种性状的功能，我们就可以更好地理解塑造这种性状的演化压力。不过我们应该记住，某种性状因为增强了生物的适应性而被演化出来，并不意味着该过程中存在任何有意识的目的性。斑马的祖先并没有演化出条纹的打算，仅仅是那些身披条纹图案的斑马最终幸存下来了而已。

在适应主义的框架下，目的论思维可以作为一个起点，人们在此基础上形成可以检验的假说。但是，这可能会使我们过于一厢情愿地给某种性状赋予某种演化功能，但这种性状可能并没有任何适应的目的性。我们不能假设癌细胞的所有特征和性状都具有适应性的功能——癌细胞的某些特征仅仅是演化随机漂移的结果，其中并没有什么自然选择的作用或适应性存在。

一厢情愿的目的论思维也可能导致我们错误地在某些层次上给某些性状赋予并不存在的演化目的。癌症的存在并不会给作为一种生物（人类）的我们带来任何益处，它的演化也不会增强人类的适应能力，或者帮助人类这个物种存活下来——癌症的存在仅仅是为了活下去并复制自己。从细胞的角度来看待这个问题，可以帮助我们避免在错误的层次上寻找癌症存在的原因。

在细胞水平上理解癌症是一条捷径，引导我们从更微观的角度——以基因为中心的视角来理解自然选择的演化过程。这种方法是演化生物学的基础，经由理查德·道金斯的《自私的基因》一书得到了普及。在这本书中，他把生物有机体描述成一种自然选择所设计的载体，将基因一代代地传递下去。[9]他的基本论据是：有助于其载体的生存或者繁殖的基因，其数量会在下一代中得到增加。不过这并非全部——自然选择也会倾向于"利他"基因，以支持同样携带有这些利他基因的载体的生存。对人类而言，自然选择会有利于自私者以及关心自己亲戚的人。同样，就癌细胞而言，自然选择会偏向于自私的细胞，以及为其同胞兄弟提供好处的癌细胞。

自私的基因的观念的两个方面——塑造自私而又合作的载体，可以帮助我们揭示癌症在体内的演化过程。自私的基因的观念对本书的论证至关重要：本质上，癌症是多细胞合作过程中的骗子细胞。但是，揭示癌细胞之间合作的演化对于理解癌症的进展同样重要。在后面的章节中，我们将看到自然选择是如何促进癌细胞之间的相互协作，使它们得以更有效地利用它们的宿主的。不过，现在首先让我们更仔细地研究一下癌症是如何演化出骗过多细胞生物细胞之间的合作机制的能力的。

第二章

多细胞合作中的骗术

没有什么比跟这么一种人合租更倒霉的了：他们总是不完成自己应该完成的家务，弄得乱七八糟又不自己打扫，怎么说也不听。如果你曾经遇到过这么一个差劲的室友，你就会知道与一个不出力也无法公平合作的人共事有多么困难。如果把体内的癌细胞比喻成坏室友的话，那么癌症就像一场讲讨厌室友的二流电影。一开始，这个室友吃了你的东西却不洗碗，制造的垃圾和脏衣服堆积如山。然后，情况变得越发糟糕。有一天，你回家后发现这个给你带来噩梦的室友又邀请了一位懒惰的朋友无限期地住了下来，而第二天，他们每个人又都分别邀请了一位懒惰的朋友来此长住，以此类推，懒惰室友的数量呈指数级增长。他们占领了整栋房子的每个房间，将一切所见之物消耗殆尽。终于，再也没有剩余空间了，但他们的队伍还在不断扩张，压得你喘不过气来。

你挣扎着想让这片混乱局面恢复秩序，结果却是徒劳无功。

正常细胞生活在复杂但有条不紊的多细胞生物体内，对它们而言，癌细胞就像是一群从天而降的可怕室友，落入一个各方面井然有序的文明之中，并造成了严重的破坏。癌细胞把多细胞生物体这个辛勤工作的集体，转变成为一片到处是剥削、勒索和冲突的荒原。随着不断的分裂和生长，癌细胞对人体的侵占越来越严重，它们可能会从一些单纯的"坏室友"细胞，演变为对构成我们多细胞生物的细胞社会结构的严重威胁。

但并非所有坏室友都会把你摧毁。一些不好的室友不过是比较笨拙又随心所欲，他们懒惰成性，对自身散发出的负能量没有一点儿自知之明，并以此剥削压榨你。当作家雅各布·布罗根（Jacob Brogan）被诊断出患有甲状腺癌时，他将自己的癌症称为一个安静的室友，一直与他同住，偶尔把脏盘子留在水槽里，但大部分时间都跟他井水不犯河水。布罗根写道："对于癌症，我们并没有有意地迎接它们进来，而是好像在不知不觉中与癌症签下了租房合同。"布罗根的比喻用到生物学上也恰如其分：通常，我们身体里的癌症就像一个沉默的室友，有时我们在数十年之后才察觉到它的存在。

将癌症比喻成室友——无论是懒惰的、具有破坏性的，还是绝大多数时候保持沉默的室友，是把对抗癌症比喻成战争之外的另一个选择，而且对许多癌症来讲这个比喻更加合适。从许多方面看，癌细胞不承担它作为多细胞生物体的一部分所应该做的工作，很像一个不干家务活的室友。癌细胞消耗资源，就像贪吃的室友。癌细胞会疯狂繁殖，加重身体的负担，就像不负责任的室友邀请懒惰的朋友住进来一样。

就像吃白食的室友一样，癌细胞充分利用了多细胞生物体的协同性，为己所用。虽然癌症这个室友很难相处，但你并非一定要消灭它。在很多情况下，如果关系并不融洽，我们也可以寻求与其和平共处，而不是消灭它。我们可以学会与癌症更有效地相处，一起生活，甚至可以把它变成一种更容易与之共存的疾病。

在本章中，我将癌症视为体内的坏室友，一个作弊者，它有时会搭多细胞生物体内正常细胞的便车，有时又会主动利用它们。骗子总是违反与他人共享空间时所应遵守的规则，不论是潜规则还是明文规定。同样，癌细胞就是骗子，因为它们破坏了使多细胞集合体成为可能的细胞社会规则。在本章乃至本书中，我将作弊定义为破坏共享规则，以使自己受益的行为。

我说癌症是骗子，并不是暗示癌细胞故意破坏规则，只是表明癌细胞在演化中成为规则破坏者，因为这样做的癌细胞具有演化上的优势。正如我在上一章中讨论的那样，自然选择可以塑造一个群体（无论是自然界中的生物还是体内的癌细胞），而使得个体的行为看上去似乎具有目的性和主观意图。称癌细胞为骗子，是指它们在演化中学会了一种剥削的行为模式，破坏多细胞合作的规则，牺牲整个身体而谋一己之私利。[1]

有了这个类比做基础，我将讨论癌症在让多细胞机体成为可能的细胞合作过程中是怎么搭便车的，以及机体的演化如何有利于骗子细胞。首先，让我们看一下我们过去对癌症的定义，以及关于癌症的不同定义和理念是怎样被整合入细胞欺骗的框架的。

什么是癌症？

癌症难治疗，也同样难定义。在某些情况下，癌症被定义为侵入性生长，而有时候，医生也用"癌症"来描述非侵入性生长。医生有时认为组织结构破坏是决定性的特征，有时又专注于癌细胞中某些关键的基因突变。我对癌症的观点建立在多细胞生物体的演化，以及在多细胞合作中癌症如何作为"骗子"而不断演化的基础之上。[2]将癌症定义为骗子为我们提供了一个框架，整合了有关癌症的许多不同的观点、定义和方法，涵盖了遗传学、细胞生物学和比较生物学等领域。

癌症的不同定义之间差异也很大，癌症生物学家、病理学家、临床医生和比较肿瘤学家都会以不同的方式来阐释癌症，关注其不同的方面。癌症生物学家可能会关注癌细胞的特性和特征，考虑细胞是否具有无限复制的能力，能否产生自己的生长因子，并避免细胞凋亡（一种可控的细胞死亡过程）。癌症生物学家将这些以及其他几个特征视为癌症的标志。这些元素之所以被当作癌症的标志，是因为它们在不同种类的癌症中反复出现，现在它们组成了一个权威性的定义癌症特征的列表（见图2.1）。我将会从多细胞合作的多个方面，探讨癌症的这些特征是如何在癌细胞的欺骗

癌症与细胞作弊的标志

2000年，癌症生物学家道格拉斯·哈纳汉（Douglas Hanahan）和罗伯特·温伯格（Robert Weinberg）发表了一篇里程碑式的论文，总结了癌症的特征。[3]他们提出了6点特征，在10年后又更新了两个新出现的特征和两种有利于癌症发生的特性。[4]这些特征包括抵抗细胞死亡、促进无限复制、改变细胞能量利用（增加细胞消耗的资源）以及摧毁正常的组织结构以促进转移等。癌症的这些特征也与违反多细胞合作中各项基本原则的细胞作弊行为相对应，见下图。

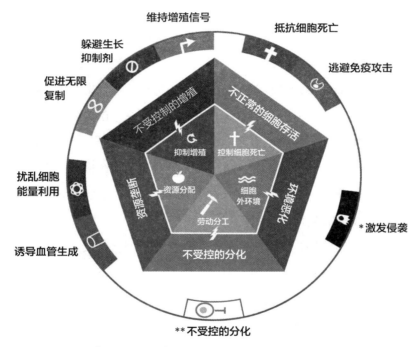

图2.1　癌症标志[5]分为以下5类[6]违反多细胞合作原则的细胞作弊行为。癌症标志显示在外圈上，多细胞合作的基本原则显示在内五边形上。多细胞合作中的欺骗类型显示在外五边形上——不受控制的增殖、不正常的细胞存活、资源垄断、不受控的分化和环境恶化。细胞作弊的这些行为，每一个都与癌症的特征相对应。激发侵袭以星号标记，因为它通常涉及多种违反细胞合作原则的欺骗行为。不受控的分化被标记为双星号，因为它目前尚未被提名为癌症标志，但是细胞作弊的框架提示我们也许应该将其视为一个被漏掉的癌症标志（病理学家认为分化失控是癌症的重要特征，这也表明应将其加入癌症标志列表）。图片经许可转载（Aktipis 2015，由CC BY 4.0协议许可）

行为中体现的（图2.1）。

不过，寻找标志性的特征并非研究癌症的唯一途径。如果让病理学家来定义癌症，他们很可能会告诉你，细胞在显微镜下的外观，尤其是组织结构是否异常以及细胞是否未正确分化，能够用来定义何为癌症。

作为直接参与患者治疗的人，临床医生可能会告诉你定义癌症的特征是其侵袭性及转移能力，因为这对预测癌症患者的预后情况最为重要。如果你问比较肿瘤学家（研究跨物种癌症的人），他们可能会首先向你感叹给不同物种的癌症下定义很困难，因为不同生物的基础组织生物学特性千差万别。考虑到这一点，他们可能会告诉你，将侵袭性和转移能力作为癌症的定义标准是没有意义的，因为许多具有类似癌症形式的物种具有特殊的组织结构，使得癌症很难甚至不可能发生侵袭和转移。

这些不同的定义和方法并没有真正告诉我们有关癌症的最根本的本质，或者癌症如何成为如今这样的任何信息。它们告诉了我们癌症的表面特征、癌细胞的行为，但这些并不是癌症的真正含义。而这就是细胞作弊的观点登台亮相的时候了。

将癌症视为细胞骗子，有助于整合与这种疾病有关的不同观点，表明癌症的本性与合作演化和多细胞生命演化中的根本张力之间有何关联。细胞作弊的观点可以将多个观点整合到一个框架当中。正如我们前面所讲到的，癌症生物学家经常把癌症，即一系列癌细胞的表型（性状和特征）作为该疾病的权威描述。这些癌症标志是在通常用于定义多细胞生物体的细胞合作过程中细胞实施欺骗行为的表现。

在临床上，癌症通常由癌细胞的侵袭和转移来定义（尽管有一些例外，例如乳腺导管原位癌，一种位于乳腺导管而尚未发生侵袭的乳腺癌）。临床医生将关注的重点放在侵袭和转移这两个特征上是有道理的，因为它们是疾病的关键指标，威胁患者健康。但是，如果我们要研究整个生命之树上不同物种的癌症，那么专注于侵袭和转移就未必有意义。例如，缀化的仙人掌就缺乏临床定义下的癌症的许多特征。它们没有被膜包裹的器官供入侵的癌细胞破坏，也没有循环系统可以让癌细胞到达其他组织，发生转移。对仙人掌来讲，通过侵袭和转移来定义癌症并没有多大的意义。如果我们想要比较不同生命形式中所发生的癌症，我们就需要一种可以适用于所有多细胞生命形式的定义和方法，比如细胞作弊的理论框架。

病理学家在诊断癌症时通常会寻找遭到破坏的正常组织结构和去分化的细胞——那些不再作为多细胞体一部分而完成其分内工作的细胞。组织结构和细胞分化被破坏表明了多细胞合作当中两个重要方面的崩溃：细胞外环境的维持和细胞之间的分工。尤其是去分化，它会影响体细胞的演化，因为未分化的细胞可以继续复制自己，而分化的细胞通常只能够复制几次，然后就变成正常组织的一部分（直到它们死亡并与组织分离）。

通过关注细胞合作可能遭到破坏的方式，我们可以提出一个涵盖多个领域的总框架，横跨整个生命演化树，比较以及对比不同物种对癌症的易感性。

合作引发的演化难题

如果行骗者获得的收益高于合作者，那么自然选择是如何演化出合作的呢？要理解癌症是多细胞合作中的骗子这一概念背后的演化原因，我们必须审视一个更广义的问题：合作是如何在演化中出现并保持总体稳定的？

合作理论学家给这个问题提出了许多解决方案：从互惠到惩罚，从风险分担到仅与亲属开展合作，并通过数百种计算机模型研究分析了各种可能的解释。尽管维持稳定合作的解决方案和策略各不相同，但它们主要分为两大类：基于彼此之间反复打交道的个体，以及基于遗传相关性。

个体之间的反复互动有利于合作的形成，因为这使得他们都有机会获得以往合作过程所带来的好处，或者经历欺骗所带来的负面影响。反复的互动改变了合作和欺骗的收益比，通常使得合作成为整体上来讲更有利的选择。[7]当个人可以离开不合作的伙伴和团体，或者能够选择任何形式的合作，合作策略的益处就会增加。[8]作为策略来说，合作要好过欺骗，因为合作者所组成的团体更加稳定和持久，每个合作者都能从合作当中获益。[9]合作细胞的反复相互作用可能在多细胞生命演化的早期阶段发挥了作用。但是传统上，学者们认为遗传相关性是向多细胞生物体过渡的过程中细胞合作演化的主要原因。

遗传相关性能够帮助我们解决欺骗的问题，它使得促进合作的基因重新获得收益，从而令合作得以继续下去。想象有一锅由单细胞（它们不属于多细胞生物的任一部分）组成的细胞汤。这些细胞中有的是"生产者"，它们会产生某种物质（例如帮助细胞代谢的酶）来增强其周围其他所有细胞的适应性。其他细胞属于"搭便车者"（在英语中被称为 freerider 或 freeloader，合作理论学家通常用这个词来描述那些对公共事务没有任何贡献的个体），它们不会提供任何东西，只是单纯从生产者那里受益。如果种群中个体之间的相互作用随机发生，那么搭便车者将会获得更多资源，同时避免了生产这种酶所需的付出。它们将获得更多的繁殖机会（因为它们占有更多的资源），并统治整个种群。最终，这一切都变成了搭便车细胞的天下，而负责生产的细胞则会消亡。这是阐释欺骗的经典问题的一个主要例子，展示了欺骗是如何限制合作在演化上的可行性的。

不过，让我们来考虑一下原始汤中细胞随机相互作用之外的另一种情形：如果生产者团结一致，不与搭便车者打交道，结局将会如何？每当生产者生产出某种东西，其收益都跑到其他生产者那里去，生产者不再为搭便车者白白做嫁衣裳，而是只为其同类带来益处。这会使得让细胞有能力参与生产的基因在细胞群体中得到增加。

与此类似，如果同一祖先的所有细胞基因构成都与祖先相同（被称为遗传克隆），负责细胞与细胞之间协作的基因就可以通过被称为亲缘选择的过程得到扩散传播。多细胞生物体之所以能够演化出极高水平的细胞合作，原因之一即是细胞遗传近似属于遗传克隆的情况。我们在下一节中也会讲到，遗传相关性虽然并非解决所有问题的方案，但它确实有助于创造一些条件，使细胞合作的演化成为可能。细胞群内部细胞之间所具有的高度相关性，也使得该群落有可能演化出某种机制，来揪出并应对其中搭便车的细胞。

细胞群落的遗传相关性使之更有可能演化出细胞合作，从而为多细胞生物的演化奠定了基础。但是，一开始是什么让多细胞合作成为一个好策略的呢？细胞为什么会放弃其作为单独个体的繁殖能力，使其细胞水平的演化适应性服从于整个细胞集体的适应能力？

多细胞性是合作的体现

你有没有考虑过，如果可以克隆自己的话，你的生活将会轻松很多？其中一个克隆可以负责去上班，一个可以留在家里负责刷碗洗衣，而另一个可以负责处理电子邮件。如果能这样的话，为什么只克隆三个呢？为何不创建一支完整的克隆军队来完成所有工作呢？

这就是地球上的生命会从单细胞跃升至多细胞的原因——这令生活变得更加轻松。在这颗行星的历史早期，藻类和细菌等单细胞生物占主导地位，它们不停复制自己，消耗碳和氮等资源来维持其单细胞生命。但是，某些细胞尝试了一种新的策略，它们分裂时依然会在一起，而不是像以前那样分裂成两个单独的细胞。

最终，这些细胞团通过调节内部细胞的基因组功能而演化出了分工协作的能力：它们中的一些细胞专门负责生物体的运动，一些专门负责消化食物，另外一些专门负责繁殖。这种分工使多细胞生命比单细胞生命更有效率。

当然，这样来描述多细胞性的演化过程是一种过度简化。与单细胞相比，早期的多细胞群拥有很多其他优势。[10]例如，它们能够避免被掠食，并通过共享和存储资源来降低风险。能够作为一个细胞集体来协调自身的细胞群，更容易生存并繁衍下去。这种多细胞形式的合作是一种有效的策略，多细胞生物因而蓬勃发展，并蔓延到我们这个星球上的众多生态群落中——从最深的海洋到最高的山脉，或介于两者之间的任何地方。

多细胞性的最初出现为以后庞大而复杂的多细胞生命（如人类）的最终演化敞开了大门。由于一个庞大的细胞克隆社会的所有成员都在为了使多细胞生物健康生存（并成功繁殖）这一共同目标而努力，生物可以实现细胞之间的大规模分工，能在前所未有的尺度上移动，并且演化出复杂的神经系统来迅速处理和响应信息，一如你现在阅读本书的活动。

虽然多细胞性拥有这些好处，但它同时也存在一些问题，而且是大问题。细胞组成的社会规模越大，它越容易被潜在的掠夺者（具体地说，是指能够通过欺骗而受益的细胞）盯上。经典的作弊方式一直是困扰着合作系统的难题，不过有几种方法可以解决这个问题。其中一个就是遗传相关性。如果一个个体与其一个亲戚都拥有合作基因（例如，负责生产某个公共产品的基因），那么它的亲戚所携带的这些基因将从合作中获得益处,从而使这些合作基因在下一代的数量中扩增。多细胞生物体通过遗传相关性来部分解决细胞作弊的问题。大致来讲,我们多细胞生物体的所有细胞从遗传上来讲是相同的,都来自同一个受精卵细胞,细胞合作基因和控制细胞作弊的基因因此得以持续存在。

但是遗传相关性不足以确保有效的协调与合作。可以想象一下你自己组成的克隆人军队:你们当中的哪一个负责统领全军?其他的克隆人会服从吗?你该如何协调分配任务或者共享信息,从而最有效地实现目标?如果其中一个克隆人不诚实或不友好,或者仅仅是懒惰,该怎么办?你的所有克隆人的目标和利益照理说都一致——就像我们体内的细胞一样,但是目标相同并不一定能够解决组织和协调的问题。此外,如果你的克隆人们在技能和动机上有所不同,就很难确定谁(如果有人的话)在搭便车(假设能够确定的话,你也不知道该对它们采取什么措施)。在协调、调控和监视一个克隆社会的过程中所出现的这些问题,与多细胞生命想要变得更加庞大、长寿和复杂所必须要解决的问题是一样的。

多细胞生物体内的细胞通过复杂的信号系统和基因网络来调控并协调各自的行为,从而使其整体免受伤害。因为体内的所有细胞都有(大部分)相同的DNA,所以它们调节并协调细胞行为的系统也是相同的。我们可以把这些系统看作多细胞生物生活的剧本,剧本里并没有规定每个细胞在每时每刻要做的事情,但是它相当于一本手册,引导细胞应对各种各样的情况。

有效的多细胞合作基于细胞水平上的一些基本行为，这些行为使得整个身体得以生长并发挥功能（见图2.1）。我和我的同事在以前发表的论文中将它们称为"多细胞合作的基石"[11]，但在这里我更倾向于使用剧本的比喻来讨论，因为它阐明，正是这些合作特征使多细胞生物体的存在成为可能。

这个多细胞剧本写了什么内容？

1. 分裂不能失去控制。为了形成具有凝聚力和功能性的多细胞生物体，细胞必须控制自身的增殖和分裂。如果不控制细胞的增殖，多细胞生物的结构和功能就会受到损害，多细胞生物将无限期地长大下去。

2. 如果你威胁到了整个多细胞生物体的生存，你就需要自我毁灭。某些细胞会威胁到多细胞生物体的生存能力，分裂失控的突变细胞就是一个例子。其他细胞，例如在子宫内的发育期间在我们的手指和脚趾之间形成网的细胞也是如此。以细胞凋亡的形式而完成的自我毁灭程序令这些细胞得以安静地清除掉自己。

3. 共享并运输资源。在跨度超过几毫米的多细胞生物中，氧气和其他营养物质无法单靠自由扩散到达位于生物体内部的细胞处了，这需要某种资源主动运输机制。[12] 例如，我们的消化系统和循环系统就是复杂的资源运输系统，它们保证我们体内的细胞都能够获取生存所需的营养，以完成我们的多细胞生物体生存所需的所有工作。

4. 做好你的本职工作。多细胞合作的基础之一是分工。人体有数百种细胞类型，每种细胞负责的工作也有所不同：肝细胞负责给血液排毒，心脏细胞负责泵血，神经元负责电信号的传输。细胞有时会停止工作或者工作失误。此时，这些细胞就会威胁到多细胞生物体，因为它们会在错误的时间表达错误的基因，破坏多细胞生物体赖以生存的范围更大的调节系统。

5. 保护体内环境。我们的身体本身就构成了一个世界。我们的细胞创造了一个组织结构，它们自己就生活在其中。这个结构拥有收集和清除体内代谢废物的系统，不然废物就会在体内堆积。我们体内的细胞在我们的发育过程中创建了这些内部世界，然后在我们的整个生命过程中负责维护它们、保持组织结构、清除废物垃圾。而组织结构有助于将各个细胞维持在它们应处的位置上（防止它们入侵邻近组织），并使它们保持正确的基因表达状态，从而使细胞制造正确的蛋白质，完成正确的工作。

多细胞剧本中的这5条基本规则对于多细胞生物的生命和健康至关重要。一旦它们被破坏，身体离患癌症就不远了。那么，多细胞合作崩溃到底是什么样子呢？

有时多细胞剧本背后的遗传机制可能会受到损害，这种损害可能是由诸如DNA突变等遗传变化或表观遗传变化（比如基因表达异常）导致的。不遵循多细胞合作规则的受损细胞有时会利用遵循规则的细胞而在演化上获益。需要注意的重要一点是，受损细胞很少在演化上占优势。突变通常会使细胞的存活能力降低，即使这些突变有益（比如提高了增殖速率），这些突变也常常使携带它们的细胞成为被摧毁的对象。我们的身体拥有检测并消除具有潜在癌变风险细胞的系统，这通常抵消了突变细胞可能具有的任何潜在优势。不过，受损细胞偶尔也会获得比正常细胞更大的演化优势。让我们来看几个例子。

控制细胞增殖是多细胞合作中至关重要的部分，它使多细胞生物体保持凝聚力和稳定性，且远离癌症（希望如此）。快速的细胞增殖是癌症的核心标志之一。在慢性粒细胞白血病中，通常会发生一种叫作染色体易位的突变，该突变"重写"了多细胞行为的剧本，把一条染色体的一部分，放到了挨着另一条染色体的本不属于它的位置。这种染色体易位产生了一个被称为BCR–ABL的融合基因，其中BCR基因的启动子（一个基因中决定基因开启表达的部分）与ABL基因的增殖信号（在免疫系统中负责细胞的增殖）结合在一起。[13]这种融合的结果就是细胞把该基因序列解读成保持细胞增殖的指令。具有这种突变的细胞会在正常细胞不增殖的情况下继续增殖，由于这种突变，它们没有遵循其他细胞遵循的相同规则。而作弊的结果是它们留下了更多的细胞后代。

有些突变会破坏调控细胞死亡的基因，这些基因发生突变也可能会导致癌症，例如TP53基因。TP53基因是抑制癌症的基因，本书从头到尾我都会用到这个例子。如果细胞的DNA发生突变而无法修复，TP53基因会引起突变细胞的死亡，从而保护多细胞生物免受突变受损细胞的伤害。但是，如果*TP53*本身发生突变，那么即使DNA受到严重破坏，该细胞也能够继续存活并增殖。因此，*TP53*和其他调节细胞死亡的基因的损伤可以赋予携带这种损伤的细胞演化上的优势。造成的结果就是，可以欺骗细胞死亡机制的细胞比遵循剧本规则的细胞更有优势——剧本规则要求，威胁到生物体生存能力的细胞必须死亡。

对增殖抑制和可控细胞死亡的破坏只是多细胞合作如何受到损害以及这种损害如何导致癌症的两个例子。对多细胞合作其他方面的损害——例如，负责调控资源利用、调控分工以及负责维持细胞外环境等多细胞规则的基因，也有可能导致癌症。癌细胞调节资源利用的基因通常会发生突变——以代谢途径基因突变的形式，从而使得携带突变的细胞比遵循规则的正常细胞消耗更多的能量。破坏细胞的分工程序也可能导致癌症：如果细胞没有分化成合适的细胞类型，或者出现了去分化的现象（换句话说，恢复到可以变成任何类型细胞的类干细胞的状态），这种扰乱正常分化的现象会严重破坏人体、改变组织结构并损害器官功能。此外，细胞不做其本职工作，消耗的能量就会更少，这也就意味着它们有多余的资源可用于增殖或者其他勾当，从而威胁多细胞生物的生存。最后，癌细胞完全不顾人体内环境，甚至还会主动破坏人体内环境，例如产生乳酸。乳酸会破坏细胞外基质，摧毁组织结构，甚至使得癌细胞侵入周围组织。

癌症的演化之所以这么复杂，原因之一在于自然选择发生在两个不同的空间水平和时间尺度上：在一生时间相对较短的内部细胞之间，以及寿命很长的生物之间。癌细胞会在体内演化，但是有的生物个体拥有能够有效检测和消除细胞作弊的系统，因此可以更好地抑制癌症发生，这些生物个体能够更好地生存并留下更多的子孙后代。理解多层次的自然选择——演化可以在不同层次（比如细胞和生物个体）上发生，对于弄清楚癌症的令人费解之处至关重要。

癌症就是骗子细胞在体内演化的过程，但是抑制癌症的功能也会同步演化，因为能够更好地控制细胞作弊行为的生物个体通常能够存活得更久，从而获得更多的繁殖机会。我们把自然选择在多个层次上起作用的现象称为多级选择。我们先来了解一下社会困境的经典案例，以了解在多级选择的情况下合作行为和作弊行为会导致什么。社会困境就是对个体最有利的策略与对群体最有利的策略不尽相同的情况。在癌症中，我们看到了类似的现象：细胞水平上的最优选项（在多细胞合作中作弊）与生物个体水平上的最优选项（遵循多细胞合作的规则）是不一样的。

想象一下有这么一群人，他们当中一些是合作者，一些是作弊者。让我们假设有100人，分成10组，每组10人。这种组织结构通常被称为集合种群（metapopulation）。一开始，群体中大约有一半的合作者和一半的作弊者，他们随机分布在这10个组中（见图2.2）。由于随机差异，某些组中大多数是合作者，某些组中大多数是作弊者，而某些组中的合作者和作弊者数量相当。每个组都在进行一场公共利益博弈——每个人都可以选择牺牲个人的利益贡献给整个组的公共利益（合作者的选择），或者选择不贡献（作弊者的选择）。无论为整个组付出多少，每个人从小组公共利益中所得到的回报的比例都是相同的。在这样的公共利益博弈中，合作者会为团体的利益进行投资，而作弊者会搭便车，白白享受团体成员合作的好处。

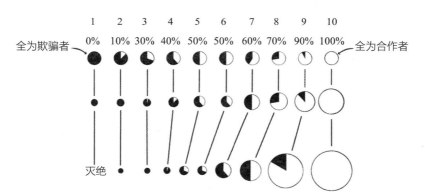

图2.2　一个群体被分成几组的时候，合作者多的小组就会占据上风，表现较作弊者多的小组更好。顶部显示的是开始各组的组成情况，从上到下显示的是各组的大小和成员组成的变化。开始时全部或大部分是作弊者（左侧）的组会随着时间的推移而逐渐缩小，而开始时全部或大部分是合作者（右侧）的组会随着时间的推移不断增大。纵观整个群体，合作随着时间的推移而逐渐增加，尽管每个组内作弊者的占比在增加。这个现象看似矛盾，但用一个事实就可以解释：合作者更多的组比作弊者更多的组增长得更快

现在，让我们通过自然选择来将演化加到这个情景中：获得更高回报率的个人更有可能生存和繁殖，在下一代中复制自己（见图2.2）。这意味着在每个组中，作弊者的表现将优于合作者，并且作弊者的数量会激增。这与癌症发生的过程非常相似。

但是，如果我们在各个组之间比较来看，就会发现一些非常有趣且看似矛盾的东西。在各个组内，作弊者较合作者拥有明显

的优势，他们最终整个占领他们所在的组，其过程可能会比较缓慢，但结果是确定的。但是，如果从整体上来看的话，合作者更多的组会不断壮大，而作弊者更多的组则会不断萎缩。因此，即使合作者在任何一个组内与作弊者相比都处于劣势，但从整体上来看，他们才是赢家。[14] 如果这些小组能够分裂并自我复制，那么作弊者较少的小组最终将会留下更多的后代。

多细胞人体组成的种群本质上就是一个细胞的集合种群，被分成不同的组，每组大约由30万亿个细胞组成。在每个多细胞人体内，自然选择有利于作弊的细胞。但是在多个人体组成的种群中，细胞中合作者占比更高的个体会获胜：它们的存活时间更长，留下的后代也更多。我们最终看到的是，自然选择有利于细胞中合作者占比更高、能够更有效地检测并防止细胞作弊的个体。生物个体层面的自然选择有利于细胞合作，以及检测并防止细胞作弊的能力。换句话说，自然选择有利于具有更有效的癌症抑制系统的生物个体。

自然选择不但在不同空间尺度上作用效果相反——在个体层面上有利于细胞合作者组成的生物个体，在细胞层面有利于善于欺骗的单个细胞，而且在不同时间尺度上作用效果也相反。数亿年来，生物个体一直在自然选择的作用之下，成为有效的细胞合作者，并善于抑制癌症的发生。但是，在我们的一生中，细胞们也处于自然选择的作用之下，而我们体内的作弊细胞比合作细胞具有更大的演化优势。

作用于癌细胞和多细胞个体的这种多级选择过程（也被称为

群体选择）是一个公认的事实。但我需要提到的是，对于这个过程是否塑造了人类种群这一点，依然存在争议，特别是关于在人类演化史上，由合作者组成的人类群体是否比骗子群体更受青睐的问题。然而，与此最相关的，关于多级自然选择对于理解癌细胞如何演化以及多细胞生物体如何抑制和控制癌症本身的重要性这一点，是没有争议的。[15]

寻找细胞作弊者

与生物个体相比，癌细胞在演化上总是更胜一筹，因为细胞复制要比生物个体的繁殖要快：细胞每隔几天就能分裂一次，而像我们这样的多细胞生物要每隔几十年才能繁殖一次。鉴于此，癌细胞在演化速度上就占尽优势。不过，考虑到我们所采用的控制癌症的策略的复杂性，我们生物个体就占上风了。多细胞生物已经演化了数百万年，得以预见癌症的演化，因此，我们掌握了一些技巧来阻止可能出现的癌细胞。演化为我们提供了一系列检测机制来检测"骗子细胞"，我们的身体可以以此抑制癌症的发生。从DNA修复机制到细胞分裂控制系统和免疫监视，我们的身体已经演化出多重保险的执行机制，以防止行为异常的细胞造成伤害。

细胞的"良知"

细胞具有一些内在的机制来控制它们的行为，就好比细胞的

"良知"，监视着细胞的内部状态，好让细胞知道自己的行为是否会对整个身体构成威胁。这些机制会监视细胞的内部状态，看它是否存在任何异常行为，这些异常行为可能表明细胞将对多细胞生物的完整性或生存能力构成威胁。这些机制让细胞得以时时刻刻地监控自身，以确保其作为多细胞生物的一个组成部分的行为正常。当然，这种监视不是细胞有意识进行的，它们只是通过其基因网络来处理信息。这是一个复杂的信息处理系统，该系统可以让细胞将这些异常行为作为输入信息，向该基因网络的其他部分输出并发送警报信号，告诉它们是否出现了问题。

这样的信息通过抑癌基因 *TP53* 等基因所组成的基因网络来传递。诸如 *TP53* 之类的抑癌基因以及传递信息给它们的网络系统旨在检测 DNA 损伤、异常蛋白的表达，或其他可能表示细胞出现问题因而不再符合多细胞生物体的健康需求的信号。*TP53* 是一个庞大细胞信息网络中的中心节点，充当监视人体细胞的中央情报机构（图 2.3）。它整合了来自整个细胞以及细胞周围的信号，以此"决定"每个细胞的命运。癌症研究人员将 *TP53* 称为"基因组的守护者"，尽管我更倾向于把它看作"基因组作弊者检测器"。如果 *TP53* 被激活，它可以阻止细胞复制，启动 DNA 修复；如果细胞受损太严重的话，则可以启动细胞凋亡过程（也就是程序性细胞死亡）。

在后面讨论生命演化树当中不同物种的癌症时，我会再讨论到 *TP53*。*TP53* 等抑癌基因的差异在物种间的癌症易感性差异中起了重要作用。例如，大象的基因组里有多个 *TP53* 拷贝，这可能是大象不容易得癌症的原因之一。不幸的是，细胞内诸如 *TP53* 之类

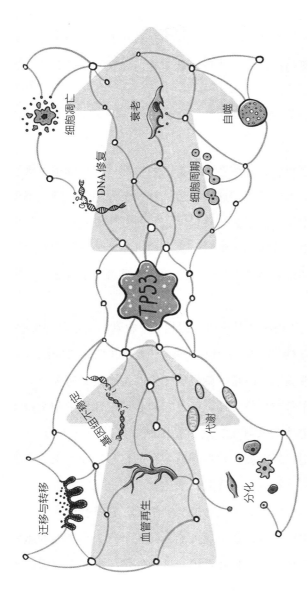

图2.3　抑癌基因 *TP53* 是信息处理基因网络的核心节点，它负责处理"决定"一个细胞是否对生物个体的生存构成威胁的信息。*TP53* 本质上充当着每个细胞的作弊监测器。通过产生 p53 蛋白，它能够收集关于细胞功能的许多不同方面的信息，这些信息可能提示细胞存在欺骗行为（包括代谢异常、基因组不稳定以及异常的细胞迁移）。作为对这些信息的响应，*TP53* 可以终止细胞周期、启动 DNA 修复，必要时甚至会诱导细胞凋亡（细胞自杀）

的癌症检测系统也会失效——这会发生在从大象到小鼠再到人类的所有生物之中，导致DNA受损的细胞继续生存并增殖下去。如果发生这种情况的话，我们的身体就需要退守到下一道防线：邻里监控。

邻里监控

就像邻里之间会互相留意所住街区的情况一样，细胞也会注意监视其邻居细胞的动态。这样的监视有助于保护邻居细胞不受隐藏在它们当中敌人的威胁，并确保它们的邻居细胞在多细胞生物体内正常行事。这些邻里细胞层次上的机制使得细胞能够检测其邻居细胞的基因表达情况，以此判断当中是否出了问题，包括细胞作弊。

正常来讲，体内细胞对从邻居细胞那里收到的信号非常敏感。纪念斯隆·凯特琳癌症中心主席克雷格·汤普森（Craig Thompson）在谈到这种极端敏感性时说，就好像体内的每个细胞每天早晨醒来的时候，都在考虑自杀一样，而且它们必须与邻居细胞交谈才会打消自杀的念头。实际上，这就是细胞邻里之间发生的事情：我们体内的细胞不断向彼此发送维持生存的信号，而如果有个邻居细胞有任何"不赞成"的迹象，细胞就可能自杀。如果某个细胞"注意到"其邻居细胞正在迅速分裂增殖，它就会停止向这个邻居细胞发送生存信号，甚至还可能会向这个行为异常的细胞发送凋亡信号，从而促使其自我毁灭。这种邻里层次的系统有助于保护整个身体免受潜在的癌细胞的侵害。

身体的警察

如果细胞的内在机制和邻里机制都未能成功阻止细胞作弊，我们的身体还有一道防线：免疫系统。免疫系统会在人体的所有区域设置关卡，通过巡视异常的基因表达状态来间接监视细胞的不当行为，包括过度分裂增殖、过度消耗资源和不合适的细胞的存在。通过检测肿瘤抗原（癌细胞基因表达所产生的蛋白质），免疫细胞可以"发现"细胞的异常行为。细胞在细胞周期被破坏、与相邻细胞的黏附被破坏以及细胞应激反应期间，都会产生这样的肿瘤抗原蛋白。[16]免疫系统采集所有组织和器官系统中的细胞行为信息，寻找可能出问题的迹象（例如这些肿瘤抗原的存在），并将免疫细胞动员到任何可能出现问题的位置。[17]免疫细胞的使命是搜寻给多细胞生物体造成破坏的任何事情，并将其彻底消除，癌细胞也不例外。如果免疫系统能够找到并识别癌细胞，它就可以将其消除，有助于保护机体免受癌症的威胁。

在理想情况下，这三种癌症抑制系统——细胞内在机制、邻里层次的监控机制和系统性的免疫机制——会共同发挥作用，来监测和控制可能的癌细胞。这些用于监测和抑制细胞作弊的机制通常运行良好，但并非万无一失。组成这些机制的基因在癌症进展的过程中本身就会遭到破坏。而且，即使在没有类似癌症生长的迹象的"正常"组织当中，许多抑癌基因也发生了突变。

由于基因突变，癌细胞能够演化，从而避开以上所有的抑制系统。例如，抑癌基因TP53可能会发生突变，导致细胞内在的癌症抑制系统失效。突变也可能发生在编码细胞间通信的基因中，导致细胞停止关注其邻居细胞的信号。在癌症演化的过程中，免疫系统发现癌细胞的能力会不断遭到削弱。癌细胞在演化的过程中会改变位于细胞外部的蛋白质，或破坏免疫信号，从而逃避免疫系统的监视。就像能够不断演化以逃避捕食者的动物种群一样，癌细胞种群在持续的选择压力之下，也会演化出攻陷我们的防御措施的各种方法。

细胞情报局

监测细胞作弊的系统会协同工作，发现、抑制以及消除可能的癌细胞，从而维护我们的健康，远离癌症。我们拥有以细胞信号系统的形式存在的海量信息处理网络，用于管理我们的多细胞身体。信息不仅在细胞之间，还在细胞内部围绕 *TP53* 等基因形成的基因网络当中被处理和传递。诸如人类这样的大型生物体，已经获得了一种利用细胞和遗传计算来监测并应对细胞作弊的方法。

这种信息处理方式有助于我们理解与 *TP53* 有关的一些演化难题，尤其是为什么它对抑制癌症来讲如此重要，而同时又这么容易遭到破坏。*TP53* 令人困惑：它在保护机体免受癌症侵害的过程中发挥着如此重要的作用，而我们却只能从父母那里分别得到 *TP53* 基因的一个拷贝——如果其中一个拷贝缺失或者发生了突变，我们的机体就会很容易患上癌症，李–佛美尼（Li-Fraumeni）综合征就是一个例子，我将会在后文做更多探讨。*TP53* 还是细胞基因网络中的一个中心节点，因此，它遭到破坏，给细胞分裂和凋亡调控带来的后果可能是灾难性的。拥有一个更强大、周密的监测系统难道不更合理吗？为什么要把如此大量的信息都交由 *TP53* 来处理？把它们分摊一下形成一个系统岂不更合乎逻辑？

信号监测理论或许可以解决这个难题。演化医学研究者兰道夫·内瑟（Randolph Nesse）将该理论称作烟雾探测器原理[18]，即警报器要经过校准以使其检测火情时足够灵敏，这也意味着我们需要忍受一些误报。在癌症抑制的情形当中，错误的警报会导致你失去数百万细胞中的一个"好"细胞，而为了全面预防癌症，这只是微小的代价。

当然，误发火灾警报意味着你会被警笛吵醒，睡眠时间减少，或忍受不得不撤离建筑物的烦恼。*TP53* 的误报也是如此，也会让机体付出一些代价。如果 *TP53* 在细胞没有潜在的癌症威胁时"发出警报"，就有可能导致细胞早衰，还可能在细胞凋亡发生的区域引起过度的炎症，而且，由于需要细胞增殖来取代已经凋亡的细胞，它甚至还会增加出现新的潜在致癌突变的危险。

那么，生物个体该怎么做呢？是该让潜在的癌细胞继续存活下去，还是杀死一些健康细胞，造成机体损伤：生物个体在这两种做法之间要如何"抉择"？信号监测理论认为，在这两种类型的错误之间有一个基本的权衡：漏报（使癌细胞存活）和误报（非必要地杀死健康细胞）。但是，有一种方法可以绕过这种折中和权衡：更加有效地利用情报来提高监测的准确性（换句话说，依靠更多、更靠谱的信息做出决定）。根据信号监测理论（用于在信息模糊的情形下做出决策的一种通用理论框架），与依赖单一信息相比，通过查看多条信息（被称为线索）来提高信息的准确度，并将各条信息整合在一起，可能有助于做出更好的决策。就癌症和 *TP53* 的例子而言，可以通过从基因网络的许多组成部分收集信息来做出"更好的决定"，帮助确定某个细胞是否可能成为导致癌症的威胁。

通过整合多个信息源的信息，信号监测系统会更加准确，从而减少误报和漏报的可能性。最简单的方法是整合来自两个信息源的信息，而不仅仅是根据一个标准设置监测阈值。例如，整合烟雾和热量两方面信息的火灾报警器可以更容易地监测到火灾（减少漏报），从而挽救生命，同时又减少错误警报。[19]整合多项标准可以更容易监测到信号（在这个例子中是火灾），而不会发出大量的错误警报。这种多重标准监测有助于提高任何决策系统的准确性。当虚假警报消耗的成本很高时，使用更多信息来做决定有助于避免过度反应的消耗。对于火警来讲，反应过度只不过是在实际没有火情的情况下发出了警报，而就我们的癌症抑制系统而言，反应过度则意味着误杀了没有癌变的细胞。对于诸如细胞凋亡之类的癌症抑制系统，其过度反应可能会导致过早衰老（并导致了癌症风险和衰老之间所有可能出现的利弊权衡）。[20]利用更多信息可以帮助细胞（以及整个身体）更准确地判断某个细胞是否可能构成威胁。

使用多个信息来源的信息还意味着必须要有一种有效的方法来整合和权衡每个标准，以便做出决定。以我们的多标准烟雾探测器为例，其系统必须明确界定如何整合有关烟雾和温度的信息：只有当这两者都超过某个阈值时才会触发警报吗？还是说，如果信号足够强，烟雾或者是温度中的一个就能触发警报？即使像高级烟雾警报器这样的双标准决策系统，何时触发警报的规则也比单一标准复杂很多，信息必须被集中并整合，以便做出更准确的决策。

更准确的决策需要更强的计算能力。信息处理系统必须将信息整合到基因网络中由神经元或基因组成的回路中，里面涉及的标准要进行适当的加权、整合和评估。帮助我们识别和消除细胞作弊的细胞基因网络可以将多种标准整合到一起，这样有助于区分一个细胞到底是处在异常情况下的正常细胞，还是潜在的癌细胞。

让我们看一下整合多条信息的抑癌基因如何比使用单一信息的抑癌基因做得更好。假设某个抑癌基因只能获取有关细胞分裂速度的信息，并且将其阈值设置得很低，因此不会遗漏任何潜在的癌细胞，但这样的话，当伤口愈合中的细胞迅速增殖时，这个抑癌基因可能会发出假警报。而如果把阈值设定得高一些，就可以避免这种误报，但可能会遗漏一个迅速增殖且具有实际威胁的细胞。仅仅依赖一个标准的基因网络，会面临要在漏报和误报之间做出取舍的基本的利弊权衡。

但是，现在让我们来设想一个可以使用两个标准来判定某个细胞是否构成癌症威胁的网络系统，这两个标准分别是细胞的增殖速率和相邻细胞产生的生长因子的水平。如果某个细胞正在迅速增殖，而且其周围环境中的生长因子水平很低，那么这两条信息可以很好地表明该细胞存在癌变风险。另一方面，如果一个细胞正在快速增殖，但是这种增殖只是对细胞环境中生长因子的响应，那么这可能意味着该细胞正在分裂，以做出一些对身体有益的事情，例如帮助伤口愈合，或发育过程中的生长。通过监测增殖速率和周围的生长因子，遗传基因回路能够更加准确地评估某个细胞给身体带来的风险，只对可能致癌的细胞做出响应。

两个指标可以使围绕抑癌基因的基因网络做出更好的决策，而使用两个以上的指标则可以使这些网络的判断更加准确——只要这些信息通过某种"智能"的方式被组合在一起，有助于将行为异常的细胞和正常细胞区分开来。例如，如果围绕抑癌基因的基因网络能够将有关细胞增殖速率和细胞周围生长因子表达水平的信息与其他指标进行整合，比如细胞内DNA损伤的程度、细胞新陈代谢，以及是否有存活因子的存在，那么它们做出的决定就会更准确。原则上来讲，更多的指标意味着基因网络可以更准确地区分一个细胞只是处于异常情况，还是其本身就是行为异常的癌细胞。

整合多个信息来源带来的更高准确性可能就是围绕抑癌基因TP53周围的基因网络会如此复杂，并且与帮助细胞运转的各种基因网络相互关联的原因。这种相互之间的联系使抑癌基因能够密切关注整个系统，并整合来自细胞功能和生理上的方方面面的信息。为了提高细胞决策的准确性，系统需要将所有信息集中到一个中央节点（例如TP53）上并加以整合。如果信息是通过单独的网络回路来处理的，那么如果细胞增殖速率太高、某些蛋白质发生损失，或者出现其他可能的提示表明该细胞成为一种威胁时，针对以上信息细胞都得有一个个单独的"拉响警报"的阈值。这可能有一定的帮助，但它没有充分利用并整合各种指标来做出更准确决策的能力。但是，如果可以将多个指标整合到一起，那么只有在细胞增殖率过高且产生的蛋白质受到损伤的情况下，癌细胞警报才会拉响。这样一来，癌症监测和抑制系统就会运行得更加准确。

　　这可能就是为什么*TP53*基因在我们的癌症抑制系统中既如此重要同时又如此脆弱：它必须成为系统的核心，才能整合我们用来做比喻的烟雾和温度指标，以此确定两者的组合是否指示存在问题。如果一个火警警报器在有烟雾或者高温的情况下都会拉响，那它就远远不及一个根据与火灾相关的烟雾和高温两方面因素的组合决定是否拉响警报的火警警报器来得准确。即便能够使用多重指标进行决策，要建立一个区分有无火灾、有罪无罪、有癌症还是没有癌症的决策系统仍然是很难的。这种决策的准确性要求决策系统只对表明危险存在的提示的组合做出响应，而不会对表明系统正常或者安全的提示组合做出响应。要做到这一点，仅仅获取所有信息是不够的，我们必须还要有一种能对潜在的威胁做出正确判断的信息处理方法。

　　一个生物有机体越复杂，它就需要越多的诸如*TP53*之类的调控系统以保持正常运行。调控系统越复杂，发现系统的漏洞并找到绕过规则的方法也就越容易（税法就是一个例子）。针对细胞应怎样运转、细胞之间应如何相互作用的规则越多，为了准确识别作弊者，针对细胞作弊的信号监测系统就必须越复杂。因此，多细胞生物体承受着自然选择的压力，使其利用基因网络中的细胞计算来发现并消除潜在的癌细胞——因为癌细胞为了找到我们身体里的癌症抑制系统中的漏洞，一直在不断演化。

因此，让我们回到有关 *TP53* 的难题：为什么我们要使用这种中央处理系统来监测细胞的不良行为，而不是采用一个拥有更多冗余功能的系统？ *TP53* 的优势可能就在于其集中性。如果此过程更加分散的话，那么作弊的细胞就会更容易成为漏网之鱼，因为给某个细胞"定罪"的信息碎片可能分散在几个不同的网络当中。让所有信息都流经 *TP53* 这个节点可能是集中处理所有这些信息的一种方式，有助于区分不会造成伤害的细胞错误和正在癌变的细胞。而且，通过将许多不同指标纳入此决策机制当中，*TP53* 这样集中式的癌症抑制系统或许可以在一定程度上避免误报与漏报的两难抉择。

我们的癌症抑制系统，以及围绕 *TP53* 等基因的基因网络信息处理程序是如此错综复杂，表明我们需要重新思考关于细胞的一些基本假设。细胞不是简单的信息输入输出机器——它们是复杂的信息处理设备，收集多重信号并做出响应，以此"决定"下一步要做的事情：是要进行细胞分裂、DNA 修复，或者自我毁灭，还是其他什么完全不同的行为。这些细胞还设法展开亲密无间的协同工作，以分享细胞周围的信息，与免疫系统一道阻止可能出现的癌细胞。

我们人体是合作的化身，也是智慧的体现。我们的细胞每毫秒都在处理信息并做出响应，以使我们成为我们自己，同时防止癌症出现。我们的身体和身体里的细胞比我们想象的要更聪明，它们精心部署了一个细胞智能网络（我们完全感觉不到其存在）来监测和抑制细胞作弊。从我们被孕育的那一刻起，这种细胞智能就已准备开始监视细胞的作弊行为，它们的工作将贯穿我们的一生。没有持续的监控和对细胞作弊的响应，我们就没法正常发育，更别提活到传宗接代的年纪了。多细胞生物需要细胞作弊监测机制以避免步入演化的死胡同，这是我们作为多细胞生物至关重要的部分。

我们的细胞——我们的整个身体，每时每刻都在处理着海量的信息，以使我们免受癌症所累。负责信息处理以帮助我们生存和发展的不仅仅有我们的大脑，还包括我们身体里的每个细胞，它们持续监控自身并监视它们的邻居，以防止细胞作弊，使我们成为一个互相合作的细胞社会。

多细胞生物的细胞所实现的合作规模和复杂程度大大超出了人类所能达到的水平。我们是一个高度合作的物种，能够组成大型团体一起工作，实现许多技术和工程方面的壮举。然而，我们多细胞生物体内的细胞每分每秒都在进行着生物工程和信息技术方面的壮举，以维持我们生命所必需的复杂的细胞合作。与这些壮举相比，我们人类的成就显得那么苍白无力。我们的细胞通过分裂增殖、基因表达、制造蛋白质来构建（并不断重建）我们的身体。这些蛋白质既组成了我们的物理基础结构——我们的细胞以及它们之间的细胞外基质，同时又构建了使我们的身体得以正常运转的信息基础设施。

我们可以认为，我们的细胞具有某种形式的集体智慧。就像蚁群不需要每只蚂蚁都了解整个群体的目标，只通过一只只蚂蚁之间的交流就能调控蚁群的温度或觅食一样，我们身体里的细胞调控着我们的体温和饮食行为，而当中没有任何一个细胞"知道"我们身体要做什么。我们体内的细胞每天都利用它们的集体智慧，实现让人惊叹的合作，抑制冲突。这种集体的细胞智能是多细胞合作和细胞作弊者监测的基础，它使我们从被孕育的那一刻到整个生命结束，一直好好活着。

第 三 章

癌症：从子宫到坟墓

我们与癌症同生，我们与癌症同死。我们的一生与癌症相伴而行，从我们还在母亲的子宫里，到我们走进坟墓，癌症一直是我们生命的一部分。即使我们死于另外一种疾病，我们临终前的身体里也可能隐藏着微小的肿瘤。我们中的许多人身患癌症，却依然拥有快乐长寿的生活，携带着肿瘤度过每一个日日夜夜。即便我们中那些没有携带肿瘤的幸运儿，他们的身体仍然是癌症基因突变和癌前病变的温床。[1]

请检查一下你手背上的皮肤，你看到了什么？它颜色均一吗？有没有雀斑？既然你已经到了阅读本书的年纪，你手背上的细胞就可能会有癌前突变。雀斑、痣、皮赘甚至疤痕中都会有癌前突变（例如抑癌基因*TP53*的突变）。许多携带癌前突变的细胞看起来与正常皮肤细胞并没有什么不同。在一项针对正常被阳光照射的皮肤（样本来自4个人的眼睑）的研究中，科研人员发现那些看似健康的细胞当中每百万个DNA碱基就会有2到6个突变，跟许多癌症组织中所发现的突变数量相类似。[2]在这项研究当中，超过四分之一的"正常"细胞携带潜在的致癌突变。尽管如此，这些细胞仍然像正常细胞一样在发挥作用，维持表皮（皮肤外层）的功能。除了突变量多、细胞数量不断扩增之外，它们看上去并不像癌。针对正常暴露在外的皮肤（样本来自7个人的前臂）的另一项研究发现了许多TP53突变，研究者估计每年约有0.24%在阳光照射下的细胞中的TP53正在发生突变。[3]这意味着，在你从车走到前门的几秒钟内，你的细胞所积累的TP53突变就增加了十多个。

我们在上一章中看到，癌症抑制会伴随着一些代价，比如早衰，这部分解释了为什么生物个体尚未演化出能够完全抑制癌症的机制。实际上，我们对癌的易感性与我们赖以生存、成长和繁衍的许多特征息息相关，比如生育、身体康复的能力以及抗感染的能力。因此，尽管某些导致遗传性癌症风险的种系突变（如BRCA突变）会使人们在健康和长寿方面付出代价，它们依然在人类当中继续存在。

在本章中，我将探讨生物个体水平和细胞水平上的演化的相互作用，是如何影响我们一生的癌症易感性的。由于各种限制因素以及与其他特征之间的权衡取舍，作用于生物个体水平上的自然选择并不能消除我们对癌症的易感性。此外，在我们内部细胞之间发挥作用的自然选择在整个发育过程中都会发生，它塑造了我们的身体本身，及其对癌症的易感性。即使早在我们在母亲子宫里的时候，我们体内的细胞也在相互竞争并不断变化，从而导致了我们对儿童癌症的易感性。尽管随着生命终点的临近，我们身体抑制细胞竞争和演化的能力有所减弱，但它并未完全消失。

混乱的漩涡与沉寂的沼泽

请想象一下自己正在准备走钢索。在你下方左侧有一个巨大的混乱的漩涡——灼热而浑浊，如果你不小心掉进去，就会变成一种失控并不断繁殖的物质。而你的右边，是一片冰封而沉寂的沼泽，如果掉进去，你将无法动弹，并被沼泽吞噬。不管你是否意识到了，你都已经成功走过了这条钢索，因为这是完成从单个细胞变成数万亿个细胞的胚胎发育的先决条件。

如果在胚胎发育的钢索上向左倾斜得太远——允许细胞拥有过多的自由，那么胚胎就会陷入混乱的境地。在这个方向上倾斜得太远，大量细胞会发生增殖和浸润，变得毫无章法。而如果向右倾斜得太远——对发育中的胚胎的细胞控制过多，那么它就会陷入生长停滞的状态。如果细胞在发育过程中缺乏增殖和移动的能力，那么身体将只会发育成一个没有神经系统和生殖系统的小球。

细胞的自由是癌症发生的根源。如果细胞拥有太多的自由度，作弊的细胞将会大肆横行。如果让作弊的细胞做大，它们将会留下更多的后代细胞，作弊细胞出现的频率会增长。这与我先前探讨的自然选择有利于作弊细胞的过程是一样的。我们的癌症抑制机制有助于控制细胞的行为，并阻止体细胞往不受控的方向演化。更大的细胞自由度意味着作弊细胞会有更多存活和生长的机会，而更强的细胞控制则意味着作弊细胞出现的机会更少，但这种控制是有代价的。

通过诸如 *TP53* 基因之类的癌症抑制机制的形式对细胞的行为施加更强有力的控制，可以减缓甚至停止有利于细胞作弊的演化过程，从而保护我们免受癌症的伤害。但是，过多的控制也可能会损害我们的健康和生存能力。帮助我们生存和繁荣的许多重要机制都要求细胞做类似癌细胞所做的事情，包括迅速增殖、在体内迁移以及侵入不同的组织。例如，如果你被割伤了，伤口愈合的过程就涉及细胞的增殖和迁移，以覆盖伤口。因此，如果对细胞行为的控制过多，你的伤口将无法愈合。另外，对细胞行为施加太多限制同样会损害生育能力，使机体组织无法随着我们年龄的增长而更新，甚至使我们更容易受到感染。

即便在胚胎发育期间，过度控制细胞也会付出明显的代价，因为此时我们需要细胞增殖并迁移以生存下去。我们人体必须充分抑制癌症，使细胞在子宫内的复制不至于失控，但同时也必须赋予细胞足够的自由，让它们在我们体内迁移，这样我们的身体才能正常发育。我们每个人最后都能活着从母亲的子宫中顺利降生，这本身就是一件让人惊叹的事！

从受精卵的第一次分裂开始，每次细胞分裂的过程中 DNA 都有机会发生突变。在子宫中生命的最初阶段，细胞不断分裂，在发育的身体中四处迁移，入侵已经形成的组织。通过这样的细胞组织入侵，我们的神经系统、循环系统和生殖系统——我们作为功能性的生物所需要的所有系统才得以建立。出生之前，我们经历了这么多快速的细胞增殖和入侵，为什么没有患上癌症？我们当中的大多数人是如何一直生活到生育年龄甚至经常到老年，都能保持无癌症的状态的？

胚胎发育符合通过自然选择演化的所有标准。它由一群细胞组成，各个细胞之间的遗传和表观遗传特征存在差异，而且这些差异可以遗传，并导致细胞分裂的速率有所不同。一旦单个细胞开始分裂并形成组成我们发育中的身体的细胞群，细胞之间的演化就开始了。某些细胞会死亡，某些细胞会存活，某些细胞会比其他细胞产生更多的后代，这个细胞群的构成会随着时间而改变。我们之所以能够正常发育，是因为癌症抑制机制早在子宫中就开始发挥作用，在这些关键的发育阶段将细胞演化置于可控制的范围内，并使之朝着建立我们的组织和器官系统的方向发展。

理想状态下，胚胎发育是一个受控的演化过程，最终促进了合作的多细胞社会的形成。我们每个人的基因组当中都包含建立、维护和管理30万亿个细胞组成的细胞社会的指令。在身体发育过程中，细胞生长、分裂、协调组织，形成了令人叹为观止的合作型多细胞社会。但是，随着这个细胞社会的生长和成熟，它面临着内部细胞作弊的问题。前文已经指出，细胞作弊者可以利用多细胞合作，在体内细胞群中扩大规模，有时会导致癌症的发生。

如果我们能够近距离看一下子宫里的新受精卵，我们会看到它正在迅速分裂，在子宫内壁着床，将自己与母亲的血液循环连接起来。在它继续分裂并分化成一个有生命的躯体的过程中，这个小细胞球非常脆弱，很容易受到伤害。它的癌症抑制机制必须足够强大，使发育中的身体保持无癌状态，而另一方面，这一机制又必须具有足够的宽容度，使胎儿能够存活。回到我们前面走钢索的比喻，这个细胞球必须保持这种不稳定的平衡，只有细胞具有足够的自由才能使它避免陷入停滞的沼泽，但同时细胞又不能过于自由，否则它就会陷入混乱的漩涡。如果对细胞的约束与放任之间的平衡稍有差池，我们可能就无法发育或发育过快，或者我们的组织可能会在错误的位置出现，从而损害我们的发育和持续生存。如果细胞演化过快，我们可能在出生前就已经死于癌症，而如果对细胞增殖和迁移的控制过多，我们又可能会付出同样高昂的代价：生长迟缓，发育完全失败。

在这个早期阶段，破坏控制细胞增殖的机制对建立功能正常的多细胞生物体来讲，其后果可能是灾难性的。例如，细胞周期控制基因 *TP53* 的两个拷贝都发生突变的细胞会失去控制，其后代细胞也是如此，这样的胚胎完全失去了正常发育的可能。据估计，几乎有一半的妊娠过程会以流产而告终，其中有80%在可以通过标准的临床检测手段监测到怀孕之前就已经流产。[4] 在这些流产中有许多与减数分裂异常和受精过程中出现的染色体异常有关，但其中一些流产可能是由于胚胎发育过程中出现了癌症突变，从而影响了其发育。我们在后文会看到，在细胞分裂并产生人体所有的细胞类型和组织的过程中，染色体有时会重排。这个过程可能会导致儿童癌症的发生，例如白血病。

如果过度限制细胞的行为以抑制癌症，胚胎发育可能也会失败。在发育的早期阶段，癌症抑制机制必须全神戒备，确保细胞的快速扩散和入侵不会失控从而导致癌症发生。与成年时期相比，在子宫里抑制癌症的发生面临的困难更大：与使成年人体维持相对稳定的癌症抑制状态不同，胚胎发育需要在人体处于快速生长状态的情况下抑制发育过程中类似于癌症的过程。与此同时，对细胞增殖和入侵的过多控制可能会使发育中断，并导致死胎。面对所有这些挑战，我们所有人都在子宫里历经十月磨难而最终幸存了下来，这真是令人惊叹！

再次想象一下你走在生长发育的钢索上，手握一根长长的平衡杆，两端各有一个桶，桶里装满了东西——你不确定里面装的到底是什么，但是你知道，如果左侧的桶比右侧的桶重一点儿，你就会开始朝混乱的漩涡倾斜，而如果右侧的桶较重，你就会向停滞的沼泽倾斜。你必须使两者之间的平衡恰到好处，才能够走过钢索而不会跌落下来（见图3.1）。

如果你可以将桶中的物品倒出来并检查一下，你会发现里面满是基因产物——基因所产生的在体内执行各种功能的蛋白质。（让我们来回想一下，所有基因都会通过产生基因产物—— 一些在细胞和整个身体当中发挥功能的蛋白质——影响我们的身体。基因创造蛋白质的过程被称为基因表达。）左边的桶里装满了生长因子、存活因子和其他有助于细胞增殖并在体内迁移的基因产物，这些基因产物可能会导致癌症的发生，使平衡趋于混乱的一边。

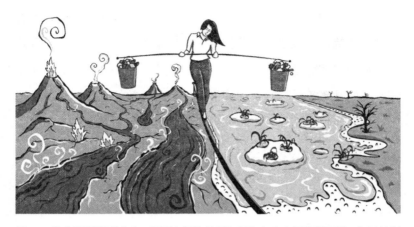

图3.1　生物要想发育成功，需要在细胞控制和细胞自由之间取得平衡。如果控制过度，就会导致生长停滞和发育失败；如果自由过度，就会患上癌症。发育就像一个走钢索的过程，生物手握一根长长的平衡杆，两端各有一个桶，里面装满了基因产物。如果右边的桶稍重一些，生物就有可能陷入停滞的沼泽；如果左边的桶稍重，生物就可能落入癌症的混乱漩涡

右边的桶中装满了使细胞受到控制的基因产物，例如我在上一章中谈到的p53蛋白（由TP53基因表达产生）。像p53蛋白这样的基因产物可监测细胞失控的迹象，使其恢复控制，或促使细胞自我毁灭（如果它们在错误的道路上走得太远的话），以此来抑制癌症的发生。基因产物之间的这种特殊的平衡是决定人体能否生存并生长发育成正常生物个体的关键因素，并在此过程中阻止癌症的发生。

提着满桶的基因产物走钢索的比喻可以帮助我们理解这一事实：正常的发育就是在阻止癌症基因的表达与促进细胞生长和侵袭的基因表达之间取得平衡。它还能帮助我们认识到，癌症易感性的许多方面都与平衡有关。细胞在我们体内增殖和迁移的能力

对人体的正常发育和维护至关重要。但是，使这些能力成为可能的基因产物同时也增加了我们患癌的风险（除非它们能够与有效的癌症抑制系统保持平衡）。实际的情况是，基因产物彼此相互作用，细胞被置于一个复杂的网络之中，有无数的正反馈和负反馈网络回路来使一切保持平衡。但是，为了理解发育过程中癌症风险是如何形成的，走钢索的比喻把我们的注意力集中在权衡取舍的重要性上，而这些取舍是癌症易感性和癌症控制的基础。

父母正在你的体内互相拉扯

在你从单个细胞分裂成为组成成年的你的数十万亿个细胞的过程中，你的亲生父母的基因正在你身体的每个细胞里进行着一场无声的战斗。继承自母亲的基因正在产生有助于控制生长的因子，将右边的桶装满，使平衡朝着细胞控制的一边倾斜；继承自父亲的基因正在产生促进生长的因子，将左边的桶装满，并使平衡朝着混乱的一边倾斜。

为何继承自父亲和母亲的基因的功能各不相同？来自母亲和父亲的基因在你体内的表现是如此不同，这怎么可能呢？

在我们的每个细胞里，都有我们的23条染色体当中每一条的各两个拷贝，分别继承自我们遗传上的父亲和母亲。令人惊奇的是，这些基因中的许多似乎都能够"记住"它们是源自你的母亲还是父亲：它们当中能够留下母亲或父亲的印记。这种印记通过表观遗传过程得以实现，位于基因及其周围区域的分子变化使其表达变得更多或者更少，这意味着基因可以表达或沉默（表达就是产生蛋白质，沉默就是不产生蛋白质），取决于它们是来自你的母亲还是父亲。在发育过程中，母本染色体上的基因会产生使生长发育受到控制的蛋白质，而父本染色体上的基因会产生促进生长的蛋白质，所有这些过程都受母本和父本染色体上的印记的调节。

发育中的身体不仅需要在促进生长的因子的产生与控制生长的因子的产生之间达到适当的平衡，而且源自父母的基因还时时刻刻在产生可以打破这种不稳定平衡的因子，使发育中的身体要么陷入癌性混乱，要么陷入发育不良的停滞沼泽。当发育中的身体走过平衡钢索的时候，不论父本基因还是母本基因都可能使它失去平衡。

当你还在子宫里发育的时候，母本基因和父本基因的表现就会有所不同，但这是为什么呢？难道母本和父本基因不应该精诚合作，创造出最健康的后代吗？它们之间的冲突从何而来，导致源自母亲和父亲的基因产物之间争斗不休？

要理解为什么胎儿发育过程中母亲和父亲的利益会有所不同，我们必须诉诸一些基本的演化理论，即父母投资的理论。你的亲生父母在基因上是完全不同的实体，这意味着在演化上他们的利益并不完全一致。当然，他们通过你——他们共同的后代——在很大程度上协调了双方的演化利益，但并没有使之完全吻合。父本和母本之间的这种冲突源于一个事实，那就是人类（从演化上来讲）并非完全的一夫一妻制。在完全一夫一妻制的物种中，父母双方的利益是完全一致的，因为父母都不会与其他人生育其他后代。但是，人类拥有多种多样的交配和婚姻模式，包括同时拥有多个伴侣（一夫多妻制和一妻多夫制）、依次拥有多个伴侣（包括连续一夫一妻制，这是现代西方人的常见模式），有时也会是终身一夫一妻制。[5]因此，在我们人类的演化史上，父母通常会与其他人有过后代，或者未来可能会再与其他人生育后代。这些不同的交配系统塑造了我们各方面的生物学特征，从怀孕的生理学到我们对癌症的易感性。让我们更深入地研究一下我们人类这种胎盘式、非一夫一妻制的哺乳动物的演化史如何导致子宫里的基因表达冲突，从而影响了我们对癌症的敏感性。

奶昔和一夫一妻制

要了解针对母本资源的冲突是如何发生的，让我们考虑一下经典的奶昔。20世纪90年代，理论演化生物学家戴维·黑格（David Haig）提出了后来被称为"奶昔模型"的理论模型，该模型让我们想象一位母亲为她的孩子们买了一份奶昔。[6]在这里，我将会介绍该模型的一个版本，并说明该模型如何解释子宫内冲突的演化逻辑。（我意识到，这个模型把母亲比作了奶昔。毫无疑问，母亲远比奶昔重要得多，但是母亲可以并且确实直接喂养了她们的后代，这种隐喻可以帮助我们思考冲突是如何从母本资源的分配方式中产生的。）

假设有一位母亲为她饥饿的孩子们买了一大份奶昔（为了达到这个故事的目的，我们假设这些孩子的父亲并非同一个）。一开始，这位母亲把奶昔给最大的孩子喝，孩子喝了一口。然后，她把奶昔给下一个孩子喝，然后再下一个，以此类推，直到每个孩子都有机会喝到奶昔。你认为最后留给最小的孩子的奶昔会有多少？或者奶昔转回到母亲这里的时候还剩多少？这当然将取决于她的孩子们在喝奶昔的时候有多贪婪。如果许多孩子只顾自己吃饱喝足，那么奶昔会所剩无几。但是，如果孩子们更克制一些，只喝适量的奶昔就把奶昔传给下一个孩子，那么可能每个孩子都能得到足够的奶昔，甚至还可以给母亲留一两口。

从母亲的角度来看，最好的情况是孩子们都比较克制，平均分享奶昔。而另一方面，对子女而言最理想的情况是自己获得比应有的更多的份额，而同时还能让兄弟姐妹获得足以生存的奶昔。在黑格关于这种冲突的模型中，更贪婪的孩子（不管是男孩还是女孩）的背后是父系演化利益在起作用，而克制自己并留给弟弟妹妹足够的食物的背后，是母系演化的利益在起作用。

这种奶昔分配的困境与几次怀孕过程中子宫中发生的情况相似。奶昔代表着母亲体内储存的资源（例如，胎儿发育所需的有限的营养物质），每个后代轮流吮吸一部分奶昔则类似于胎儿在子宫中度过的时光，他们可以通过胎盘获取母亲体内的资源。每个孩子喝奶昔的贪婪程度代表着胎儿对子宫内资源获取的强度和其生长速度。

如果一个物种是完全的一夫一妻制，那么父亲和母亲都将依靠母亲体内的资源来喂养他们所有的后代。在完全一夫一妻制的情况下，父亲和母亲的出发点都是相同的：只有一份奶昔，所有的后代都可以喝。但是，如果该物种不是一夫一妻制，那么父亲就不会只依靠一位女性的资源来喂养其后代，换句话说，父亲的后代可以享用不止一份奶昔。当父亲可以拥有多个生育伴侣的时候，对父亲而言消耗奶昔的成本就不会像对母亲而言那样高。

当一个物种不遵循一夫一妻制时，父亲和母亲之间在演化上的利益就会有所不同，而这些演化利益冲突则增加了他们在对后代的生长发育进行的投资上发生冲突的可能性，引发两者之间的角逐：从演化的角度来看，你的母亲会更希望你的父亲在你身上有更多的付出，以便她能够为将来的孩子节省下更多的资源，而你的父亲则会更希望你母亲在你身上付出更多，这样他就可以为他将来的孩子节省更多资源。这并不是说你的母亲或父亲在有意识地尝试从对方那里获取更多资源。在这里，我们只是简单地运用了一些适应主义的理论，来理解在这种复杂的情况下母亲和父亲各自的演化利益是如何共同发挥作用的。

一个孩子的基因表达会影响他或者她从母亲那里获取资源的强度和速度。因为同一位母亲的所有后代都必须从同一杯"奶昔"中分得一杯羹，所以如果其中一个后代消耗太多，那么留给弟弟妹妹的就会少一些。因此，在子宫里孕育一个健康而不太贪婪的婴儿符合母亲演化的最大利益，但是，在母亲的子宫里养育一个有点儿剥削性的胎儿则更符合父亲演化的最大利益，因为这位母亲将来会怀上的胎儿获取不到充足的资源跟他没有多大关系。令人惊叹的是，这个冲突在生长发育过程中从单细胞开始，就在每一个细胞、每一个胎儿里发挥着作用。

这种冲突始于大约一亿年前体内妊娠在演化中出现，并贯穿了胎盘生育的哺乳动物的整个演化过程。诸如人类这样的哺乳动物有一个一次性的器官：胎盘，其存在的目的仅仅是为了让我们在子宫里的时候能够从母亲身上获取营养资源。它就像一套巨大的、侵入性的吸管，多管齐下，钻入母亲的子宫内膜，吸收营养资源，喂养发育当中的胎儿。遗传上来讲，胎盘是胎儿的一部分，是由与发育成胎盘的孕体（来自合子的一堆细胞，包括胚胎和胚外结构）相同的细胞发育而来。但是组成胎盘的细胞不同于孕体中的其他细胞，它们没有参加胎儿发育的伟大壮举，而选择了不同的轨迹。在孕体的所有细胞当中，它们最早分化，成为滋养细胞，专门用于侵入子宫内膜，建立营养资源转运站，将营养物质从母体血液输送给发育中的胎儿。毫不奇怪，父本基因会表达使胎盘更大和更具侵入性的因子，而母本基因则会抑制胎盘的侵入性。

胎盘确实能够助发育中的胎儿一臂之力，使其从母亲那里获得更多的营养资源，而留给以后的孩子较少的营养资源。不过，这并不一定意味着后来的胎盘会小于以前的胎盘。实际上，如果后来的孩子面临的母体营养资源更少，我们可以预测，为了攫取营养资源，后来的胎盘实际上需要更大且更具侵入性。的确，20世纪50年代的一项研究发现，后胎的胎盘往往比早胎的胎盘更大，[7]

说明后来的胎儿正在建立更大、更强的"吸管"来攫取剩余的母体资源。

胎盘的营养资源转运站建立起来后，母亲和父亲的适应利益在资源转运的最佳水平方面不能达成一致。两者不同的适应利益，正是通过来自母亲和来自父亲的基因的表达差异来发挥作用，背后的机制就是在上一节中讨论的母体和父体的基因印记。父本基因表达的因子会增加向胎儿的资源转运，而母本基因则会削减向胎儿的资源转运。不过，即便目的相左的两组基因之间在不断推搡拉扯，胎儿的身体最终总能发育成正常的小婴儿。

通过针对其他物种的研究，我们可以看到母本基因与父本基因表达在发育过程中的巨大影响。例如，科研人员改变小鼠胚胎的表观遗传学特征之后，发现如果基因的两个拷贝都表达"母本"的生长抑制基因产物，那么它会发育成一只体型小的老鼠，而另一方面，如果基因的两个拷贝都表达"父本"的促进生长的基因产物，则会导致出现巨大的胎盘。[8]实际上，我们对遗传印记和胎儿生长的了解许多都来自对小鼠胎盘的研究，在这些研究中，研究人员发现父本表达的基因有助于产生更多的生长因子和侵入性更强的胎盘，而母本表达的基因则与之作用相反。[9]

基于我们对母本和父本之间基因冲突的了解，我们预计胎盘中父本基因的表达会占主导地位。马和驴杂交的后代的研究为我们提供了一扇认识胎盘基因表达的窗口。公驴和母马交配会生下马骡，而母驴和公马交配则会生下驴骡。科研人员研究了这些杂交动物胎盘中的基因表达，以了解是否父本基因更有可能得到表达（比如，马骡表达驴的基因，而驴骡表达马的基因）。就像我们预计的那样，父本基因的表达在胎盘（而不是胎儿）的基因表达中占主导地位，[10]这表明胎盘的侵入性和生长促进作用是由父本表达的基因来驱动的。

父本表达的基因促进生长，这不仅对了解基因表达如何影响子宫中的癌症易感性有意义，而且还影响到生命后期人体对癌症的易感性。[11]驱动生长和侵入的胎盘基因在生命后期应该沉默，但经常又在癌中重新表达了。[12]母本和父本基因表达之间的紧张关系可能会在生命的晚些时候重新出现，这可能会导致在发育完成很长时间之后，身体对癌症的易感性又会增加。

生长迅速和侵袭性是定义癌症的两种细胞表型。这两种特性都是我们细胞的功能库的一部分，并且是父本适应利益的结果。这并不是说父本的适应利益对癌症助纣为虐——尽管父本的演化利益可能更倾向于类似癌症的细胞表型：增殖更快、侵袭性更强，以及能更好地从母体攫取营养资源。[13]

在走胚胎发育这条钢索的过程中，母本的利益偏向右边——生长较少，管控较多。而另一方面，父本的利益则鼓励胎儿向左边倾斜——生长更多，而管控较少。这场冲突迫使双方在演化当中你追我赶，不断付出"努力"以得到自己想要的结果。这种情况经常被称作"军备竞赛"，因为双方为了取得胜利都不断地追加投资。这种军备竞赛会导致效率低下，制造很多相互冲突的基因产物，从而浪费双方的精力。比如，母本基因表达所产生的抗体可以结合并灭活由父本基因表达所产生的生长因子。[14]理论上来讲，双方都可以降低各自基因表达的量，以更低的成本来得到相同的结果。但是，它们没有。从对胎儿本身最有利的角度考虑，它们这样毫无意义。但是，如果考虑胎儿发育过程中每个细胞内部所发生的母本和父本演化适应利益之间的冲突，这一切就完全说得通了。

这种生长与克制之间不断升级的冲突所带来的另一个后果就是，两侧的桶各自往里装满东西的时候，都会"期望"另一侧的桶也会被装满。因此，一旦出了差错，就可能会错得非常离谱。例如，如果通常由母本表达的基因当中存在突变，则右侧的桶中可能就没有足够的母本基因产物来平衡父本基因放入左侧桶中的产物。尽管父本利益看起来像是要赢了，但这其实可能会给母本和父本的演化适应利益都带来负面的影响。实际上，一系列综合征都与母本和父本基因中调节生长的基因印记的突变或者缺失有关。如果父本基因的表达占主导地位（由于突变破坏了正常的表观遗传调控），可能会导致诸如贝克威思-威德曼一类的综合征，该综合征与子宫的快速生长、孩子体型大以及更高的癌症风险相关。[15]

尽管在生物个体水平上，我们的功能已经演化齐全，但像我们这样的多细胞生物体在生物体水平上的合作并未得到完全的优化。在我们内部——在细胞之间，甚至在细胞内部，冲突仍然存在，母本和父本基因表达之间的冲突亦是如此。在胎儿发育过程中，我们的身体在制造生长因子和关闭这些生长因子这两个方面都需要消耗代谢能量，从而导致营养资源的致命损失，也导致了一种不稳定的脆弱性：如果这些过程被破坏，系统将失衡并无法正常运转。我们在子宫内的生长发育并未为了让我们的演化利益最大化而得到充分优化，它是我们父母双方为他们各自的演化利益而达成的一种动态的妥协。

幸运的是，随着我们发育的成熟，母本与父本基因之间的利益紧张关系逐渐得到缓解。你的身体构造（组织和器官各自位于哪里）已基本完成，并且随着你的成长，维持细胞管控与细胞自由之间的平衡变得更加容易。然而，当你到了生育年龄，或者需要更新组织细胞、愈合伤口、抵抗感染的时候，你的身体将在这些目标与癌症易感性之间面临许多权衡，甚至生育能力和对异性的吸引力也会影响你患癌的风险。如果我们想要生存、发展并成功繁殖，这些方面的能力至关重要，它们可能与癌症易感性的增加有关，但是从演化的角度来讲，它们给我们带来的演化适应性上的收益要超过我们所付出的代价。

出生之后，你又踏上了另一条平衡钢索，同样要求你在足够长的时间里使相似种类的基因产物之间保持平衡，最终得以成功繁殖。但是，这次过多管控细胞行为所带来的是另外一些风险。在子宫内，对细胞行为的过多管控会导致发育停滞，而一旦离开子宫，对细胞行为的过多管控将会给你的身体带来各种各样其他风险：如果不允许细胞具有足够的自由度，则你被感染的概率可能会升高，而且可能无法成功繁殖，或者衰老得更快。因此，当你的双脚踏上生命的平衡钢索时，你的身体必须有效地平衡细胞管控与细胞自由，既阻止癌症的侵袭，又让你的细胞能够完成传宗接代所需要的一切工作。有时候，过度抑制癌症会对有助于健康的一些特质造成负面影响。

从癌症易感性的角度来看，生长和发育是与生俱来的风险。如果快速生长会增加患癌症的可能性，那么我们的身体是否应该尽可能缓慢地生长？然而，长成一个大的身体有很多好处。

从演化的角度来看，成为大型生物的最大好处之一就是能够成功繁殖。为了繁殖，个体必须在生殖上发育成熟，而要达到生殖成熟则需要生长，但生长过快又可能会带来其他风险。快速生长可能意味着要在这个过程中牺牲DNA修复的能力，而这会令生物体更容易患上癌症。

DNA修复需要时间，因此在修复DNA和快速复制之间存在根本且不可避免的权衡取舍。 *TP53* 和 *BRCA* 等肿瘤抑制基因产生的蛋白质可帮助控制细胞周期，使细胞停下来以修复损伤，然后继续复制DNA并进行细胞分裂。为了修复DNA而拉长细胞周期（最终使生物个体的生长速度减慢）是癌症抑制基因帮助保护生长中的身体免受癌症之害的方法之一。如果细胞不能正确地调节增殖、生长和DNA修复，那么DNA受到的损害可能就无法得到修复，从而导致基因突变的积累。具有癌症基因突变的细胞可能需要数十年的时间增殖并发展为癌症，[16]因此在发育早期产生的突变会在余下的生命时光中产生影响。[17]

一旦我们发育完成并达到成年人体型的大小，我们的身体组织就会进入维护模式，它们不让身体继续生长，而只是维护身体，这意味着与快速生长相关的某些风险消失了。但是与细胞增殖有关的风险并没有完全消除——维护我们的身体组织需要持续的细胞增殖，因为我们体内的细胞一直在死亡，需要更新替换，更不用说我们有时还需要细胞增殖来治愈伤口。即使在我们成年之后，这种持续的更替仍会继续增加我们患癌症的风险。

细胞的青春泉

在整个生命过程中，我们的细胞不断分裂，以替换和更新组织中的数万亿个细胞。某些器官和组织（例如我们的皮肤和胃壁）会迅速更新，而有的组织（例如心脏细胞和神经元）一旦发育完成就不会复制更新太多（有的甚至根本不会更新）。但是，我们体内的大多数组织都在不断更新脱落的细胞，替换凋亡或死掉的细胞。这种自我更新的能力使我们不会过快老去，并且使我们受伤的组织重新愈合。

这种自我更新主要由干细胞来完成。细胞生物学家称干细胞为"未分化的细胞"，这就意味着它们在某种程度上是能够"通用"的细胞。它们拥有的基因组与体内其他所有细胞都相同，使它们与众不同的是它们的基因表达状态——干细胞保持"多能"的状态，意味着它们可以分化成许多不同种类的细胞。干细胞可以继续分裂为干细胞，也可以分化成特定的某一类细胞：心脏细胞、肝细胞、胃细胞以及免疫细胞等。我们的所有组织中都有干细胞，它们可以帮助我们的身体更新、愈合，维持我们的健康，使我们保持相对年轻的状态。干细胞是有益的，甚至是必需的，因为它们使我们的组织能够再生，并延缓衰老。但是干细胞也可能使我们更容易罹患癌症，因为干细胞的复制能力比正常细胞更强。

未分化的干细胞导致癌症风险的一个例子是，首次怀孕较晚的女性罹患乳腺癌的风险较高。在第一次怀孕期间，乳房中的干细胞会响应孕期激素而发生分化，形成导管和产奶芽的分支网络结构（该结构会为以后的怀孕而保留下来）。但是在首次怀孕之前，这些干细胞一直处于未分化的状态，等待着激素的触发，促使它们沿着分化的方向前进。较早怀孕的女性乳房中未分化的干细胞存在的时间会更短，[18]乳房中干细胞的分化（伴随着乳腺细胞对激素响应的变化）是较早怀孕的女性患激素阳性乳腺癌风险大大降低的原因之一。[19]

一旦干细胞开始分化为特定类型的细胞，它们就只能进行有限的细胞分裂，最后完全停止分裂。这种对细胞分裂次数的限制是重要的癌症抑制机制之一。

限制细胞分裂次数的机制之一是端粒的缩短。端粒是一段DNA序列，在每次细胞分裂的时候，它们都充当染色体末端的保护帽。端粒除了可以起到保护作用外，还可以充当细胞分裂次数的记录者。每次细胞分裂，端粒都会缩短，而当细胞太短时，细胞就无法再继续分裂了，癌症生物学家称其为"复制性衰老"。不过，端粒也可以延长。如果细胞表达产生端粒酶（一种延长染色体末端DNA序列的酶），端粒就会延长，细胞就可以分裂更多次。端粒的缩短是通过限制细胞分裂的次数来保护我们免受癌症伤害的一种机制。在正常细胞中，端粒酶的产生通常受到高度的控制。但是，毫不奇怪，癌细胞通过演化学会了绕开这种限制，从而将其复制寿命延长，超出了对身体最合适的范围。[20]

鉴于端粒在组织更新和抑制癌症中均发挥着作用，它们在衰老与癌症的关系中起到关键作用[21]也就不足为奇了。小鼠研究表明，过量产生端粒酶的小鼠罹患癌症的风险更高，但如果能够幸免死于癌症，它们的寿命会更长。[22]缺乏端粒酶或端粒缩短的小鼠衰老得更快，但罹患癌症的风险也较低。[23]同样，将易患癌症小鼠的端粒缩短后，它们患癌的风险也会降低。[24]端粒本质上可以减少细胞分裂并能够永久性地阻止细胞分裂，这在降低癌症风险方面能够提供很大的益处。但是，以这种方式限制细胞分裂（在平衡钢索上向右倾斜）会使组织更新变得困难。

肿瘤抑制基因 TP53 在癌症风险与衰老之间的权衡取舍过程中也起到了重要作用。我们在上一章中了解了 TP53 如何"决定"一个细胞是否会对人体带来癌症风险，而这一决定涉及在两个潜在的错误之间的权衡取舍：漏报（让问题细胞得以存活）或误报（杀死健康的细胞）。（当然，这种说法有些过分简化了，但可以帮助我们看清问题内在的结构。）杀死健康细胞会把这些细胞从细胞群体中剔除出去，最终会耗尽组织细胞的更新能力。[25]

在 TP53 活性增强的小鼠身上所进行的实验可以帮助我们了解这个基因的工作原理。当 TP53 持续表达时（意味着它处于"始终打开"的状态，不断产生 p53 蛋白），小鼠患癌症的风险就较低，但其衰老速度更快。有趣的是，如果在小鼠体内加入一个额外的

*TP53*基因拷贝，它的基因表达并非处于"始终打开"状态，而是受到正常调控（这意味着只有在需要它时才会打开），小鼠的癌症发生率较低，但并没有衰老得更快。[26]用走平衡钢索的比喻，p53蛋白有助于防止生物向细胞混乱（癌症）的一侧过度倾斜，但却有可能使得它们向过度控制的一侧倾斜（过早衰老）。

额外加入受到正常调控的*TP53*拷贝的这项小鼠实验很好地说明了调控p53蛋白的表达对这种平衡效应的重要性。抑制癌症是一个动态的过程，需要人体细胞中的基因网络进行持续的更新和信息处理——这个实验表明，我们可以通过适当的方法来调节癌症抑制机制，从而摆脱癌症和衰老之间至少在某些方面上的两难困境。在预防癌症的同时又避免某些可能随之而来的负面影响（比如过早衰老），需要密切关注细胞行为的基因网络做出智能调节和"决策"。

时间可以治愈所有伤口，但最好不要太快

如果你的皮肤割伤了，伤口周围的细胞必须能够增殖，产生新的细胞来覆盖伤口并重建组织。这些细胞还必须能够迁移，从而形成"前沿阵地"，聚集在一起，愈合伤口。这些都是癌细胞用来在我们的身体中生长和扎根的能力。能够快速治愈伤口为生物个体提供了巨大的优势，它不仅使我们能够更快地恢复正常功能，还减少了伤口感染的可能性。

演化赋予了我们迅速愈合伤口的能力，但是拥有这种能力需要付出一定的代价：这意味着我们的细胞蓄势待发，时刻准备着，一获得愈合伤口的信号就开始增殖和迁移。而且，当癌细胞开始"错误地"产生这些伤口愈合信号（例如增强炎症的因子）时，它们就能绕过维持多细胞生物正常运转的常规检查和平衡机制。实际上，癌症有时也被称为"无法治愈的伤口"。[27]我们愈合伤口的能力有时会被癌细胞劫持。一些癌症会利用伤口愈合所依赖的信号系统，使我们的组织处于持续发炎的状态。

我们的身体经过演化，能够根据我们需要完成的工作来动态调整细胞的自由和管控之间的平衡。如果我们有需要愈合的伤口，那么这个平衡就会朝着增加细胞自由度的一侧倾斜一些。在走平衡钢索的过程中，伤口愈合的过程中所产生的基因产物装满了左边的桶。但是，这种向左倾斜只是暂时的，到伤口愈合后便会停止。有时，癌细胞会在体内演化，产生使平衡向左倾斜的因子，从而使人体更耐受细胞的不良行为。与正常伤口愈合期间的暂时状态不同，癌细胞会持续产生使平衡趋向于细胞增殖的因子。本质上，癌细胞是在演化中学会了产生模拟伤口愈合环境特征的因子，并且会一直持续下去。这种环境赋予了癌细胞生存上的优势。

运用体细胞演化来抗感染

我们的皮肤是免疫系统的重要组成部分，如果它被破坏，我们将更容易受到细菌、病毒和其他病原体的感染，这些病原体可能会为了自身的适应利益而劫持我们的身体。在伤口愈合的过程中，我们的先天免疫系统起着重要作用，它是应对潜在感染威胁的第一道防线。炎症是先天免疫系统用来保护我们的主要武器，而癌症会劫持这种炎症反应。

　　不过，我们还拥有一个更复杂的免疫系统，我们的身体可以用它来记住以前遭受过的感染，由此得以对以后的感染做出更加迅速的反应，这就是适应性免疫系统。适应性免疫系统也许是我们与可能逃避免疫反应的病原体进行军备竞赛的最佳工具，它通过产生遗传信息稍有不同的免疫细胞，能够识别新的病原体。一旦一个免疫细胞发现病原体，适应性免疫系统就会使其分裂增殖，产生大量相同类型的细胞，其最终结果就是这些免疫细胞群体可以动态地响应该生物个体所面临的特定病原体威胁。适应性免疫系统的高明之处在于，它可以在体内部署细胞的演化，以抵抗自身正在演化的病原体。没有适应性免疫，我们将会在与病原体演化的军备竞赛中远远落后，该系统使我们能够维持免疫细胞的细胞演化能力，来应对快速演化的病原体并做出反应。

　　适应性免疫系统就像是在我们受到严格监管的身体内部出现的一座细胞自由的堡垒，它将平衡推向了细胞增殖的一侧，迅速增加能够专门应对病原体威胁的细胞数量。免疫系统必须在过多的细胞管控和过多的细胞自由之间取得平衡，因为细胞管控可能会导致机体无法对迎面而来的外界威胁做出反应，从而增加我们死于传染病的风险，而细胞过于自由则会增加我们罹患免疫系统癌症（比如白血病）的风险。

15岁以下的儿童患白血病的比例大得惊人[28]（白血病是最常见的儿童癌症之一，不过，大多数白血病发生在65岁以上的成年人身上[29]）。目前，儿童白血病的治愈率很高（可能是由于它们的基因突变通常是同质的，因此不像基因突变更加异质的癌症那样容易产生抗药性——我将在本书后面再谈到这个话题）。未分化的免疫细胞（被称为未成熟祖细胞）过量增殖就可能在发育的早期引起急性淋巴细胞白血病（简称ALL），这是最常见的儿童白血病。尽管它通常起源于子宫内的发育过程，但也可能在出生后因为暴露于某些感染性疾病而被触发。

前文说过，白血病的起因通常是染色体易位——两个本不应该相邻的基因的某些部分被组合到了一起。在白血病中，易位通常涉及两条染色体彼此交换基因的片段。我们之所以会知道这些白血病起源于子宫，是因为儿童白血病的研究人员回过头来检查了出生时常规采集的足跟血样本（用于筛查苯丙酮尿症等遗传疾病），发现后来被诊断出患有白血病的新生儿的血液中已经存在异常易位。[30]有趣的是，约有1%的新生儿具有携带这些易位的白血病前细胞克隆，但只有极少数的儿童的病程会继续发展为临床意义上的ALL，[31]而许多具有白血病前细胞克隆的新生儿不会得ALL。这一事实表明，对ALL的易感性不光是由这种基因易位引起的，它一定还涉及其他因素。

儿童早期被感染的时间滞后就是其他因素之一。如果儿童在生命的早期没有受到病原体感染，而随后又受到高传染性病原体的感染，其患儿童急性淋巴细胞白血病的风险就会增加。专门研究儿童白血病的演化癌症生物学家梅尔·格里夫斯调查了几个"成簇"出现的病例，追溯了在确诊白血病之前不久他们可能感染的传染源。例如，格里夫斯在意大利米兰调查了一个令人不安的儿童白血病群发事件，7名年龄在2至11岁的儿童在4周内相继被诊断出白血病。他发现这次白血病的群发发生在猪流感暴发之后，而每个被诊断为急性淋巴细胞白血病的孩子都感染过猪流感。他还发现，最有可能患白血病的孩子是那些没有很早就被送去托儿所，或没有年长的兄弟姐妹的孩子，这也就意味着在早期的发育过程中，他们（与从小就跟其他孩子接触的儿童相比）较少受到感染，[32]因此他们的免疫系统发育没那么完善。由于缺乏早期接触感染源的机会，当他们最终与传染病——猪流感相遇的时候，他们可能更容易患上白血病。

适应性免疫系统具有演化上的优势，但它或许也导致了我们容易患上白血病。免疫系统中体细胞演化能力的益处（保护我们免受感染）是如此之大，以至于压倒了可能会患上急性淋巴细胞白血病等免疫系统癌症的代价。

癌症的肥沃土壤

我们已经看到了我们对癌症的易感性如何与生长发育、组织维护、伤口愈合以及免受感染等因素相关联。抑制癌症也与演化生存能力的圣杯——生育和繁殖有关。控制细胞增殖和DNA修复有利于抑制癌症，但有时会对生育能力造成负面影响。在生育力和抑制癌症之间权衡取舍的一个例子来自对携带 *BRCA* 基因突变的女性的研究，该基因与DNA修复有关。

　　BRCA1 和 *BRCA2* 是两个不同（且不相关）的肿瘤抑制基因，它们两个都能表达负责DNA修复的蛋白质，在卵母细胞（卵巢中的细胞）的形成和胚胎发育过程中也起作用。[33] 有些人生下来就携带 *BRCA* 基因的种系突变，这使他们一生之中更容易患乳腺癌和卵巢癌，因为这两个基因的突变会导致DNA修复错误（*BRCA* 突变也与许多其他癌症有关[34]）。*BRCA1* 和 *BRCA2* 的基因序列都很长，分别位于17号和13号染色体上。因为两个 *BRCA* 基因序列都相当长，所以可能会发生很多突变，而且不同的突变会对这两个基因所表达的DNA修复蛋白产生不同的影响。*BRCA* 基因中的有些突变有可能会完全破坏蛋白质的表达和随后的DNA修复，有些突变可能仅仅部分破坏蛋白质的表达，而有些突变可能对蛋白质的表达没有什么影响，这也意味着某些 *BRCA* 突变与癌症风险升高并没有什么关系。[35] 不同的 *BRCA* 突变伴随的癌症风险高低不同（通常在不同种族或亚人群中）给临床管理带来了很多困难。由于并非所有的 *BRCA* 突变都会引起健康问题，较为极端的预防措施，例如双侧乳房切除术可能并不适合所有的 *BRCA* 突变携带者。有时，携带非致病性 *BRCA* 突变的女性也接受了双侧乳房切除术，其中很多从未进行过遗传咨询，即帮助她们解读基因检测结果，并更好地了解其患癌风险的过程。[36]

　　BRCA 基因的种系突变可以代代相传。和我们基因组中的大多数基因一样，BRCA 基因由数千个碱基对组成，这意味着 BRCA1 和 BRCA2 基因中可能会存在许多突变，其中某些突变会增加我们患癌症的风险。[37] 携带 BRCA 基因突变的女性患乳腺癌的风险为 65%~80%，而一般女性人群的这一风险为 12%~13%。[38] 携带 BRCA 基因突变的女性经常在其生殖年龄被诊断出患有癌症（大约 25% 的 BRCA1 突变携带者在 40 岁之前，72% 的携带者在 80 岁之前被诊断出患有乳腺癌[39]）。BRCA 突变不仅限于女性，携带 BRCA 基因突变的男性罹患乳腺癌和前列腺癌的风险也会增加。[40] 那么，为什么自然选择没有从人类基因组中消除这些有害的 BRCA 突变呢？其中的一种可能性是，BRCA 基因突变所带来的乳腺癌风险可能伴随着某个在演化中有利的性状，例如生育能力的增强，这使得携带该突变的女性的后代相比其他情况下的女性更多。有几项研究利用大型数据库（例如，犹他州人口数据库）中有关 BRCA 突变状态和生育能力的信息，对这两者之间的联系进行了研究分析，该数据库包含犹他州几代共数百万妇女的健康记录。

　　在犹他州，所有的乳腺癌诊断均由医生记录在州癌症登记系统之中，可以与包括家族史数据在内的其他记录进行交叉比对（此数据库仅限研究人员使用，且记录的隐私受到严格保护）。病人的家族史数据通常包括其母亲、祖母甚至曾祖母的出生记录。有了这些数据，研究人员可以分析对乳腺癌的易感性是否与该女性上几辈的生育方式有关。这个具有家族史和临床史的数据库可以追溯得足够远，包含了人们开始使用激素类避孕药控制生育之前的生育率数据。在人们能够控制生育之前所记录的生育率信息，对于研究癌症易感基因和生育能力的潜在权衡取舍的研究人员来说极具价值（因为在使用避孕措施的人群中，总体生育率较低，因此很难看到影响）。

这一令人叹为观止的资源库让研究人员得以寻找癌症易感基因与女性的后代数量的关联。在一项非常精彩的研究中，科研人员发现，携带 BRCA 基因突变的女性与没有携带该基因突变的女性相比，更有可能被诊断出患有癌症，并且死亡率也更高。但使这项研究真正有趣的是，科研人员追溯到了犹他州的人口数据库，研究了携带这些 BRCA 突变的女性的女性亲属的生育能力，而这些女性的亲属生活在出现激素类避孕药之前的年代。他们发现，与没有 BRCA 基因突变的女性的祖先相比，携带 BRCA 基因突变的女性的祖先拥有更多的后代，平均多 1.9 个（对于 1930 年以前出生的女性，对照组平均有 4.19 个后代，而基因突变携带者的后代数平均为 6.22）。[41] 这表明至少在这个特定人群当中，BRCA 基因突变在生育能力和癌症易感性之间建立了某种联系。

另一项研究——使用的是来自法国中部的一个数据库，该数据库收集了 10 万多人的信息——也发现了 BRCA 基因突变对生育能力具有相似的影响。在该样本中，携带 BRCA 突变的女性育有更多的孩子（平均比对照组多 1.8 个），没有孩子的可能性更低，流产率也更低。[42] 有趣的是，与没有携带该突变的男性相比，携带 BRCA 基因突变的男性的后代数量也更多。

但是，生育率和 BRCA 基因突变之间的这种关联似乎并不适用于所有人群。例如，一项针对美国和加拿大妇女的研究就并未发现生育能力与*BRCA*基因突变之间存在显著关系。[43]该研究样本的人群相对年轻，其中包括使用避孕措施的妇女，这可能会使人们更难看到这种关联。另一项研究也没有发现携带*BRCA*基因突变的女性生育力增强的证据，尽管在该研究中科研人员确实发现携带*BRCA*基因突变的女性的后代中女性的比例（近60%）比没有这些突变的女性的女性后代比例（刚好超过50%）多。[44]这些矛盾的结果可能是由于生育力和*BRCA*基因之间的联系并不适用于所有携带*BRCA*基因突变的人群。此外，*BRCA*基因突变有许多种，在某些人群中可能只有这些突变中的一部分与生育力之间存在权衡取舍。此外，可能某些*BRCA*基因突变对男性生育能力有所裨益，但这两项未能找到这种关联的研究都没有研究男性*BRCA*基因与生育力之间的关系。显然，这是一个活跃的前沿领域，还有许多悬而未决的问题需要回答。

不同的人群，不同的癌症风险基因

在许多人群中，乳腺癌和卵巢癌的风险与*BRCA*基因突变有关，但是具体到特定的突变则因人群而异。一些种族群体（例如德系犹太人）拥有共同的*BRCA*基因突变，这些突变指向他们共同的祖先。这种人群特异性风险基因通常是由于创始人效应而产生的。当某个事件（如迁徙、传染病，甚或是人为导致的人口减少）

导致出现了一个小的"创始人群体"，经过几代之后，形成一个更大的群体，就会出现创始人效应。因为该人群中的许多人有一个共同的（和最近的）祖先，所以他们更有可能拥有同样的基因，其中就包括可能影响癌症发生（可能还有生育能力）的基因。在许多人群中，人们已经发现了由创始人效应所引起的特定 BRCA 基因突变。除了德系犹太人，在挪威、瑞典、意大利和日本也发现了这样的人群。这些人群都有特定的 BRCA 基因突变，这些突变通过种系细胞（精子和卵细胞）世代相传，它们当中有许多与乳腺癌和卵巢癌的风险增高相关——尽管对特定突变和特定人群来说，癌症的风险会有所不同。[45]

不同人群中与癌症相关的基因突变有所不同，原因有很多。如我们所见，癌症不是只由基因突变一个因素引起的，还需要调节细胞行为的基因产物的失衡。基因产物的这种平衡受到调节基因表达的环境信号输入、其他背景基因及它们的表达方式的影响。换句话说，不同的群体具有不同的基因产物，这些基因产物装满了用来平衡生物体生长和约束的"桶"。对于某人群中的某个人（例如一位英国女性）而言，其 BRCA 基因突变可能足以使这个平衡朝着更易患癌的方向倾斜。但是对于其他人群的人（例如一名挪威女性），BRCA 基因突变可能不会对癌症易感性产生太大影响，因为它并不能打破这个平衡。像 BRCA 基因这样的"癌症风险基因"中的所有突变产生的效果不一，其中有些基因突变所带来的癌症风险很低，甚至根本没有风险。

癌症是一种古老的疾病，但是癌症的不同方面在演化中出现的时间也不同。演化不能完全消除我们对癌症的易感性，癌症的起源早在多细胞生物体出现之最初。这些概念给我们提供了一种思考癌症易感性遗传的新方法，而不是仅仅将 *BRCA* 突变等基因变体作为癌症易感性遗传的一部分。在我们思考基因组以及多细胞生命形成的漫长演化历史的时候，我们的视野应该更广阔。由于存在与演化适应性相关的特征和限制的权衡取舍，我们对癌症的易感性自从伴随着这个星球上的多细胞生命诞生以来便代代相传。

这种遗传性癌症易感性的某些方面只是多细胞合作演化遗产的一部分，而它的其他方面则形成得更晚。例如，负责形成胎盘组织的基因会侵袭组织，因此很可能与癌症有关，故而，这种可遗传的癌症易感性可能起源于胎盘哺乳动物出现的时候。我们所有人都要承受我们成为多细胞生物和胎盘哺乳动物所带来的这些古老的可遗传的癌症风险。

而与此相反的是，我们通常所说的遗传性癌症风险基因并不是所有人都携带的，例如 *BRCA* 基因突变。实际上，正是人与人之间的这种差异，使我们看到了它们是如何影响我们的患癌风险的。这些在不同人之间有所差异的遗传风险基因中，有许多在演化上是最近才出现的，通常是在演化上遭遇瓶颈的人群中，这些基因可能在某些情况下为他们带来了生育上的优势。但是，还有一些其他的遗传风险基因显然是有害的，对演化不利，而它们之所以存在，仅仅是因为它们存在的时间还不够长，还没有从群体中被剔除。

滋养细胞的入侵

*BRCA*并非唯一将癌症和生育能力联系在一起的基因家族。*KISS1*这个基因能够表达产生有助于控制胎盘侵袭性的蛋白质——kisspeptin蛋白，这种蛋白在青春期发育中也发挥作用。Kisspeptin蛋白的作用之一是抑制滋养层细胞侵入子宫内膜，并抑制血管生成（形成为胎儿提供营养的血液供应）。但是*KISS1*基因也具有抑制癌症的功能，有助于抑制乳腺癌和黑色素瘤的转移。[46]鉴于癌症转移和胎盘侵袭在背后机制上有许多相似之处，这可能也不足为奇。如果生殖组织更容易受到胎儿滋养细胞（形成胎盘的细胞）的侵入，那么怀孕的可能性就会更大。胚胎为了成功着床并开始获取营养资源，需要侵入子宫内膜。对入侵细胞有更高的耐受力或者说接受度可以令女性更容易受孕，但也可能会使她更容易受到转移性癌细胞的侵害。

在男性的癌症易感性和生殖能力之间也可能存在类似的权衡取舍。例如，前列腺癌风险与其暴露于更高水平的睾酮中有关。睾酮还与交配行为当中的更多付出有关。较高的睾酮水平可能有助于进行更多的短期交配，但是，也有一些研究人员指出，长期来看，较高的睾酮水平也与较高的前列腺癌风险相关。[47]

所有这些都表明，从演化的角度来看，最佳的癌症防御水平可能并没有你想象的那么高。如果对癌症防御过头会对生存和繁殖产生负面影响的话，那么演化就可能会降低生物的癌症防御水平。我和我的同事对这个问题以及生殖能力与癌症风险之间的权衡取舍很感兴趣，因此我们建立了一个计算机模型，研究了在各种生殖环境下，最优的癌症防御水平有何不同。我们想知道，如果生物在繁殖竞争非常激烈的环境中演化，只有竞争力最强的个体才能成功繁殖，那么这种平衡是否会偏向减弱癌症抑制作用的方向。

我们发现，当更高的生殖竞争力对繁殖成功至关重要时，最佳的癌症防御水平就会变得非常低。例如，当生殖竞争更接近"赢者通吃"的情况时，最具竞争性的个体将获得所有的交配机会，在这种情况下，该模型预测癌症防御能力将下滑到极低的水平。对癌症防御的投入只有在外部死亡率（随机死亡的可能性）较低且竞争力对繁殖成功影响不大（非"赢者通吃"的交配系统）的情况下才会获得回报。[48]

许多性状之所以在演化当中产生，是因为它们直接增加了繁殖的机会，或者因为这些性状受到异性的青睐。这些性状被称为性选择性状，其中包括较大的体型以及鹿角这样的外貌装饰。性选择性状有时需要较高的细胞增殖水平才能产生第二性征和那些外貌装饰。对细胞快速增殖的需求可能会使得平衡朝着更易患癌症（例如鹿角瘤或鹿角癌，我们将在下一章中介绍）的一边倾斜。我们在自然界中看到的一些最令人叹为观止的生物形式——色彩斑斓的美丽标记和巨大的鹿角——可能会增加生物体患癌的风险。诸如更快的细胞增殖、更差的DNA修复，以及更容易受孕和/或胚胎着床等特性，都能够在繁殖竞争力方面为生物体提供优势，但它们可能会令生物体在癌症易感性方面付出代价。[49]

繁殖竞争力与癌症之间的这种联系可以通过诸如*KISS1*基因等机制发挥作用。之前我们了解了*KISS1*既能抑制胎盘侵入，也能抑制癌细胞转移，有趣的是，*KISS1*还参与了其他许多与生育有关的过程，包括黄体生成素和促卵泡激素的生成，二者都是女性生殖周期中必不可少的激素。

这些发现表明，要在繁殖竞争方面投入大量资源，成为一个体型较大、能生育、有吸引力的生物体，需要付出很多隐性成本，例如增加患癌症的概率。当然，这里并不是说对癌症更易感会使人变得更性感、更容易生育，只是生物需要在这些特征和防御癌症之间权衡取舍，具有这些特征的生物因此更容易受到癌症的侵害。

我们与癌前生长相伴而生

胎盘在子宫壁着床就是人体需要耐受侵袭性和类癌行为的关键功能的一个例子。我们看到，其他类癌现象在许多能够增强体质的重要特征和细胞活动（例如伤口愈合）中也起着类似的重要作用：伤口愈合需要细胞快速增殖、迁移，也需要召集血管来滋养和重建伤口周围的组织——这些都是我们在癌细胞中看到的特征。我们易患癌症的某些方面是我们为了能够正常发育、生存和繁殖而做出的权衡妥协。癌症是我们为了体型更大、更健康、更能生育的好处而在演化上付出的代价。

　　癌症抑制与其他增强适应性的特征之间的权衡取舍会贯穿我们一生，也就是说，我们的身体可以忍受细胞一定程度以内的类癌行为，以便我们能够完成需要做的所有事情，得以生存并繁殖。随着年龄的增长，我们的身体会慢慢积累癌前病变。我们在前文中看到，细胞并非一出现几个基因突变就会变成癌细胞，它们依然能够继续正常运转，和健康的功能性细胞一样，在我们的多细胞体中发挥作用。

　　即使我们最后并非死于癌症，我们死时身体里也几乎肯定会有癌症组织，或者至少是类似癌症的细胞组织。大多数男性死时前列腺中都有生长缓慢的肿瘤细胞，许多女性死时身上也有已经成为或者还未成为癌症的乳腺肿瘤，而大多数人死时甲状腺上都有微小的肿瘤。而且，由于日晒、伤口愈合和其他常见的损伤，我们的皮肤细胞会不断积累癌前突变。数十年里，我们的身体一直处于癌前生长期，通常不会出现任何问题。[50]

　　我们的身体会出现类似癌症的生长，但只要它们停留在局部，我们的身体就能严密地控制它们，这些都依赖于我们不断演化的癌症抑制系统。但是，一旦它们失控，侵入了周围的组织，并转移到全身，它们就会威胁到我们的生命。

　　癌症是人体内体细胞演化的过程，不过，我们的身体可以耐受相当多的体细胞演化和突变，在保持身体的功能的情况下将它们控制起来。我们能够与不断演化的细胞相伴而行，而不会死于癌症。

　　我们对癌症的易感性与我们一生之中的正常生理过程相伴而

生，其中的许多过程能够促进我们的健康、生殖，或者保护我们免受伤害。但是，随着我们度过生育年龄，开始进入老年，我们对癌症的易感性又会发生什么变化呢？

随着年龄的增长，自然选择塑造我们的身体的力量开始减弱，这是因为一般来讲，与生育后代之前相比，我们在生育后代之后所做的事情对我们演化成功与否没有那么重要。有时人们会用这个原理来论证在生育之后的时间里自然选择对抑制癌症的作用会消失。但情况绝非如此。当人进入老年阶段，自然选择会导致癌症抑制系统的作用减弱，但并不会完全消失。我们人类的独特之处就在于，我们的父母哺育期时间非常长（我们从事狩猎采集的祖先很可能在孩子出生后数十年内都会担当哺育子辈甚至孙辈的重任[51]）。长期的父母哺育意味着在你年老的时候，你仍然有可能提高你的后代的生殖成功率。因此，即使到了生命晚期，自然选择依然会偏向于抑制癌症。我和我的同事乔尔·布朗（Joel Brown）曾探讨过这个问题。我们运用数学模型发现，在生育后对后代仍然投入巨大的生物（如人类）中，对癌症抑制的自然选择在繁殖之后仍然可以保持足够高的水平，而这有利于在老年阶段抑制癌症。[52]

与古代相比，今天人类的预期寿命要更长，但是我们的许多祖先也同样高寿。源自现代狩猎采集者的数据表明，生活条件与我们祖先相似的现代人通常能够活到70岁。[53]生育年龄之后有如此长的寿命意味着在我们的祖先身上，自然选择对癌症抑制机制的偏向在生育后代之后并没有完全消失。不过，我们人类今天的

寿命还是比我们从事狩猎和采集的祖先要更长（患上癌症的概率
也更高），主要是因为我们在生命的早期死于其他原因的可能性更
小，比如意外事故和感染。[54]

现代化增加癌症风险

我们演化出抑制癌症系统的环境，与当今社会截然不同。在
那个世界里面，没有自动售货机，没有自动扶梯，没有轮班工作，
没有香烟。我们演化出癌症抑制系统时所处的世界是我们从事狩
猎采集的祖先的世界。在日常生活当中，狩猎采集者每天要步行
许多公里来收集水果和浆果或猎杀动物，攀爬悬崖和树木来寻找
蜂巢、采集蜂蜜，还要经常费力地挖掘植物的块茎。狩猎采集者
吃进去的每卡路里的热量都来之不易，这与现代生活相去甚远。
在现代生活中，我们所摄入的热量很容易就会超过我们身体所需
要的数量，而且步行的距离要远小于狩猎采集者，即便我们的可
穿戴设备所记录下的步数看起来已经不少了。

现代化的便利使得我们摄入更多热量，更容易久坐不动，增
加了疾病风险。[55]除此之外，我们的生活还与其他因素相关联，比
如化学致癌物[56]（其中最重要的是在香烟中发现的致癌物），更高
水平的生殖激素（因为营养更好[57]，且女性的排卵频率更高[58]），以
及更多对睡眠的干扰[59]（人工照明、轮班工作和深夜使用有屏幕的
电子设备）。在一生之中，我们接触了许多我们的狩猎采集者祖先

所从未接触过的物质和事件，而且这些变化发生得太快了，我们人类尚未来得及演化出更好的癌症抑制机制。

癌症本身是一种古老的疾病，但现代的生活方式让我们暴露在更多致癌物质之下，或使体内的微妙平衡从细胞管控向细胞自由倾斜，从而增加了基因突变率。例如，更高水平的生殖激素可使人体细胞增殖更快，从而有可能牺牲 DNA 修复或体细胞维护过程中的其他可能有助于预防癌症的方面。得益于更好的营养和更好的医疗服务，我们的寿命也比我们的祖先更长，而这意味着在我们生命的尽头的更多年月里，癌症会随时出现。

我们对癌症的易感性始于我们最初受孕之时，但是造成这种易感性的许多因素，在我们的父母相遇之前，在现代人类在演化中出现之前，甚至在胎盘生殖出现之前很久，就已经确立了。我们对癌症的易感性源于我们演化长河里遥远的过去，但它也涉及我们一生之中在我们内部细胞之间所发生的演化争斗。作为多细胞生物，为了发挥正常功能，我们的细胞要能够增殖、迁移，并利用它们周遭的资源。但是细胞的这些能力也导致了我们容易患上癌症。放弃癌症抑制可以带来演化上的巨大优势，例如体型更大、生育能力更强。这就得出一个与我们的直觉相反的结论，即对于某个生物来讲，其最佳的癌症风险水平并不是零。如果我们想要完全抑制癌症，那么我们所要付出的演化代价可能会很高，高到不可能出现的地步。

第四章

癌症
长满
生命之树

当乔舒亚·席夫曼（Joshua Schiffman）的伯尔尼兹山地犬被诊断出患有癌症时，席夫曼难以相信这是真的。席夫曼是一名研究癌症的科学家，也是一名儿科肿瘤医生，他自己也是癌症幸存者。让他万万没有想到的是，他自己心爱的宠物也成了他所研究的疾病的受害者，而他自己十几岁的时候就曾患过这种疾病。席夫曼意识到，癌症不仅仅是一种影响人类的疾病，它也影响着生命之树上的许多其他生物。

自己的宠物身患癌症，这样的经历促使席夫曼去更多地了解狗对癌症的易感性，他惊讶地发现它与人类的癌症易感性有许多相似之处。和人类一样，*BRCA1/2* 基因的突变也会增加狗患上乳腺癌和卵巢癌的风险。狗的癌细胞也有 *TP53* 基因突变。 在人类当中，*TP53* 基因突变会导致一种被称为李–佛美尼的综合征。这是一种遗传性疾病，患者一生中更容易患上癌症。患有慢性髓细胞性白血病的狗甚至被发现携带有 *BCR/ABL* 染色体易位，它和我在第三章中讨论的染色体易位是同一个，在人类慢性髓细胞性白血病中非常典型。[1]

狗的癌症和人类癌症的相似性远不只在于遗传风险因素，如 *BRCA*、*TP53* 和 *BCR/ABL* 基因的变化。狗和人类患癌症的风险都与较大的体型有关。[2]在上一章中，我们看到因为细胞增殖和控制细胞行为之间的权衡，身体迅速地长大会导致更高的癌症风险。当生物个体行走在发育的平衡钢索上时，它们的细胞必须在过度增殖和过度控制之间取得平衡，个体才能正常发育，成年之后才能成为演化上的适者。因此，如果所有其他因素都一样的话，我们可能会看到体型较大的生物更容易患癌症。

然而其他因素并非都一样——至少大象就是个反例。大象的细胞数量比我们多100倍，然而，它们的癌症发病率却比我们低得多。[3]事实上，如果我们比较不同的物种，我们会发现更大的体型并不会带来更高的癌症风险，这种更高癌症风险与更大体型之间的相关性似乎只在物种之内才会出现。在上一章中我们知道，体型变大会增加癌症风险，是因为需要更多的细胞分裂才能长成一个更大的身体并维持它。那么，为什么在各个物种之间，体型与癌症的风险不存在相关性呢？

在本章中，我将给大家讲述演化是如何解决这个被称为佩托悖论[4]的难题的。我还将仔细探讨一下生命之树上的不同物种对癌症的易感性有所不同的一些原因，从最简单的多细胞生物到大型、复杂的生物，如大象。了解癌症如何影响其他生命形式，以及生命如何演化出抑制癌症的能力，可以帮助我们深入了解我们作为人类为什么容易患上癌症，并对我们制定新的癌症治疗和预防策略提供指导。

不同生命形式对癌症的易感性有所不同，也是出于我们在前几章中了解到的跟权衡取舍有关的部分原因：体型大、生长快、愈合伤口和繁殖生育都伴随着相应的代价。但我还要从一个新的层面来讨论这个问题：演化生命史理论。这是一个理论框架，可以帮助我们理解为什么一些生物在癌症抑制机制上投入很多，另一些生物体则没有。该理论能够帮助我们解释为什么有些物种对癌症拥有特别强的抵抗力。

我还会研究几个不同寻常的传染性癌症病例——从通过性传播的狗的癌症，通过面部撕咬而得以传播的袋獾癌症，到一些罕见的人与人之间传播的癌症病例。我们将看到，生物对可传染癌症的易感性也同对所有癌症的易感性一样，涉及与其他演化适应相关特征（如伤口愈合和生殖）之间的权衡。我们还将看到，自多细胞生命起源以来，传染性癌症是如何传播的，以及它们在塑造我们许多基本生物学程序（从免疫系统到性演化）的过程中可能扮演的重要角色。

癌症遍布不同生命形式

在这本书的开头，我谈到了仙人掌，以及它们由于正常的细胞增殖失去控制而产生的让人叹为观止的各种冠状、多节状以及和大脑一样的生长结构。这些仙人掌令人好奇，因为本质上，它们就是癌症的仙人掌版本——细胞已经成功逃脱多细胞行为的正常限制，开始失控生长。

凤头仙人掌就是缀化植物的一个例子。像仙人掌这样的植物实际上是形态多样的，其生长样式往往有很多不同的面（faces），因此学者用术语"缀化"（fasciation）来描述之。当植物生长尖端的细胞（被称为分生组织细胞）从单个尖端扩张成一排细胞时，就可能出现缀化。这些细胞分裂时，会形成一个扩大的增殖细胞带，这些细胞会长成扇形，有时甚至会折叠起来，形成像人的大脑那样的生长模式。这种缀化现象并不仅仅局限于仙人掌，它在许多其他植物中也会出现（图4.1）。有些花可以发生缀化，长成形状怪异、被拉长的花朵。烟草植物也经常发生缀化，改变其叶子形状和开花的图案。即使是松树这样的大树，也可能会发生缀化，导致树干变得宽阔而沉重，看起来不太稳定。在它们长高的过程中，这些树干会膨胀成扇子的形状。

多年来，我对仙人掌的兴趣让我迷上了缀化现象，后来进一步扩展到整个生命之树，最终覆盖多细胞生命的所有分支。从技术层面来讲，绿藻也属于植物——包括高大的松树到池塘里的浮渣在内的所有生物体。我和同事们发现，癌症和类似癌症的生命现象在绿藻中会发生，在生命之树的所有其他分支之中也会发生。

在学术生涯中，一般没有多少机会能够让你花一整年的时间

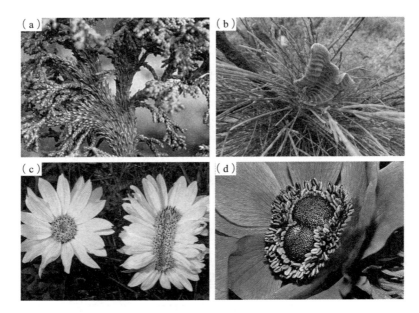

图4.1　植物易受癌症样现象的影响，这种现象被称为缀化，其中生长尖端当中的突变会产生让人吃惊且往往非常美丽的生长模式。（a）日本扁柏由于受到损伤而发生缀化[5]（Anton Baudoin, Virginia Polytechnic Institute and State University/Bugwood.org/CC BY 3.0）；（b）长了冠的粗枝木麻黄，它没有长出典型的分支结构，而是形成了一个由分化失调的组织组成的大的扇形[6][Tyler ser Noche, File: Starr-180421-0291-Casuarinaglauca-with fasciated branch-Honolua Lipoa Point-Maui (41651326770).jpg/CC BY 3.0]；（c）左边是骡耳花（*Wyenthia helianthoides*）正常的样子，右边是其缀化结构[7]（Perduejn/Mules Ear Fasciated/CC BY 3.0）；（d）"双花"欧洲银莲花[8]（Thomas Bresson/2014-03-09 14-30-31 fleur-18/CC BY 3.0）

来与一群与你大体上志趣相投的人交谈和合作，更不用说一群与你共同关注一个科学问题的人了。我非常幸运，也很荣幸能够成为柏林高等研究院（在德语中被称为*Wissenschaftskolle*，即"科学院"的意思，简称"维科"）的一个研究组的一员，在那里我们正好获得了这个机会。研究癌症的理论演化生物学家和生态学家迈克尔·霍赫贝格（Michael Hochberg）在维科组织并召集了一个研究小组，研究有关癌症演化的课题。一年之中，我们花了大部分时间来研究整个生命之树之上的癌症，在文献里搜寻多细胞生命的所有分支当中有关癌症和类似癌症现象的报告。我们在蛤、昆虫、各种动物、珊瑚、真菌，当然还有植物中都找到了它们存在的证据（见图4.2）。

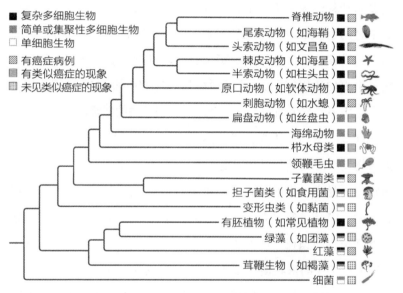

图4.2　多细胞生命树所有分支上的生物都会患癌症。在回顾生命树上的癌症时，我们发现在多细胞生命的每个分支上都有癌症和癌症样现象（分化失调和过度增殖）的报道。[9]图片来源：Aktipis 2015/CC BY 4.0

我们还发现，在所有这些不同物种当中，癌症的发生总是与违背多细胞合作的基本原则有关：对细胞增殖调控的破坏、异常细胞存活、混乱的细胞分工（换句话说，细胞分化过程失控）、营养资源的垄断以及对细胞外环境的破坏。我在前面已经提到，不同物种身上的癌症和类似癌症的现象都可以用细胞作弊这一共同的框架来讨论。与许多其他我们可以使用的定义不同，把癌症定义为细胞作弊可以让我们跨越生物学上各不相同的物种来讨论癌症。

通常来讲，癌症是一个以动物为中心的定义，使用癌细胞的侵袭和转移作为标准。细胞侵袭要求细胞突破其基膜，但并非所有生物的组织都由基膜包裹起来，也并非所有生物都拥有可方便癌细胞转移的循环系统。要定义癌症，将重点放在细胞作弊上会是一个更加通用的方法，这使我们能够在不同的物种之间使用一套广泛适用、与多细胞合作各个部分密切相关的特征。

许多生物学家认为，侵袭性癌症不可能发生在植物身上，因为植物拥有细胞壁和更加固定的组织结构。然而，我们已经看到，植物很容易受到类癌生长（缀化）的影响。这些生长虽然不是侵袭性的，但是它们具有与癌症有关的细胞作弊的所有特征：细胞过度增殖、应当死亡的细胞没有死去、营养资源垄断、细胞分工系统崩溃（花的形状遭到破坏），以及对细胞与细胞之间共享环境的破坏（例如，增加组织死亡的可能性，使整棵植株更容易被感染）。而且，侵袭性生长有时也会在植物身上发生。我们在回顾生命之树上的癌症时，惊喜地发现有一篇论文报道了植物身上的一种侵袭性生长——研究者发现了一排突破现有组织的侵袭性细胞。[10]这种侵袭性的生长甚至也能够满足对癌症的更严格的传统定义，这表明根据所有检测方法和定义标准来看，植物也可能会得癌症。

我们第一个关于生命之树癌症的研究课题有一个重要的缺点，那就是我们只查看了已发表的有关癌症的论文。这项研究帮助我们看到癌症对生命之树上多细胞生物所有分支的影响的全貌，但这仅仅是多个研究步骤中的一步。接下来我们要做的是系统地收集和查看生命之树上尽可能多的物种的癌症数据。

我目前正与原先在维科的研究组的一些成员合作（他们中的很多人目前供职于亚利桑那癌症演化中心）来实现这个目标，分析不同物种的癌症发病率。这个项目的领导人是来自加州大学圣巴巴拉分校的癌症和演化生物学家埃米·博迪（Amy Boddy）。博迪正在组织开展一个大的项目，致力于创建一个全面的癌症记录数据库，将来自动物园、兽医诊所和其他来源的数据汇集在一起。这个数据库包含大约 17 万份动物记录，来自大约 13 000 个物种。到目前为止，我们还没有在这个数据库中发现任何完全不得癌症的动物——每个至少有 50 份动物记录的物种都至少存在一个肿瘤案例。在撰写本书时，在数据库中发现的癌症发病率最高的物种是白鼬、刺猬和豚鼠。其他癌症发病率非常高的动物包括猎豹和袋獾（甚至在除去袋獾可传染的面部肿瘤的病例的情况下，其发病率依然很高）。

除了建立跨物种癌症风险数据库之外，我们还在研究扁盘动物和海绵——我们发现，纵观所有物种的患癌情况，这些"简单"的生命形式似乎能够抵抗癌症。（扁盘动物和海绵不在我们上面讨论的比较肿瘤学数据库中，因为它们通常不是由兽医治疗的，也不是在动物园里治疗的，而数据库里的数据是从这两处获得的）。

我的同事和合作者安杰洛·福尔图纳托（Angelo Fortunato）负责该项目，重点关注这些古老的多细胞生命形式，研究它们抵抗癌症的能力。福尔图纳托拥有演化生物学和癌症生物学两个博士学位，因此拥有一套独特的技能和研究背景来研究癌症抑制机制的演化。通过研究这些物种的抗癌机制，我们可以更好地了解癌症抑制机制在最初是如何演变出来的，甚至还能发现抵抗癌症的新机制。我们还能借此更多地了解人类疾病，以及如何更好地治疗或预防癌症。

福尔图纳托重点研究了几个看似不会得癌症的物种（我们最初的文献综述中没有发现有关这些物种患癌症的报告）。他在实验室中研究的第一批物种包括一种海绵，拉丁学名叫 *Tethya wilhema*，这种生物几乎只是一个由基本上没有分化的细胞组成的集合，身体上有小孔和通道，水和营养物质可以流经它们。福尔图纳托发现，海绵可以说具有极强的抗癌能力；它们可以耐受极高的辐射（会诱导 DNA 损伤）而没有任何明显的类癌生长。他在观察这些海绵对辐射的反应时注意到，有时它们会收缩几天，然后反弹到以前的尺寸，且没有他能够观察到的明显的奇怪的生长或颜色变化来表明癌症的发生。福尔图纳托目前在运用分子生物学技术来试图揭示导致这种看似能抵抗 DNA 损伤的适应能力的机制。

他还正在研究丝盘虫（*Trichoplax adhaerens*，一种扁盘动物）的抗癌能力，这种生物体从理论上来讲属于动物，但其实它基本上就是一袋细胞，外面有一层由细胞组成的外皮来帮助它移动。当福尔图纳托将丝盘虫置于辐射下时，他有时会观察到有些黑暗的区域（可能是癌细胞）在它们体内生长。有时，这些变暗的区域会移动到生物体的外缘，然后似乎被挤压，或被掐掉，黑暗细胞便不复存在（见图4.3）。

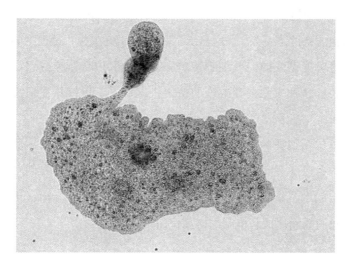

图4.3 遭受辐射后，扁盘动物身体上有时会出现变暗的区域。扁盘动物似乎能把这些黑暗区域移动到身体的外围，并释放出来，或挤压掉，以把这些变暗的细胞排除出去。这种细胞挤出现象很有可能是一种癌症抑制机制。图片描述了暴露在160戈瑞的X光照射之下的扁盘动物。图片使用亮场照明拍摄，放大倍数为150倍，由安杰洛·福尔图纳托提供

这可能是一种癌症抑制机制，像扁盘动物这样没有复杂组织和器官系统的生物体利用这种机制来剔除潜在的问题细胞。这种策略似乎只在简单生物身上才会奏效，但如果继续深究，将细胞挤出来并掐掉，对于组织的层面甚至是人类这样的大型生物来讲，看起来也可能是一个可行的策略。例如，在人的结肠中，增殖过多的细胞会被它们的细胞邻居给挤出来。邻近区域的细胞可以产

生一系列肌动球蛋白（肌肉的组成成分），组成环状，硬生生地把这些有问题的细胞给挤出来。[11]在果蝇身上也观察到了类似的现象：正常细胞可以产生细丝蛋白和波形蛋白，形成长臂状的突起，将变异细胞驱逐出去。[12]然而，该机制只在突变细胞周围的细胞是正常细胞的条件下奏效，[13]这显示了肿瘤微环境在这一过程中的重要性。将可能癌变的突变细胞挤出来有助于保护身体免受癌症的潜在威胁。这种去除突变细胞的挤出机制似乎不仅仅只在扁盘动物中存在。

福尔图纳托的研究工作让我们稍微了解了简单生物体演化出的保护自己免受细胞作弊所害的方式，同时它也鼓励我们所有人去提出问题，扩大我们的参照系——审视整个生命之树，更好地了解我们的癌症抑制机制如何演化而来。

细胞更多，癌症更多？

在上一节中，我探讨了小而简单的生命形式当中的癌症抑制机制，但是在更大、更复杂的生物（如人类和大象）当中，情形又会如何呢？大型而又复杂的生物如何在足够长的时间里控制住癌症，最终得以成功繁殖呢？

要成为一个多细胞生物，细胞增殖是必不可少的，但它同时也会增加我们对癌症的易感性，因为突变随时都会在分裂增殖的细胞中出现。生物体越大，要长成该大小的体型所需的细胞分裂次数就越多，维持该体型所需的细胞分裂次数也就越多（因为组织需要不断更新）。此外，生物体型越大，在任何时候可能发生变异的细胞的数量也越多。事实上，如果我们看一下某个物种内的癌症发病率，就会发现较大的个体患癌症的风险更高。例如，大型犬类（体重超过约20千克）比体型较小的犬类患癌症的风险更高，[14]同样，人类中的高个子患癌症的风险也高于矮个子，每增加10厘米的身高，患癌症的风险就会增加约10%。[15]然而，如果横向比较不同的物种，这种体型越大癌症风险越大的模式就不再成立了。[16]

　　在这一章开头，我们讲到大象的细胞数量是人的100倍之多，然而它们患上癌症的风险却并不是我们的100倍。以大象这样的体型和寿命，它们对癌症的抵抗力令人吃惊。事实上，与许多体型更小的动物包括人类相比，大象的癌症发病率要低得多。而另一方面，老鼠患癌症的概率要比我们高，尽管它们体型要比我们小得多。这种悖论在寿命方面也存在：寿命越长，细胞分裂并暴露在潜在的诱导突变的因素中的时间就更久，相应的癌症发生的机会就更多。然而，我们比较不同物种之间的癌症风险，就会发现各个物种的癌症发病率和寿命之间并没有什么相关性。

　　癌症风险与体型和寿命无关，这一现象被称为佩托悖论，由牛津大学的统计流行病学家理查德·佩托爵士（Sir Richard Peto）在20世纪70年代提出。他指出，从细胞的层面比较，人类细胞的抗癌能力一定比小鼠细胞强，否则我们在很小的时候就会死于癌症。[17]我和同事在过去几年中的研究证实了这一现象：寿命更长、体型更大的物种的癌症发病率并不高于寿命较短、体型较小的物种。[18]

生命史的决策

在生命的旅程当中，我们所有人都行走在钢索上，在细胞自由和控制之间取得平衡。给予细胞过多的自由，就会增加我们患癌症的风险，而对细胞管控太多，又会让我们面临生长停滞和演化失败的风险。对于其他多细胞生物来说，同样如此。每个生物体必须找到正确的平衡点，既让细胞完成生物体保持活力和生殖能力所需的必要工作，同时又让细胞得到有效的控制，这样它们就不会发生癌变。

不同生物的平衡点不尽相同。一些生物，如老鼠，它们在短暂的一生之中，在钢索上向左侧倾斜，使得细胞混乱占支配地位，直到它们被天敌吃掉。而其他生物，如大象，则向右倾斜度过一生，以此抑制癌症的发生，这样它们就可以活得更久一些，也可以繁殖得更晚一些。

大象玩的是长线游戏：它们生育更晚，又没有任何天敌，所以它们在癌症抑制上投入更多，以令自己能够活足够久以获得该策略的回报。这就意味着它们必须要走过一条更长的钢索，才能抵达获得繁殖回报的点。它们不仅要稍微靠右倾斜一点儿以便更有可能最终获得这种繁殖回报，而且如果它们要活到成功繁殖的年纪，还必须整体更好地达到平衡。

使生物向更大的细胞自由度、更混乱、癌症风险更高的一边倾斜的一部分力量来自生物体内部，另一部分力量来自生物体外部，如太阳辐射或化学致突变物质造成的DNA损伤。另外也有些影响来自生物体过往的经历——受伤就是一个很好的例子。伤口可以通过激活某些基因的表达来增加患癌症的风险，这些基因的表达从根本上增加了受伤部位对细胞混乱的容忍度。

随着生物种群世世代代的演化，其他因素也会影响到细胞自由和控制之间的这种平衡，如外因导致的高死亡率（由于外在原因比如被天敌猎杀而死亡的可能性）和强烈的性选择（繁殖成功与否受到吸引异性以及与同性竞争的能力的强烈影响）。这些演化压力实际上会选择出采取"左倾"策略的生物，因为如果你活得不够久（或者如果你必须要放弃大量的生殖机会来换取较低的癌症风险），抑制癌症所带来的好处与你为此所要付出的代价相比，就变得微不足道了。

在演化生物学中，这些权衡取舍被称为生命史的权衡取舍，因为它们会影响生物体在其一生中对各种"目标"（如生长、繁殖和生存）进行投资的策略。生命史理论的基本理念是：生物用以实现各个目标来最终提高其繁殖成功率的资源（比如时间和精力）是有限的。在一件事上投入更多资源，留给另一件事的资源就得减少。

这类似于我们走钢索的比喻，但涉及的维度更多。生长与繁殖之间要平衡取舍，繁殖与生存之间要平衡取舍，生存与生长之间也要平衡取舍，以此类推。我们可以把每个目标分解成一个个子目标，其中多个子目标之间也需要互相权衡。简化这一概念的方法之一，就是只关注和思考一个维度——时间，特别是繁殖时间上的权衡取舍。在生命早期将大量资源投入到生存上（生长迅速，并尽早生育尽可能多的后代）的生物属于生命史快速的生物。投资着眼于长期生存，生长较慢、繁殖较迟、后代较少的生物则属于生命史缓慢的生物。（这两种策略本质上不存在优劣之分，策略好不好取决于生物所处的生态环境，特别是它们所面临的威胁和机会。）

在其他条件都一样的情况下，可以预料到像大象这样生命史缓慢的生物不会患上癌症，因为它们在长期生存而不是短期繁殖上投入得更多。长期生存的一个方面是躯体的维护，它指的是生物体为维护其身体而做的任何事，从伤口愈合、对抗感染，到修复损伤的 DNA。抑制癌症是躯体维护的一部分。如果你是一个多细胞有机体，且采用缓慢生命史的策略，那么通过监测基因突变和抑制细胞作弊来保持身体不得癌症是延长寿命的一个非常重要的方法。

我们已经看到，有效的癌症抑制策略往往是有代价的。抑制癌症的能力过强，会影响其他与适应能力相关的特征。这就是尽管生物与癌症一起演化了上亿年，仍然没能彻底抑制癌症的原因之一。我们也已经看到，过度抑制癌症会对生命产生负面影响。

农业中的人工选择为我们理解与演化适应相关的特征和癌症风险之间的这些权衡取舍提供了一个独特的窗口。我们会选择性

地繁殖动物来让它们获得某些特性，如产卵和产奶，这种严格的
人工选择有时可以产生一些让人意想不到的结果，帮助我们了解
某些特征背后的权衡。专门养殖用来产蛋的母鸡就是一例。除了
下蛋更多，它们的卵巢癌发病率也更高，可能是因为经过选择，
它们的卵巢及其周围组织对细胞增殖更加宽容。[19]

　　鹿角的季节性快速生长也显示了癌症抑制是一种微妙的平衡。
冬天的时候，鹿把鹿角磨掉，然后，鹿角在春季和夏季迅速生长，
为秋天的繁殖季节做准备。[20]

鹿角最大的雄性与其他雄性相
比具有繁殖上的优势，但这些
雄鹿的鹿角也更容易生长一种
奇怪的类似癌症的东西，被称
为鹿角瘤（图4.4）。这些鹿角
要极其快速地生长，不仅需要
细胞快速增殖，也需要严格控
制，以免鹿角的生长完全失控。
许多迹象表明，癌症相关信号
通路与鹿角快速生长的能力之
间存在关联。即使是没有长出
鹿角瘤的正常鹿角，其基因表
达模式也更像是骨癌（骨肉
瘤），而非正常骨组织。[21]此外，
肿瘤促进基因在这样的鹿角中

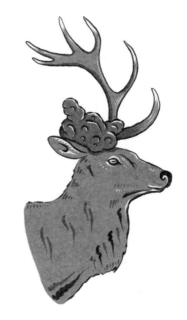

图4.4　鹿角瘤是鹿角发育异常时形成
的骨质。鹿之所以容易患上鹿角瘤，部
分是由于每个繁殖季节鹿角生长时细胞
都需要快速增殖。鹿角是性选择特征与
癌症风险增加有关的一个例子

也会被表达，基因测序结果显示，与癌症相关的基因（原癌基因）在鹿的祖先中一直受到正向选择。[22] 这些鹿角表明，性选择的性状（因为雌性更可能与拥有较大鹿角的雄性交配）可能会增加癌症易感性。[23]

另一种在单个物种范围内可能增加癌症易感性的性选择特征是大体型。雌性喜欢与体型较大的雄性交配。其中的一个例子是一种淡水鱼，叫作扁尾鱼（*Xiphophoru maculatus*，也称新月鱼）。这个物种的一些雄性明显大于其他雄性，它们被称为X标记的雄性，因为其腹部通常有一个大的黑点，是黑色素瘤。导致它们体型巨大的基因同时也使得这些鱼更易患皮肤癌。[24]

要成为一个体型巨大的生物就需要细胞的增殖能力更强——这是它们长到这么大的体型并维持其体型大小的前提条件，这也意味着它们患癌症的风险更大。但是当我们比较各个不同的物种时，这种关系就不存在了。大象和其他生命史缓慢的生物在演化过程中获得了一些高招，让它们既能够拥有巨大的体型，又可以抵抗癌症。

大象拥有很多额外的肿瘤抑制基因 TP53 拷贝，使得它们的癌症发病率很低。（而我们人类只有两个 TP53 拷贝，一个来自母亲，另一个来自父亲。）前文说过，TP53 有助于控制细胞增殖，当细胞受损太大而无法修复时，则会诱发程序性细胞死亡。TP53 就像基因组的作弊探测器，监测细胞的异常行为，并做出相应的反应。

TP53 只是众多肿瘤抑制基因中的一个，但它是最重要的一个：它能通过监测DNA损伤这样的异常情况，来帮助细胞维持健康状态。如果它检测到损伤，就会停止细胞分裂周期，直到问题解决。如果出现的问题无法解决，*TP53* 将启动细胞自杀程序，开启一系列的信号转导，最终导致细胞凋亡。由于 *TP53* 拷贝的额外存在，大象的这些癌症抑制功能也格外强大：它们对 DNA 损伤特别敏感，因此当损伤发生时，它们的细胞更容易启动自毁程序。[25]

演化癌症生物学家卡洛·梅利（也是我的合作者和我的丈夫）和他的学生阿莱亚·考林（Aleah Caulin）在大象基因组中发现了这些额外的 *TP53* 基因拷贝，并怀疑它们可能是某些动物癌症发病率较低的原因。梅利的发现引起了儿科肿瘤学家乔舒亚·席夫曼的注意，他在狗身上观察到的现象促使他开始研究人类的癌症和狗的癌症之间的相似性。我在本章前面提到过，席夫曼一直在通过用放射线照射细胞并测量细胞凋亡率来研究李–佛美尼综合征的遗传条件。患李–佛美尼综合征的婴儿出生时只有 *TP53* 肿瘤抑制基因的一个基因拷贝，而不是正常的两个拷贝（一个来自母亲，一个来自父亲）。李–佛美尼综合征患者在有生之年患癌症的可能性接近100%，许多人还会患上多种癌症，而且很多患者从幼儿期就开始患上癌症。这是一种非常悲剧性的疾病，而且具有遗传性，有时整个家庭都会遭受这种病的困扰。

席夫曼发现，当他用放射线照射源自李–佛美尼综合征患者的血液细胞时，这些细胞做出的反应不同寻常。当 DNA 遭受损伤时，这些细胞不是像正常细胞那样死掉，反而存活了下来。这虽然让患者体内更多的细胞存活了下来，但最终却令整个身体更容易患上癌症了。在李–佛美尼综合征患者体内，由于 *TP53* 一个拷贝的功能缺失，DNA受到很大损伤的细胞也能存活下来，这些突变的细胞可以增加癌症发生的概率，从而威胁到患者的生命。

梅利和席夫曼决定合作，共同研究大象细胞对DNA损伤的反应，看看TP53基因的这些额外拷贝是否有助于保护大象免受潜在的致癌细胞的威胁。他们得到了亨茨曼癌症研究所的分子病理学家和癌症生物学家莉萨·阿贝格伦（Lisa Abegglen）的帮助。阿贝格伦和研究小组的其他成员用放射线照射了大象的血液细胞，发现细胞凋亡率非常之高：大象细胞对辐射的反应是自我毁灭。这种引起细胞自杀的导火索有助于保护大象免受可能引发癌症的突变细胞的威胁。

当研究人员在培养皿中培养大象细胞，然后用放射线照射它们的时候，TP53基因会被激活，然后产生大量p53蛋白，随后引发高度突变细胞的死亡。用我们走平衡钢索的比喻来讲，该基因表达的p53蛋白使得大象往右边倾斜，增强了对细胞行为的控制。被激活的TP53（例如，通过辐射损伤）产生p53蛋白，进入右边的桶，帮助大象控制患上暴露在辐射中所引发的癌症的风险。

该研究是两方面工作的结合：梅利的研究分析显示大象有40个TP53基因拷贝，而席夫曼实验室的数据表明，大象细胞在辐射照射下很容易自毁。[26]他们的工作结合了计算生物学和基因组学，还包括对细胞应对DNA损伤的体外研究，是跨学科团队共同努力展开创新性研究，以解决一个长期存在的难题（如佩托悖论）的绝佳示例。

其他研究小组已经重复了梅利和席夫曼的结果，并发现了进一步的证据，表明大象通过多个 *TP53* 基因拷贝来解决佩托悖论。实际上，芝加哥大学的演化生物学家文森特·林奇（Vincent Lynch）也独立发现了大象拥有多个 *TP53* 基因拷贝。通过研究猛犸象和其他已灭绝的、与大象有亲缘关系的动物的 DNA，林奇及其团队重建了 *TP53* 基因拷贝数量随演化时间而变化的图谱。他们发现，在生物的演化过程中，当生物的体型增大时，*TP53* 的基因拷贝数量也会增加。[27] 这一发现表明，增大体型可能促进了生物体演化出更严格的癌症抑制机制，其表现形式就是 *TP53* 基因拷贝数量的增加。

大象并非唯一为了让体型更大而演化出癌症抑制系统的生物。北亚利桑那大学的演化生物学家马克·托利斯（Marc Tollis，也是我们研究小组的成员）发现座头鲸基因组中存在凋亡基因的重复。与体型较小的鲸目动物（包括抹香鲸、宽吻海豚和虎鲸）相比，座头鲸在演化过程中更偏向于负责细胞周期控制、细胞信号传递和细胞增殖的基因。[28]

调节与受控

细胞自由和细胞控制之间的平衡是一个动态的过程，终生存在。像 *TP53* 这样的基因并不会不停地表达蛋白质——如果这样，它会把走钢索的我们推得太靠右，也会产生一定的代价（如过早衰老或生育能力低）。大象不仅平衡更倾向于右侧，与体型小的动物相比，大象在保持平衡方面也更小心、更积极。体型大而又长寿的动物需要更强的癌症抑制系统和更精细的调控机制，以使生物体在其寿命期限之内保持在这条钢索上的平衡。这不仅仅是表达更多的基因产物、提高细胞控制强度的问题，也是一个需要在正确的时间表达适量的基因产物的问题，这样才能保障基因产物表达平衡，否则生物体细胞将陷入混乱。

那么生物体如何调控那些调控因子呢？一个方法就是构造基因网络（基因之间的连接，使它们可以受到彼此状态的影响），包括从促进细胞自由到促进细胞控制之间的所有基因。通过监测和影响基因产物的表达，这些网络可以帮助生物体在更长的时间里保持这种微妙的平衡（正如我们前面看到的 *TP53* 的信号监测功能）。

主要负责让平衡偏向细胞自由（促进细胞增殖）的基因是最古老的基因，它们早在单细胞生物时期就出现了。而主要负责让平衡偏向细胞控制的基因是在单细胞向多细胞过渡的时期演化出现的。这些基因中的许多有时被称为看护基因，它们有助于加强细胞之间的合作，使多细胞有机体成为可能。但还有另一类基因：处在促进自由的"单细胞"基因和加强控制的"多细胞"基因之间的基因。[29] 这些基因被称为守门基因，有助于保持整个系统的平衡、动态地响应变化，根据需要分别向平衡的两侧发送信号来进行调整。

"单细胞"和"多细胞"基因之间的守门基因从演化时间上来讲是最新的，[30] 它们令像人类和大象这样的大型、长寿的生命形式得以平衡细胞自由和细胞控制在整个生命周期中的相互冲突，使它们互相妥协。这些基因可以帮助生物体动态地管理不断变化的力量，否则这些力量就会让本来就很困难的走钢索变得更加不稳定。

袋獾和狗的癌症

阻止癌症在体内演化是一项持续终生的挑战。但这并不是生物体面前与癌症相关的唯一挑战。自多细胞生命出现以来，生命不仅必须面对癌症在其体内发生的可能性，也要面对癌症从外部入侵的可能性。许多关于传染性癌症的研究报告都是最近发表的，始于过去10年左右，但传染性癌症和多细胞生命本身一样古老。

我们现在所说的传染性癌症是最早的多细胞生命形式所面临的一个主要问题。第一批多细胞生物本质上其实就是一群细胞的集合：这些细胞形成了一个群体，而不再是单枪匹马，它们为了更好地生存和繁殖相互合作。在多细胞演化的早期，一些细胞不愿意老老实实地自己为建立并维护细胞群体贡献力量，而是专门入侵并利用细胞的群体合作。[31]一些专门入侵生殖系统的细胞，利用整个多细胞群体来进行自身的繁殖，这个过程被称为生殖寄生。还存在专门入侵干细胞小生境的细胞，它们会利用干细胞的自我更新系统来复制自己，这个过程被称为干细胞寄生。早期的多细胞生命为了存活，必须演化出将这些入侵者赶出去的方法。[32]让这些入侵者处于掌控之中的最重要的演化适应之一是免疫系统。

被生殖细胞系和干细胞中的寄生虫入侵的风险是免疫系统在演化最早期面临的第一批自然选择压力之一。自从多细胞生命在演化中首次出现以来，免疫系统演化得越来越复杂。我们的免疫系统包括先天免疫系统——一种快速、通用的反应，通过包括自然杀伤细胞在内的免疫细胞来应对威胁，还包括我们在上一章提到过的适应性免疫系统，这是通过体细胞演化作用，对特定威胁做出的一种长期反应。我们的免疫系统还包括皮肤，它保护我们免受外部伤害。[33]

免疫系统出现问题，无论是皮肤屏障被破坏、免疫细胞复制过程被劫持，还是免疫细胞识别威胁的能力遭到干扰，都会增加癌细胞从一个生物体传播到另一个生物体内的风险。

大约10 000年前，阿拉斯加雪橇犬（一种有双层皮毛御寒的美丽的雪橇犬）中产生了一个新的、非常不同寻常的狗种。这个新物种可能仅仅由某只雌性狗和一只雄性狗交配产生，但这导致了一个新物种的产生。这个新物种看起来一点儿也不像它的祖先——事实上，它看起来一点儿也不像狗。它是狗的一种单细胞物种，以通过性行为传播的"寄生虫"的形式而存在——一种性传播的癌症。

这个奇怪的物种被称为犬传染性性病肿瘤（CTVT）。它被认为是狗的一个新物种，虽然它不会摇尾巴，没有柔软的耳朵，没有一对善解人意的眼睛——它只是一块看起来让人倒胃口的细胞团，生长在它所依附的狗的生殖器上。从诞生之初到现在，它通过性接触、嗅探和互相舔舐的途径传遍世界上除了南极洲以外的每一块大陆（可能是通过航运等方式的人类人口流动使得这种传播成为可能）。一些研究人员认为，CTVT的成功传播甚至可能导致了北美洲第一批狗的灭绝。[34]这种能够在狗之间传播的癌症，其起源和成功来自其宿主的行为，特别是它们的性行为。在性交之后，由于雄性的阴茎在雌性的阴道里变大，它们像是被"绑"在一起。在试图分离的时候，它们的生殖器区域可能会因此受伤，这就破坏了免疫系统的第一道防线——皮肤。[35]这些伤口创造了一个更有利于传染性癌细胞生长的环境。我们在前几章中讲到，当伤口愈合的时候，机体组织对细胞增殖和细胞的迁移变得更加宽容，允许癌细胞——这里是传染性癌细胞——在狗的免疫系统的雷达监测下依然畅通无阻，在伤口内扩散，这个过程甚至可能还利用了伤口愈合反应中产生的某些生长因子。

　　每只携带CTVT的狗身上的每个可传播的癌细胞都起源于10 000年前的一只狗，这使得它成为已知最古老的体细胞系，比人类培育的最古老的体细胞系海拉细胞还要古老［海拉细胞来源于1951年从亨利埃塔·拉克斯（Henrietta Lacks）身上取下来的宫颈癌细胞］。CTVT也是唯一已知的单细胞犬种[36]，也是唯一的专性寄生的狗种（尽管有些人可能会争辩说，其他某些狗的品种——比如一种需要依赖人类手术剖宫产才能完成繁殖周期的法国斗牛犬，也是专性寄生物种）。CTVT细胞与其他单细胞传染性病原体一样，在宿主死亡之后很久依然能存活，并继续成功地在宿主群体中的其他成员之间传播。[37]单细胞狗并不是从多细胞祖先演化而来成为单细胞传染性病原体的唯一物种，还有袋獾。

在美国著名动画片"兔八哥"系列中，整天追着兔八哥跑的敌人里就有吃杂食、让人捉摸不透而又逢人就咬的袋獾——大嘴怪。在动画片里，这种狂野而喜怒无常的动物什么都咬，一旦兴奋起来或者被惹怒，所到之处，到处都是它的牙齿和爪子所留下的刀光剑影。真正的袋獾看起来不太像大嘴怪，但这系列动画片的描绘有一点是对的：袋獾是一种食肉动物，而且是世界上现存最大的有袋类食肉动物。它们彼此之间相互撕咬，导致了一种致命的、传染性癌症的传播，这种癌症让袋獾登上了濒危物种的名单。

1996年，在澳大利亚东南海岸外一个名为塔斯马尼亚的岛屿的东北角生活的袋獾身上，科学家观察到一种奇怪的、长在脸上的肿瘤。[38]这种肿瘤后来被称为袋獾面部肿瘤疾病（DFTD），它出现在嘴和其他面部区域（见图4.5）。袋獾以极具侵略性而臭名昭著，与对手撕咬的过程中，肿瘤的一部分会被剥落而感染对手的伤口。就像狗之间传播的癌症一样，DFTD肿瘤细胞可以在这些因互相撕咬而产生的伤口中安家落户，开始生长。（这也非常类似于外科手术中发生的情况：一个人的组织被移植到另一个人的身体里并存活了下来。像器官或皮肤移植一样，DFTD肿瘤细胞可以在新的宿主中生长。）

袋獾面部肿瘤疾病是致命性的，它一直在袋獾之间传播，极大地威胁着这种动物的种群数量。DFTD通常会在6到12个月内杀死其宿主，但在这段时间里，宿主有无数次机会将它的面部肿瘤传给其他袋獾，[39] 因为打架和撕咬是袋獾社会性行为的一部分，从它们具有侵略性的交配行为到雄性之间的竞争。

交配和战斗为DFTD肿瘤细胞被剥落并进入开放性的伤口提供了机会。狗的传染性癌症是在交配过程中通过狗生殖器周围的伤口传播的，而袋獾的传染性癌细胞则在它们面部的伤口里开始肆虐成长。皮肤屏障的破坏为癌细胞的入侵撕开了第一道口子。然后，在伤口愈合

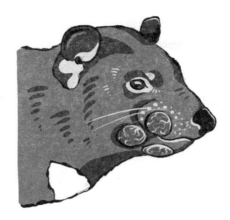

图4.5　袋獾受到一种面部肿瘤的折磨，这种肿瘤的癌细胞可以通过袋獾相互之间的撕咬而传播。在打斗过程中，袋獾会经常互相咬对方的脸，这会让癌细胞从一只袋獾的脸上剥落，然后落在另一只袋獾的伤口上。如果这些可传播的肿瘤细胞进入了充满生长因子和炎症信号的新伤口当中，它通常可以像同种异体移植物一样在这个新的个体中生长。已知传染性癌症也会发生在狗和蛤身上，但对人类来说极为罕见

过程中正常发生的炎症和细胞增殖，又创造了一个特别有利于传染性癌细胞生长的环境。

袋獾和狗的传染性癌症之间有许多相似之处，但与狗的传染性癌症不同的是，袋獾面部肿瘤的起源并不是单一的，而是有两个起源，一个来自雄性，一个来自雌性。人们发现的第一例袋獾面部肿瘤DFTD1，癌细胞中有两条X染色体，说明它起源于雌性，而发现的第二例DFTD2的癌细胞中则有一条Y染色体，说明它起源于一只雄性。[40]

　　这表明袋獾的传染性癌症可能并不那么罕见，或许传染性癌症的演化总体上来讲确实不像以前认为的那么罕见。DFTD的研究者之一伊丽莎白·默奇森（Elizabeth Murchison）告诉我，她和同事刚开始研究袋獾的传染性癌症时曾经以为，传染性癌症在自然界中是极为罕见的。但是，在2016年发现袋獾传染性癌症有第二个独立的起源以后，他们不得不开始重新审视他们对传染性癌症最初的假设——传染性癌症可能并不像我们想象的那么罕见和离奇。[41]

　　传染性癌症存在的原因之一是它们可以在免疫系统的眼皮底下横行无忌。当生物的遗传多样性较低（如袋獾和狗）时，演化出逃避其中某个个体的免疫系统的能力的癌细胞可能也能逃避整个种群中其他个体的（遗传上相似的）免疫系统。

　　在狗和袋獾身上，传染性癌症在宿主撕咬和交配过程造成的开放性伤口中像异体组织（移植组织）一样生长。如果它们的免疫系统功能运作正常，免疫系统通常能够识别异体组织并产生排异。这就是为什么器官移植需要组织匹配（以确保器官供体和受体之间的免疫兼容性），还要辅以免疫抑制药物的治疗。

　　传染性癌症在狗和袋獾中传播的一个原因可能是这两个物种在遗传上都是相当同质的。这本质上就使得可传染的癌细胞与下一个潜在宿主的"配型"非常吻合，促进了这种癌症的异体生长，避免了新宿主的免疫系统对它们的排异。狗和袋獾这两个物种都经历了遗传瓶颈期，也就是种群中的基因多样性下降的历史时期。[42]对于狗来讲，这在很大程度上是人类为了得到我们今天看到的狗的各种品系，对它们采取选择性繁育（很多时候是高度近亲繁殖）的结果。而对于袋獾来讲，减少遗传多样性、导致它们遗传同质性的种群瓶颈主要是19世纪抵达塔斯马尼亚的欧洲定居者为了彻底消灭它们而开展的一系列运动。[43]从传染性癌细胞的角度来看，在遗传同质的群体中，从一个宿主跳到另一个宿主身上可能更加容易，因为从免疫学上讲，新宿主可能与以前的宿主非常类似。

遗传同质性并不是袋獾癌细胞能够躲避免疫系统的唯一原因。DFTD细胞可以降低它们的主要组织相容性复合体（MHC）的表达来让免疫系统基本看不见自己，这种MHC分子位于细胞表面，展示细胞内被使用过的某个蛋白质片段，使得免疫系统能够分辨自我与非我。[44]这也是人类癌症用于逃避免疫系统的一种常见策略。通过降低其MHC表达水平，DFTD癌细胞能够更快地增殖和在宿主体内迁移，而不会引起宿主的免疫反应。

跟袋獾的传染性癌症一样，犬传染性肿瘤CTVT也能够扰乱细胞外部的自我/非我信号系统。在CTVT中，细胞外显示其身份的MHC"标记"的表达会降低，使这些细胞更难被免疫系统发觉。然而，在犬类可传播的癌细胞当中，MHC标签可能最初被隐藏，但后来在癌症的发展过程中，由于某种未知的原因又开始表达自己。有时，犬传染性癌症可能会自动消失，这与癌细胞中MHC表达的增加和免疫细胞在肿瘤中的出现相关。[45]袋獾肿瘤和狗肿瘤之间的这些相似与差异之处表明，免疫系统限制传染性癌症的现象在哺乳动物中可能更加普遍。

作弊细胞从生物体外部入侵的现象可能比我们想象的要更加

普遍。即使在今天，像袋獾和狗的可传播癌细胞这样的细胞，依然在不断地摆脱它们在其中演化而彼此合作的多细胞生物体。这些细胞摆脱了它们起源的生物体，踏上了它们自己的旅程，它们的结局通常是面对恶劣的外部世界而走向毁灭，但有时它们成功活了下来，采取一种可传播的生活方式，在新的生物个体体内建立它们的新殖民地，再传播到新的宿主当中。

可传播的癌细胞不只在陆生生物身上出现，也困扰着水栖生物。事实上，对于像蛤蜊这样经常与漂浮在水中的潜在癌细胞接触的水栖生物来讲，可传播的癌症造成的问题可能更大。双壳类动物是一类水生无脊椎动物，包括蛤蜊、贻贝、扇贝和牡蛎等，在海水和淡水中都能看到它们的身影。它们是滤食性动物，这意味着它们不需要头、嘴或运动的手段来捕捉猎物。它们只是坐在岩石上，或者把自己埋在水底的沉积物里，水流经过它们，它们就可以从中提取出生存所需的营养物质。

但这种过滤进食的方法会让所有东西进入体内，因此也令自由漂游的癌细胞得以进入。双壳类生物通常与其他基因上相似的个体相邻而居，因此从一个双壳类生物体内脱落的癌细胞可能会进入附近另一个双壳类生物的过滤器。

双壳类生物的免疫系统，从外壳、黏膜表面，到血细胞的激活，有许多不同的防御层。血细胞发挥着监测潜在的感染并对其做出反应的作用。[46]理想情况下，这些血细胞能够保护双壳类生物免受感染，但不幸的是，它们也会使这类生物更容易患上致命的类似白血病一样的癌症。血细胞增殖太多时，就会出现这样的癌症。科学家迄今已经在至少5种不同的双壳类生物中发现了这些像白血病一样的癌症。太平洋西北研究所的海洋生物学家迈克尔·梅茨格（Michael Metzger，当时供职于海洋生物学家史蒂夫·戈夫的实验室）怀疑，这些类似白血病的癌症中的一些是癌细胞从一个个体传染给另一个个体的结果。梅茨格在已知患有这些类似白血病的癌症的5个双壳类物种中寻找可传播癌细胞的特征，发现每一个物种中的癌症都能够归咎于双壳类传染性癌细胞。梅茨格甚至发现了一个跨物种传播的癌症病例——从毛毯壳蛤到金毯壳蛤。他怀疑传染性癌症导致双壳类生物患上类白血病癌症的情况可能更加普遍。[47]

蛤类生物中传染性癌症的流行率也对已有的看法提出了挑战，人们此前一直以为传染性癌症在地球自然界和生命史上是罕见的。梅茨格和我都对此有所怀疑，我们认为自多细胞生命开始以来，传染性癌症一直对生物施加选择压力。[48]也许我们之所以没有观察到很多传染性癌症的例子，是因为多细胞生命一直承受着非常大的选择压力，以保护自己免受传染性癌症的影响，例如通过建立各种免疫屏障。但是，当免疫系统受损时，传染性癌症也许就能够乘虚而入、站稳脚跟。

我们知道，由于双壳类生物生活在水里，并采用滤食的捕食方式，它们容易感染传染性癌症。此外，作为无脊椎动物，双壳类生物的免疫系统也与我们人类这样的脊椎动物的免疫系统大相径庭。它们的细胞外没有MHC分子，我们对它们的免疫系统如何保护它们免受外部威胁才刚刚开始有所了解。

梅茨格提出双壳类生物能够像海鞘那样使用自我/非我识别系统，这种系统被称为融合/组织相容性（Fu/HC）系统。Fu/HC系统有助于保护海鞘免受干细胞寄生的影响，后者是指彼此不相干的海鞘融合到一起，来自一个海鞘的细胞开始扩散到另一个海鞘的干细胞小生境并开始分裂增殖的情况。

双壳类生物的传染性癌症问题可能与早期多细胞生命在保护自己免受入侵细胞影响时需要解决的问题没有什么太大的差别。我们在前面看到，干细胞寄生和生殖系寄生等现象都是多细胞生物在演化过程中所遇到的问题。

跨物种的癌症不局限于梅茨格所研究的蛤类生物。2013年，一名HIV（人类免疫缺陷病毒，即艾滋病病毒）阳性患者因为发烧、咳嗽和体重减轻而入院治疗，而对患者淋巴结的活检显示，病人体内有些奇怪的细胞看起来像癌细胞，但大小比人类细胞要小得多。医生们怀疑也许这并非癌细胞，而是某种单细胞真核生物的感染，如黏菌。

这些细胞外观看起来就是单细胞，且缺失组织结构，因此医生们看不出它们究竟是什么。遗传分析结果表明，它们实际上是蠕虫细胞，在患者的组织中长成了癌。[49]研究报告称这种情况十分罕见，但其实也有其他几例蠕虫细胞在人类组织中以此种方式生长的报道。这些病例有一些重要的共同点：都发生在免疫系统受损的个体中。在有关这种蠕虫癌的4个病例中，有3例患者是HIV阳性[50]，第4位患者因患霍奇金淋巴瘤而免疫系统受损[51]。我们还不知道这种蠕虫癌是如何在宿主体内产生的，是蠕虫在宿主体内长成癌症，然后侵入宿主组织，还是通过其他途径，但很显然，患者免疫系统的功能被抑制是所有这些病例的共同点。最大的可能是，如果宿主的免疫系统运作正常，这种跨物种的蠕虫—人类传染性癌症不可能在这些人体内生长起来。

传染性癌症（几乎）从未在人类之间发生

传染性癌症可能比我们想象的更为普遍，但幸运的是，对大多数物种包括人类来讲，它还没有造成威胁。可能是因为我们的免疫系统比双壳类生物的免疫系统更好，或者是因为我们的遗传信息更具多样性，令可传播癌细胞无法轻易得逞。（也可能是因为我们不太可能接触到潜在的传播细胞，因为我们不像袋獾那样暴力或极具攻击性——或者至少我们的暴力和侵略性很少表现为脸对脸互相撕咬。当然，如果出现《僵尸启示录》中那样的情景，那么确实应该担心它会创造有利于人类传染性癌症的演化的条件。但是真到了《僵尸启示录》那样的情况下，这个问题将成为你最不担心的一点。）

器官移植每年能够拯救成千上万的生命。[52] 但有时器官接受者也会得到他们原本不想得到的东西。在极少数情况下，器官接受者最后得了癌症，而基因测试证实癌细胞实际上来自器官的捐献者（而不是接受器官移植的人患上的新肿瘤）。器官移植外科医生伊思雷尔·佩恩（Israel Pen）首次认识到了这一点，他注意到器官移植接受者的癌症发病率明显增加[53]，并对移植肿瘤病例进行了登记[54]，以促进对这些肿瘤的研究，制定筛查方案以降低其发生的可能。

这样的病例极为罕见：在一项针对十多万器官捐赠者的研究当中只发现了18例，因此器官移植供体相关的肿瘤发病率非常低，为0.017%（这是一项关于非中枢神经系统肿瘤的研究[55]，而与器官捐赠者有关的中枢神经系统肿瘤也非常罕见：在一项针对数百名患中枢神经系统肿瘤的器官捐献者的研究中并没有发现癌症传播的病例[56]）。器官接受者在等待供体器官的过程中死亡的可能性要比从捐献者那里"感染"癌症的可能性高得多——因此，如果你需要器官移植，怕被传染癌症肯定不会是令你拒绝移植供体器官的理由。接受器官移植的好处要远远超过在移植过程中患上传染性癌症的风险。[57]而且对供体器官的筛查也在不断改进和更新，能够更好地防止肿瘤从器官捐赠者身上意外地被移植到器官接受者体内。[58]

与狗和袋獾的传染性癌症一样，器官移植传播的癌症也涉及典型的对免疫防御的破坏。在器官移植中，免疫系统被削弱了。首先，在移植器官的手术过程中，皮肤被割开。接下来，免疫抑制药物降低了身体对外源细胞的防御能力，减少了器官排异的可能性，但同时也降低了免疫系统正确监测并排斥搭在移植器官顺风车上的癌细胞的可能性。

有的时候，由于外科医生手术过程中意外受伤，病人体内的肿瘤可能会不小心传播到外科医生的身上。在一次切除肉瘤的手术中，一名外科医生不小心割伤了自己的左手。5个月后，割伤的部位长出了一个肿瘤。基因检测显示，这个肿瘤来自这位外科医生的病人。[59]在另一个案例中，一名实验室工作人员不小心用携带结肠腺癌细胞的针头扎了自己，结果就长了一个肿瘤结节。[60]在这两个病例中，外科医生和实验室工作人员被传染的肿瘤都是局部的，切除后没有再复发。这两个意外被移植了癌细胞的人的免疫系统都是健康的，但他们免疫系统的主要屏障——皮肤被割伤或刺破了，就容易被癌细胞传染了。

也有一些癌症在子宫内发生传播的罕见病例。过去的几十年，从母亲传播到胎儿体内的癌症病例报告只有大约26个，包括黑色素瘤、白血病和淋巴瘤。考虑到分娩妇女的数量和怀孕期间患上癌症的妇女的数量，母婴之间的癌症传播是极其罕见的（据癌症生物学家梅尔·格里夫斯估计，患有癌症的孕妇将癌症传染给胎儿的可能性约为五十万分之一[61]）。其中一些病例涉及细胞表面MHC分子的丧失——我们在袋獾的可传播肿瘤细胞身上看到，没有MHC会使细胞更容易逃避免疫系统的监视。除了母婴之间的癌症传播之外，还有许多关于白血病在子宫内同卵双胞胎之间传播的报告。[62]子宫内双胞胎之间传播白血病的过程涉及免疫隐形（免疫系统无法"看到"入侵的细胞，因为它们看起来就像自己的细胞一样），因为同卵双胞胎的遗传基因是相同的。

如果你看到这里开始有些担心癌症传染了，那大可不必——这些病例都是例外，人类传染性癌症极为罕见。尽管如此，这些奇怪的病例让我们对为什么传染性癌症通常威胁不到我们人类有了了解。被传染性癌症感染的人类，其免疫系统往往都由于诸如疾病、药物或皮肤受损等原因被破坏了。

因为我们有非常好的检测外源细胞的机制，防止它们失去控制，所以传染性癌症对人类来讲一般不是什么问题。鉴于我们不断与可能的外界入侵者斗争的悠久演化史——从多细胞生物刚刚诞生时开始，它们就在与生殖系和干细胞寄生生物斗争了——我们很可能将一些癌症抑制机制，特别是涉及免疫系统的癌症抑制机制，部分演变为抑制传染性癌症的机制，也就是预防、抑制和应对传染性癌症威胁的机制。多细胞生命的演化很可能让它们不仅能够控制内部的癌症发生，而且能够阻止来自其他个体的传染性癌细胞进入自己体内。

保护我们免遭传染性癌症侵害的机制之中，有一些是十分明确的。但是，保护我们免受传染性癌症的侵害是免疫系统演化出来的功能，还是它在演化中获得其他功能（比如保护我们免受病原体的侵害）的过程中的一个副产品，这仍是一个悬而未决的问题。在我们的演化史中，传染性癌症是帮我们塑造了保护着我们的免疫系统，还是说它只是免疫系统其他功能所带来的副作用？

我们免疫系统的演化可能确实部分是为了保护我们免受传染性癌症的危害。例如，MHC 的高度多样性能够防止脊椎动物患上传染性癌症。研究传染性癌症的一些学者提出，作为脊椎动物免疫系统基石之一的MHC多样性可能是来自传染性癌症的选择压力催生的。[63]虽然传染性癌症塑造了我们的免疫系统的观点仍然只是猜测，但是毫无疑问的是，我们的免疫系统确实能够保护我们免受传染性癌症的危害。

另外还有一个非常有趣的可能性：有性生殖的演化也可能在某种程度上减少了传染性癌症的风险。有关性别演化的一个普遍理论认为，它创造了遗传多样性，因此我们的后代对病原体的传播具有更强的抵抗力。[64]换句话说，由于后代与父母不同，因此后代不太可能感染来自父母的相同的细菌和病毒。我们已经看到了遗传基因的同质性是如何促使传染性癌症在狗、袋獾，甚至双壳类生物种群中传播的。因此，该理论指出，有性生殖可以增加生物种群当中的遗传异质性，减少后代患传染性癌症的可能性。[65]如果有性生殖之所以在演化中产生，部分原因在于它降低了患传染性癌症的风险，而狗的传染性癌症却恰恰是通过性接触而传播的，就多少有些讽刺意味了。[66]

自从多细胞生物起源以来，传染性癌症就成了个问题：它之所以得以在演化中诞生，就是因为早期的多细胞生物可能会被随时准备利用它们的单细胞寄生——侵入生物体体内，利用它们的资源，并进一步传播给其他多细胞生物同类。今天，传染性癌症仍在继续入侵多细胞生物，并以此来促进自身的传播。我们不知道地球生命史上曾经有多少个物种因为传染性癌症而灭绝，但我们有证据表明这样的事情在相对较近的历史时期发生过。在本章的前面我提到，传染性癌症或许正是北美第一批狗灭绝的原因。[67]即便传染性癌症只是偶然性地导致物种灭绝，它也会是多细胞生物演化史上一个重要的选择压力。

第五章

癌细胞的隐秘世界

根据乔尔·布朗的说法，癌细胞很像松鼠。布朗是一位生态学家，现在也是一位癌症生物学家，他喜欢松鼠，也喜欢拿生态环境来做类比。癌细胞和松鼠一样，需要赖以生存的各种资源，也需要面对生存环境中的各种威胁。所有生物都需要获得生存资源并同时避免威胁。不管你是哪种生物，能否找到足够的生存资源并避免威胁决定了你能否生存并繁衍。

就像松鼠一样，癌细胞必须在它们的生存环境中活下去，这就意味着它们需要寻找食物、保护自己，而且要比它们的天敌跑得更快（或者头脑更聪明）。就像自然界中不断演化的生物一样，在这个过程中做得更好的癌细胞可以活得更好，留下更多的子代细胞。

在前几章当中，我探讨了从癌细胞的角度来看待癌症的好处：这样可以更好地了解其优缺点，预测它们可能如何演变，以及——最重要的是——最终找到预防和治疗癌症的途径。而在我们审视癌细胞在其中演化的世界时，从癌症的角度出发思考问题也大有裨益。我们的身体是癌细胞生存、死亡并且随着时间而变化的生态系统。从癌细胞的角度来看，我们的身体能够为它们提供不断增殖所需的原料，但同时我们的免疫系统也会威胁到它们的生存。我们的组织、我们的血液，甚至我们的身体用来共享信息的信号系统，都可以为癌细胞所用，提高它们的生存能力，并帮助它们更快地繁殖。我们的器官就像癌细胞可以开疆扩土、不断殖民的新大陆，我们的血液供应就像滋养它们的河流系统，我们的免疫细胞就像掠食者，癌细胞如果要生存，必须要比免疫细胞高出一筹，或者避免与它们正面冲突。

在这一章当中，我将从生态学的角度审视癌症，探讨癌细胞的演化历程——首先靠坑蒙拐骗从多细胞生物体内获取生存资源，然后是个体癌细胞之间相互协调和合作，更好地利用多细胞生物的身体。它们演化出促进血管生成的信号，穿过生物体内的各种膜结构，并通过转移开拓新的殖民地并塑造新的生态环境。细胞作弊和合作在多细胞生物体内的生态环境中同时发生。癌症不仅是个演化问题，也是人体当中的生态问题。

肿瘤微环境的形成

癌细胞生存和演化的环境是一个复杂的生态系统，由实体基础设施（包括构成细胞外基质的胶原蛋白和酶）、其他细胞（包括癌细胞和正常细胞）、生存资源（来自血细胞和其他细胞）和威胁因素（比如要吃掉它们的免疫细胞）组成。这个生态系统（通常被称为肿瘤微环境）影响着癌细胞的演化和行为方式。随着癌症的进展，癌细胞耗尽资源、诱导血管构建，并劫持附近组织中的正常"支持细胞"（例如基质细胞）为己所用，从而改变了肿瘤微环境。肿瘤微环境中的这些变化可以改变癌细胞的演化和行为方式，从而形成了肿瘤生态学与癌症演化之间的反馈循环。

肿瘤微环境的变化通过两种主要方式影响癌症的进展：一是改变细胞在肿瘤内部的演化过程，二是改变癌细胞内部的基因表达。首先，不同的肿瘤微环境能够影响癌症的演化轨迹，因为它们使得其中所有细胞的生存和繁殖前景都发生了变化，从而可能导致整体癌前细胞群体的演化，选择出更像癌细胞的细胞。其次，不同的生存环境能够改变细胞的基因表达状态。基因表达的这些变化会影响细胞的行为，令其在不同的环境中产生不同的生理功能。例如，低氧环境中的细胞会上调缺氧诱导因子（之所以被称为缺氧诱导因子，是因为它们的表达是由缺氧或低氧条件引起的）的表达。这些缺氧诱导因子能够改变癌细胞的行为方式，提高它们的移动能力，向血管发出信号，或者改变它们的新陈代谢状态。

肿瘤微环境方面的最早的一些研究结果表明，如果把癌细胞置于存在正常细胞的环境中，癌细胞的行为能够表现得像正常细胞一样。[1]在正常的微环境中，这些癌细胞从邻居细胞那里获得的信号可以使它们的基因表达处于某种状态，让它们像正常细胞一样行事。癌症不仅仅与细胞内的基因突变有关，而且与它们自身所创造并生活于其中的微环境（例如，它们的邻居细胞是会抑制它的癌变行为，还是助纣为虐、再添一把火）是分不开的。

肿瘤微环境在控制癌症方面的中心地位也是癌症"组织结构场理论"的主要思想，[2]该理论最初是作为体细胞突变理论（假定癌症源于基因突变）的竞争理论而被提出来的。但这两个理论框架并非互不相容：基因突变和肿瘤微环境在肿瘤的进展过程中相互作用，它们能够抑制癌症，也能够促进癌症。

癌前细胞能够在体内站稳脚跟，通常是因为它们所处的微环境正好有利于其生长，这样的环境有时被称为肿瘤促进微环境。肿瘤促进微环境可能出现在靠近血管或器官内激素或其他生长因子水平较高的组织区域。这些环境为癌细胞提供了可以使用的资源和生长因子。伤口和组织损伤也有助于产生肿瘤促进环境：它们都可以触发伤口愈合反应，向相邻细胞发出信号使得它们快速再生，以愈合伤口。我们在前几章中已经看到，这种愈合反应可以为癌细胞创造一个茁壮成长的环境。伤口愈合信号是肿瘤生态学与其演化动力学之间正反馈循环的一个例子。

随着癌症的进展，肿瘤微环境也在变化。早期，癌细胞大多只是利用肿瘤微环境中所存在的资源。在癌症进展的后期，癌细胞通过演化，获得了发出新血管生长信号的能力，有助于把新的营养资源输入肿瘤环境中。这些血管可以提供氧气和营养，促进肿瘤的生长。此外，癌细胞可以"收编"与其相邻的基质细胞，让它们为自己提供生长和生存信号，建立起有利于自身增殖的据点。

在癌症的进展过程中，肿瘤微环境中发生的另一个重要变化是免疫细胞的增多。与健康组织相比，肿瘤吸引的免疫细胞往往要多得多。我们已经看到，免疫细胞有助于控制癌细胞，但有时也会被癌细胞劫持，反倒成了癌细胞的帮凶。慢性炎症是肿瘤微环境的共同特征之一。[3]前面描述过，癌细胞能够利用诸如伤口愈合反应过程中的信号传导系统，向免疫细胞发出信号，促使它们产生生长因子、存活因子和血管生成因子。癌细胞也可以招募调节 T 细胞，这些免疫细胞负责在危险消除的时候终止免疫反应。如此，癌细胞可以利用调节 T 细胞保护自己免受免疫系统的追杀，为自己营造一个安全的生存环境。这就像癌症在操纵这些调节 T 细胞，告诉免疫系统："这里没什么好看的，去别的地方看看吧"，或者"这些不是你要找的细胞"。

肿瘤微环境的所有这些方面都可以放到生态学的语境中理解：身体的生态和癌细胞的生态相互作用。这些生态过程塑造了癌细胞在体内演化的方式，也塑造了癌细胞的基因表达状态。自然界中的许多生态过程与癌症微环境中的生态过程有相似之处，包括生态位构造、分散演化、生命史演变，甚至公地悲剧以及其他类似的社会困境。了解癌症给人体生态系统所带来的变化，以及癌细胞在这个生态系统中的演化方式，不但对于理解癌细胞如何演化出欺骗行为至关重要，而且对于了解肿瘤细胞如何相互合作，从而更好地让身体环境为自己所用也至关重要。

癌细胞需要什么资源才能在体内存活？它们如何获得所需的资源？癌细胞依赖血液循环系统输送资源，包括氧气和葡萄糖。

此外，癌细胞还需要氮和磷来制造组成我们DNA的核苷酸（腺嘌呤、鸟嘌呤、胞嘧啶和胸腺嘧啶），并用来复制DNA——细胞要想复制增殖，必须合成数十亿的新的核苷酸，这使得肿瘤细胞对氮和磷有巨大需求。[4]

除了这些基本的资源，至少在癌症发生的早期，在癌细胞演化到能产生自己的生存信号和生长因子之前，癌细胞还依赖来自其邻居细胞的生长和生存信号。癌细胞可以利用肿瘤微环境中的正常支持细胞（成纤维细胞）。要想这样做，其中一个办法就是让癌细胞向这些支持细胞发出伤口愈合的信号，而这些信号会促使支持细胞回过头来向癌细胞提供各种生长和存活因子。[5]

不过，我们的身体并非总是在被动地接受癌细胞的存在。打个比方，松鼠所生活的环境并不在乎有没有松鼠，但我们的身体却真的会"关心"癌细胞是否存在。我们的身体会竭尽全力来阻击癌细胞的产生，限制癌细胞在我们体内生存和成长的能力。我们拥有癌症抑制系统来控制癌细胞，其中许多系统作用的方式就是限制癌细胞在我们体内营造有利于其自身生长或扩张的环境和生态位的能力。

与生活在自然界中的生物一样，癌细胞也面临"灾害"的威胁，其中许多来自我们在演化中获得的癌症抑制系统，最重要的"灾害"之一就是来自免疫系统的围剿。我们在前文中提到，免疫系统是我们多层面的癌症抑制系统的重要组成部分。免疫细胞在我们体内巡视，寻找过度增殖、表达突变蛋白，或者某种基因表达本不应该表达的蛋白质的细胞。免疫细胞在发现这些异常细胞群的时候，会产生抑制增殖、诱导细胞死亡和阻断建立血管的因子，以切断对肿瘤细胞的资源供应。[6]反过来，癌细胞则通过不断演化来逃避免疫系统的猎杀。这很像猎物通过演化来躲避捕食者的过程。[7]事实上，癌细胞通过诸如隐藏（去除其细胞外部可以被免疫细胞识别的标记）和伪装（表达某些基因使得它们在免疫细胞眼中更加"正常"）等策略来逃脱免疫系统的围剿，[8]就像自然界中的生物一样。

癌细胞在演化中学会利用人体生态系统，不仅促进了自己的生长，同时也促进了其自身后续的演化——癌症在发展的过程中，会改变它们周围的环境，这常常会影响其自身和周围其他细胞所要承受的选择压力。例如，通过产生乳酸等代谢废物，它们可以塑造一种酸性环境，能够在高酸环境中生存的细胞更容易在其中生存。耗光周围环境中的所有资源，则使得环境更有利于能够扩散的细胞，因为它们有能力找到新的环境并迁移过去，从而促进了肿瘤的侵袭和转移。[9]癌细胞在耗尽周围资源之后，承受着演化的压力，需要劫持多细胞生物的资源输送管道：血管。我们将在本章的稍后部分看到，细胞作弊甚至会给癌细胞造成选择压力，促使它们之间相互配合，向血管发出信号，完成侵袭和转移。

在人体生态系统的内部，癌细胞可以演化，使肿瘤周围的环境变得更有利于它们的生存，例如，通过劫持血管来增加资源的流动，或诱导环境中的基质细胞提供更多的生长和存活因子。但是癌细胞也会在演化中破坏它们赖以生存的环境。在癌细胞不断剥削并殖民人体组织的过程中，它们展现出了某种悖论：一方面，它们肆无忌惮地破坏周围环境，毫无节制地攫取资源，用乳酸和其他代谢废物污染细胞的外环境。而另一方面，癌细胞也在构建和培养用来保护并喂养自己的肿瘤环境，向血管发出需要更多资源的信号，逃避免疫系统的围剿。癌细胞怎么能够同时拥有如此剧烈的破坏力和如此高超而复杂的创造性呢？

并非所有的癌细胞都相同——它们中的一些可能在迅速地攫取可利用的资源，而另一些则会发出信号，以获得更多的资源供应。不过，创造性和破坏性这两种倾向对癌细胞来讲都可能成为有利的选择，这取决于当时的具体情况。那么就让我们来仔细看看在人体生态系统中，生态环境是如何塑造癌细胞的策略的。

像其他生物一样，细胞在进行权衡取舍的时候会采取不同的策略。一些癌细胞会把快速生长和细胞分裂作为优先考虑项，而另一些则会优先考虑能否生存下去。我们在前面第四章中看到，这些权衡是生命史的权衡，生物在不同的环境中会演化出不同的生命史策略。癌细胞也有它们自己的生命史策略。一些癌细胞会优先考虑快速复制自己，而另一些则对细胞生存投入更多精力。和其他生物一样，癌细胞也会根据它们所生长的环境，演化出不同的生命史策略。[10]

资源供应稳定、危害因素少的环境会选择出采取缓慢生命史策略的癌细胞。就像我在第四章讨论的拥有慢生命史的大象一样，慢生命史细胞不会快速繁殖，而是会在生存上投入更多资源。另一方面，资源供应波动很大的环境会伴有更多的危害因素，因此这种环境会选择出采取快速生命史策略的癌细胞。像拥有快速生命史的小鼠一样，快速生命史细胞繁殖迅速，在长期生存方面则投入不多。我们在前文中已经看到，肿瘤的生态环境中通常充满了各种危害因素。肿瘤的血液供应通常不是很稳定（因为血管经常随意产生、生长、分叉，而且随时有破裂的危险），并到处渗透着免疫细胞，它们时刻对癌细胞虎视眈眈。血液供应的不稳定性和免疫细胞的存在都可能杀死癌细胞，使癌细胞所处的环境更加危险，因而有利于快速生命史策略的演化。

　　生命史权衡可以帮助我们理解不同的肿瘤生态是怎样选择出了不同的细胞取舍状态。不过这些权衡取舍可能要到后来才会出现。在癌症早期，癌细胞会演化出克服资源限制的策略，比如改变它们的新陈代谢，发出需要更多资源的信号，并垄断对周围资源的使用。因为癌细胞在肿瘤进展的早期通常可以获得大量的资源，所以它们没有遇到那么多需要权衡取舍的两难境地（例如细胞增殖和细胞生存之间的权衡）。它们快速增殖，同时仍然能拥有足够的资源用于完成其他"目标"，如生存。但最终，就像任何在资源有限的生态系统中失控增殖的生命有机体一样，癌细胞会发现自己的资源到了快要山穷水尽的地步。当它们需要对资源有限的现状采取应对措施的时候，增殖和生存之间的权衡就变得更加重要了。[11]

　　生命史的权衡在癌症治疗期间可能也非常重要。癌症治疗能够改变肿瘤的生态，创造出一个迫使癌细胞做出权衡取舍的环境。化疗期间，如果细胞的周围环境中充满了化疗药物，它们能够利用外排泵（这是一种特殊的分子泵）来排出这些毒素。但是这些泵的运行需要细胞调动大量的资源，这些"小机器"的排毒过程需要消耗能量，细胞大约要用掉一半的能量来维持这些泵的运转。[12]因此，如果细胞将资源分配给外排泵，它们分配给细胞分裂的资源就会不可避免地减少。我们将在下一章中讨论如何利用这样的权衡来设计治疗癌症的新方法。

松鼠搭窝、鸟筑巢、兔子挖洞、狸做水坝、蜜蜂建造蜂巢，这些生物改变着自然界，使其更有利于它们的生存。和这些生物一样，癌细胞也在改变我们身体的内部世界，以促进自己的生存和繁殖。在生态学中，建设小生境的过程是生物改变其周围环境以令其更加宜居、资源更丰富、更加安全的过程。癌细胞是建设小生境的高手：它们通过信号传递获取资源、保护自己免受免疫系统的攻击，并使用其他几种策略来塑造它们的小生境，我在这一章中将详细讨论这些策略。

为了给自己建造小生境，癌细胞必须克服组织结构与生长调控所带来的许多障碍。第一步是侵入器官外部和内腔之间的屏障——基膜。突破基膜及其他的障碍，往往要求癌细胞之间相互合作，产生能够分解膜结构的因子（被称为基质金属蛋白酶）。[13]要穿过体内的膜结构和其他组织，癌细胞还需要协调其电信号。[14]癌细胞也可以劫持正常的支持细胞（叫作基质细胞），并诱导它们为自己服务。这些基质细胞能产生各种生长因子、重塑组织结构（例如，制造胶原蛋白，在弹性纤维组织中制造出结节状的肿瘤）、诱导新血管的生成，[15]来构建癌症小生境。因此，小生境建造的过程可能涉及癌细胞和看似正常的细胞之间所产生的一种被扭曲的细胞合作形式，[16]癌细胞利用了正常细胞"帮助别人"的"意愿"。这是肿瘤微环境中最让人叹为观止的现象之一——癌细胞劫持人体正常细胞，以促进癌细胞本身的生存和增殖。

癌症小生境建造过程中最重要的一个方面是形成新的血管来喂养癌细胞。由于癌细胞消耗了其周围环境中的资源，它们的生长就可能因为缺乏制造新细胞的原材料而受到限制。血液能够提供构造细胞的原材料，当可用资源开始匮乏的时候，癌细胞就会演化出建造新的血管的能力，来为它们的生长提供材料。

资源匮乏会引发竞争，但也会促进合作；会助长剥削，但也会推动创新。例如，人类建造了复杂的基础设施系统网络来获取并传输所需的资源，这样一来，我们就不用每天都要面对资源匮乏的困境了。

人类最让人啧啧称奇的基础设施之一，要数霍霍卡姆人在大约公元600年开始建造的水利灌溉系统。霍霍卡姆人是一群生活在今亚利桑那州的盐河沿岸的美洲原住民——正好是我现在生活和工作的地方。在大约8个世纪的时间里，他们建造了总长数百英里（1英里≈1.61千米）的运河网灌溉系统。他们用木棍挖沟，有些深达12英尺（约3.66米），为家庭和农场提供水源，否则人们将无法在远离河流的地方生存。由于缺少书面记录，他们如何统筹这项工程奇迹的建造，又如何管理这个资源输送系统，对现代考古学家来讲很大程度上仍然是一个谜。

相比其建造的过程，对运河系统的有效管理让人更加难以想象。灌溉渠系统（诸如霍霍卡姆人所建造的灌溉渠网络系统）的运行过程中充满了社会困境，而社会困境会使一个系统中的行动者极难有效地协调和合作。系统中的每个人可能都倾向于使用超过自己应得的水量。位于灌溉系统上游的任何人都可以打开水龙头，垄断水源，只给下游地区的人留下少得可怜的水。此外，大家都想着享受其他人努力建设和维护这个系统所带来的好处，自己却不想付出建设并维护系统的努力。这与上游简单地打开水龙头那样的作弊手段稍微有些不同。建设和维护灌溉系统需要其中一些人投入时间和精力，而任何加入灌溉系统的人都可以作为这个系统的一部分而从中受益。这意味着灌溉系统所遭受的是社会困境的双重打击——既有打开水龙头垄断水源的诱惑，也有利用他人努力维护的基础设施而白占便宜的诱惑。因此，霍霍卡姆人能够管理和维护这个运河系统长达几个世纪，相当不可思议。

就像建造灌溉渠将水运输到需要水的家庭一样，在我们的发育过程中，本质上我们的细胞也建立了一个灌溉系统，将血液运送到全身各处。当我们还在子宫里的时候，一种叫作内皮细胞的特殊细胞（形成我们血管壁的细胞）就入侵了我们身体的所有组织，形成了一个血管网络，负责运输和分配资源。但是，这些血管不是一成不变的——它们会根据从周围细胞获得的信号而不断生长和变化。例如，愈合信号可以促进这些血管当中的血液流动，甚至促进新血管的生长。该系统对体内的资源进行动态管理，在细胞需要血液供应的时候，将血液送到有需要的细胞处。

我们的身体形成了一个特殊的生态系统，这个系统在发育过程中由这个多细胞身体建立，为组成我们的所有细胞提供资源。

当身体正常运转的时候，各种资源通过血液输送到我们所有的外周组织，喂养细胞，让它们获得工作所需的能量，使我们这个多细胞生物体得以正常运转。依赖这些资源供应，细胞得以生存并正常工作。一切正常的时候，细胞能够得到它们所需要的资源，我们的身体因此得以茁壮成长。这与向需要水的家庭输送水源的运河系统没什么两样，可以说，我们的身体就像一个运作良好的运河系统，拥有数万亿个细胞家庭，它成功解决了通常使这样大规模的合作无法实现的各种社会困境问题。然而，这个解决方案并非万无一失，如果体内的细胞开始利用并占这个系统的便宜，多细胞社会的结构就会开始瓦解。癌细胞会对它们所处的局部生态系统和多细胞基础设施造成威胁。癌细胞闯进来后，会攫取血液当中的资源，消耗自身周围的资源，直到这些基础设施完全崩溃为止。

不管是负责水资源的输送分配的运河系统，还是为周身输送血液的血管循环系统，都会出现作弊的问题。在所有灌溉系统中都会出现的社会困境，也适用于癌细胞。癌细胞能发出增加血管渗透性的信号，"打开水龙头"，让更多的营养物质流向它们，给下游细胞留下更少的营养物质。此外，癌细胞有时候会相互协同，建造新血管——就像一群人聚在一起，挖一条沟，以便从整个运河系统当中获取水源。这种合作可以让它们更有效地利用病人的身体。不过，这种癌细胞之间的合作往往是暂时的。任何一个搭便车占便宜的癌细胞都比承担新血管生成所带来的成本、更加合作的癌细胞更占优势。

当癌细胞开始为自己攫取资源的时候，它们不仅会剥夺正常细胞的资源，还会威胁到负责资源输送的基础设施的完整性，可能导致血管系统的崩溃。河里没有水的时候，运河系统完全能保持稳定，然而，如果血管里面空空如也的话，来自周围组织的压力就会让它迅速崩溃。在癌细胞"打开水龙头"，从血液中攫取更多营养资源的时候，血管中的液体会相应变少，因此无法再维持血压并防止血管崩溃。如果血管崩溃，那么依赖这些血管的细胞要么死掉，要么——如果可以的话，发出需要更多血管的信号，诱导建立新的资源输送基础设施，而新的设施也会遭受癌细胞的盘剥并最终崩溃。这是肿瘤血液供应如此不稳定和多变的原因之一。本质上，包裹着血管的肿瘤就是由社会困境组成的集合，它们排列在血管的每一段，合作和崩溃交替上演，被癌细胞建造并遭受其盘剥的血管不断出现和崩溃，就反映了这一点。

逃离生态末日

癌细胞的行为会导致细胞之间的公地悲剧。相比行为更加克制的细胞，不断自我复制、消耗资源的癌细胞具有短期优势。有时，剥削周围环境的细胞最终会死亡，要么是因为可供它们利用的资源已经被消耗殆尽了，要么是因为它们在周围所排放的废物量已经超出了它们能够有效排出的量。但也有一些时候，细胞能够发出信号来寻找更多的资源，就像我们之前看到的，或者通过不断演化而迁移，在新的小生境中建立它们的殖民地。

生态学中的扩散理论的核心思想是这样的：当生物开始开采其周围环境资源时，自然选择就会鼓励种群扩散——有能力迁移并找到新环境聚居的个体更容易活下去。同样的原则也适用于癌症演化。当细胞盘剥利用其周围环境，在自然选择中胜出的就是能够迁移的细胞，以及那些面对糟糕的生态环境更容易迁移的细胞。

我和我的同事受到这一生态学原理的启发，构建了一个癌细胞的计算机模型，来探索过度利用资源会如何影响细胞迁移能力的演化。我们的计算机模型模拟了组织内生长的癌细胞，组织中有血管为它们提供营养资源。在这个模型中，有的细胞消耗资源迅速（如癌细胞），有的细胞消耗资源的速度与血液供应资源的速度一致（表明是正常细胞）。我们想比较在这些不同条件下，细胞的移动能力是如何演化的，看看资源消耗高的细胞能否迅速创造出某种生态条件，有利于提高细胞的迁移和扩散能力。不出所料，我们发现肿瘤细胞快速消耗资源的举动和对环境的破坏推动了细胞迁移能力的演化。根据扩散理论，癌细胞的高资源消耗导致了对细胞迁移的选择。[17]

生态上的扩散理论对我们认识癌细胞的侵袭和转移过程具有重要意义。癌细胞发生侵袭，尤其是发生转移之后，癌症就更加难以治疗。我们的计算机模型表明，在癌症发展过程中，癌细胞的迁移要比我们原先认为的早得多——早在能够明显看到癌细胞侵袭和迁移之前。该模型表明，仅仅因为资源消耗迅速，及周围环境被破坏，就会使得癌细胞演化而发生迁移。这与关于肿瘤转移的一些奇怪现象是一致的，比如转移的肿瘤往往源自在癌症发展的早些时候就与原来肿瘤脱离的癌细胞，这个过程被称为"早期传播"。[18]这表明癌细胞迁移能力的演化可能在癌症发展的早期就发生了，即使这种细胞迁移能力的后果要等到肿瘤发生侵袭和转移之后才会变得明显。

扩散的演化和小生境的建造可能看起来截然相反：扩散的演化是肿瘤环境遭到破坏的结果，而小生境的建造则是一个创造肿瘤环境的过程。然而，它们实际上是齐头并进、相辅相成的：环境的破坏导致对扩散的选择，而对新环境的有效侵袭和殖民则需要积极建设小生境，也需要癌细胞之间通力合作。癌细胞要侵袭并穿过基膜，就必须要相互合作，在它们侵袭的前沿阵地构建一个小生境，好让它们能够穿过身体的各种屏障。我们之前看到，侵袭往往要求癌细胞相互合作，产生基质金属蛋白酶，破坏基膜。[19]此外，癌细胞可以通过协调其电信号来"欺骗"血管系统，从而得以穿过血管内皮（血管周围的膜）进入血管。[20]一旦能够进出血液，癌细胞就能搭上行遍周身的列车，在器官组织中找到新的栖息地。

合作的革命

癌细胞能够利用多细胞生物体内的生态系统，为了达到这个目的，它们有时候会合作并协调它们的行为。我们已经看到了癌细胞是如何通过合作来建造一个保护和供养它们的小生境；它们还会互相合作以更有效地完成侵袭和转移，在新的组织器官中建立栖息地。癌细胞之间的合作是如何演化的？面对欺骗作弊，是什么因素（如果有的话）让这样的合作保持稳定？

癌症生物学家正在尝试回答这些问题，我们可以把合作理论作为理解癌细胞合作的一个指南。在所有系统中，合作的演化都基于一套相同的原则，这意味着我们可以将合作演化的理论框架和模型应用于癌症。基于此，我们可以讨论癌细胞演化出相互合作的行为的几种可能性。

让我们来讨论一下合作在癌细胞之间演化的几种可能性。在演化生物学中，当我们看到某个特定的特征（在这里是合作）时，通常要问它是一种适应（由于自然选择倾向于这种特性而出现）、一种副产品（适应的副作用），还是只是噪声（压根儿就不是自然选择的结果）。在癌症中，这些解释都可能成立。我们所观察到的癌细胞之间的一些合作可能只是演化当中的一个意外，一些合作可能只是个体细胞能力（比如殖民适应）的副产品，另一些情况下的合作可能是自然选择有利于合作的结果，这种可能性我下面会深入探讨。在本章的后面，我将回到噪声和副产品的可能性能否解释癌细胞合作的问题。但是现在，我们先更深入地研究一下自然选择在什么情况下会有利于癌细胞合作的演化。有哪些机制可能会使得自然选择有利于癌细胞合作？是癌细胞克隆之间的遗传相关性、利他主义以及癌细胞之间的反复互动，还是适应性的相互依赖和生物体内多个层面的自然选择？

让我们思考一下癌细胞之间的反复互动是否有助于癌细胞合作的演化。我们在第二章中讲到，反复的互动——例如个体利益交换过程中的互动，是对非亲缘个体之间合作演化的解释中最广为接受的一种。反复的互动可以把合作的好处回馈给合作者，使合作战略比欺骗战略更具可行性。不同的癌细胞克隆是否有可能利用互惠策略从它们的互动中得到好处？

癌细胞之间确实存在看起来非常像是互惠（或者至少是互利共生）的相互作用。例如，有时一种细胞会产生生长因子，从而有利于另一种类型的细胞，而后者可以产生某种可以保护前者逃避免疫系统的因子。通过相互合作，它们实质上可以分担制造不同因子的工作，并从中获益。[21]我们应该把这种情况当作无意间的互利共生，还是把它当成细胞互惠的一个例子，这还没有定论。通常来讲，我们认为互惠是一种附带条件的策略。在癌症中，我们对细胞之间如何互动还不太了解。但是，癌细胞当然有可能演化出有条件的合作——例如，只有邻近细胞也制造公共产品的情况下，该细胞才制造公共产品。

即便癌细胞之间的合作是否符合互惠的标准还不能下定论，但很明显，癌细胞之间的反复互动可以创造有利于癌细胞合作的条件。不管这是无意间的互利共生还是有条件的互惠，这显然是一个积极分类（positive assortment）的例子。积极分类指合作者之间有高于随机水平的互动[22]——积极分类能够促进合作的演化，无论合作是发生在亲缘个体、反复互动的伙伴之间，还是彼此互相提供益处的不同物种的成员之间。[23] 因此，癌细胞之间的反复互动能够揭开一些在实行分工的情况下癌细胞合作演化的奥秘。

在演化生物学家看来，互惠是对合作演化的一个传统解释。另一个解释是通过遗传相关性来实现的亲缘选择，有时被称为广义适合度（因为它衡量包含亲属适合度在内的适合度，根据其相关程度而递减）。一些癌症生物学家对用亲属选择来解释癌细胞合作的做法的重要性持怀疑态度[24]，但这种可能性值得认真考虑。我们已经看到，癌细胞群体通常具有高度的相关性，因为带来演化优势的遗传基因突变通常会导致癌细胞克隆扩张，形成一组共享该遗传突变的癌细胞群。如果克隆扩张中的癌细胞都携带一个比如能够表达生长因子的基因突变，那么这些生长因子就成了一种公共财产，也能为相邻的细胞带来益处。而如果相邻癌细胞属于相同的克隆扩张，并且携带相同的表达该生长因子的突变基因，那么这些克隆之间的遗传关联就会为表达该生长因子的基因带来额外的演化推动力。即使这些细胞表达这种生长因子要付出一定的代价，表达该生长因子的基因在细胞群体中可能仍然备受青睐。

我们在第一章看到，自然选择有利于那些能够帮助同样携带该基因拷贝的其他生物个体存活和繁殖的基因。如果一个细胞携带一个表达生长因子的基因，而周围的细胞也携带该基因，那么该基因将会受益并在种群中得到扩增。这意味着癌细胞之间的遗传相关性可能有助于解释一些看起来像是合作的例子。但是，通过我前面讨论的积极分类的过程，一群细胞里不同细胞的不同基因来表达不同生长因子，也可以演化出合作。[25] 要使得合作表型得到演化选择，合作关系无须严格地由同样的基因来支撑。只要合作者倾向于在它们之间进行互动，合作就能够演化出来。[26]

亲属之间的合作在自然界中已经演化了无数次。有时，这种与亲属的合作会与识别亲属的能力一同演化。我们可以在人类等生物中看到这一点，我们作为父母的投资周期很长，其间要照顾我们的后代（而且经常也要照顾其他亲属）。但是，亲属合作的演化实际上并不需要识别谁是亲属。对父母投资时间短、流动性相对较低、社会性低的生物来说，它们无须去识别谁是亲属谁不是亲属，就能对亲属进行有效的投资。[27]例如，如果它们的后代留在身边，那么，只要父母照顾身边所有的个体，它们自己的后代就也会得到投资，而这仅仅是因为它们离得近。当存在某种亲缘结构（比如后代留在父母身边）使得投资的受益者很可能就是亲属时，亲属之间的合作可以通过亲缘选择得以演化。[28]

亲缘结构是更相关的癌细胞之间演化出合作的一种潜在方式，即便这些细胞并不能认出彼此。在相关克隆的集群中生长的癌细胞会更有可能与和它们高度相关的克隆互动，而非相较而言不那么相关的细胞，这为通过亲缘选择筛选出合作能力创造了条件。

我和我的同事提出，遗传基因相关的癌细胞之间的合作可能在癌症演化中发挥了重要作用——我们用了一个模型来帮助解释癌症生物学中的另一个难题：癌症非干细胞（cancer nonstem cell，增殖潜力有限的癌细胞）的存在。肿瘤中这些非干细胞所占的比例通常很高，而它们的分裂潜力有限。癌症非干细胞不能再增殖形成肿瘤，因为它们已经到达了细胞复制分裂的终点。从演化的角度来看，这些细胞有限的分裂潜力令人感到疑惑难解。癌细胞应该演化出无限分裂的潜力，因为在所有其他条件都一样的前提下，自我复制次数最多的细胞留下的细胞后代也最多。但我们在肿瘤中并没有看到这一现象——实验表明，肿瘤中有75%~99.99%的细胞属于癌症非干细胞，不能再形成肿瘤。[29]如果它们不能留下细胞后代，那癌细胞群体为什么还保留着它们呢？

我们构建了模型，其中就包括具有有限分裂潜力的癌症非干细胞，这些细胞的分裂能够提高遗传基因相关的细胞的适应力。我们在模型中加入这些细胞后发现，这些分裂潜力有限的细胞在细胞群体中能够维持。[30]如果这个过程确实发生在肿瘤中，则表明这种动态过程可能与在某些进行所谓集体繁殖的物种中所发生的情况类似：在集体繁殖过程中，某些个体负责繁殖，其他个体则充当帮助者的角色（这种现象发生在许多鸟类中，它们的窝里会有有亲属关系的帮助者[31]）。繁殖组内的个体之间遗传相关性很高，令这种系统成为可能。

与癌细胞群有潜在相似之处的例子可能是社会性昆虫所组成的社会——在这些昆虫社会中，其中一些个体能够繁殖，另一些则不能繁殖。许多社会性昆虫有不具备繁殖能力的"工人"和负责繁殖的母后。癌细胞群体也有可能会照搬这种社会成员之间在生殖能力上的差异。有趣的是，社会性昆虫组成的社会往往在恶劣的环境中仍然能够发展壮大。当资源匮乏、吃了上顿可能就没下顿的时候，社会性就显示出了它的价值，因为它为应对多变的环境所带来的挑战提供了缓冲。[32]与癌细胞群体一样，社会性昆虫在侵入和殖民新的领地和环境方面也非常成功。事实上，一些社会性昆虫，包括某些蚂蚁种群，非常善于此道，以至于成了制造问题的害虫，而且由于会对周围生态群落的结构带来极大的变化，它们往往能够取代本地原来的"土著物种"，[33]因此它们甚至会给环境保护工作带来威胁。这一点可能与癌细胞相似，癌细胞能够改变人体内部生态系统的结构，并取代正常细胞里的"土著物种"。到了癌症晚期，癌细胞在侵入和殖民体内新环境方面已经非常成功了。癌细胞群落能否演化出类似社会性昆虫种群那样的组织结构和功能，尚不能确定，但这两者之间的联系却耐人寻味，值得进一步研究。

环境条件会极大地影响不同系统当中的合作——从人类到蜜蜂，再到癌细胞。在条件恶劣、难以生存的环境中，成员之间的合作意义重大：如果没有合作，它们将无法生存。在癌症进展的过程中，癌细胞在体内会面临许多环境挑战，如果不能相互合作，它们也就无法生存。例如，当局部的血液供应耗尽时，如果癌细胞不能相互协调合作，发出建立新血管的信号，它们可能最后注定会以失败收场。合作也可以帮助癌细胞侵入邻近的组织，完成肿瘤的转移。

对于合作对癌症发展的重要性，最好的例证之一，就是人们发现癌细胞通常作为一个群体发生转移，而较大的癌细胞簇更容易成功转移。癌症晚期时，这些癌细胞簇在血液中循环，可以从血液样本中检测到（图5.1）。这些癌细胞簇的大小会影响患者的存活率。血液循环中存在肿瘤细胞簇的乳腺癌和前列腺癌患者与只存在肿瘤单细胞的患者相比，存活时间要更短。癌细胞群似乎比单个癌细胞更有能力移居到身体的其他部位。在乳腺癌小鼠模型中，循环系统中的肿瘤细胞簇成功转移的可能性是单个肿瘤细胞的23到50倍。[34]也有证据表明，某些多克隆肿瘤（包含多个不同癌细胞克隆的肿瘤）具有增殖优势，因为不同的癌细胞克隆可以发挥集体优势，帮助肿瘤站稳脚跟，并维持癌症小生境。[35]

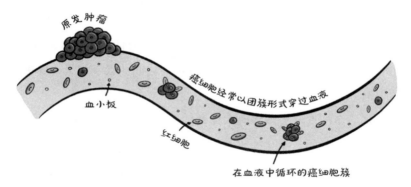

图5.1 癌细胞可以以单细胞或细胞簇的形式在血液中流动。研究表明，血液循环中的癌细胞簇相比单细胞，能够更有效地实现肿瘤转移

综合这些研究可以发现，对于癌细胞群落来讲，肿瘤转移——以及转移所需的对新的生长环境的殖民，可能要比单个细胞单独行动要容易得多。某些情况下，在对新环境殖民的过程中，癌细胞群落会积极合作，而其中某些癌细胞可能只是因为属于这个群体而获得被动收益。这些癌细胞群一旦到达新的环境，在小生境构建方面就有可能占据优势，它们为彼此产生生长因子，发出建立新血管的信号，甚至还能更有效地躲避免疫系统。为什么癌细胞群会比单细胞更有优势？这个问题还需要进一步的研究。

有可能是因为较大的细胞群比较小的细胞群存活得更久，生长得也更好，不过也有一些研究表明，某些细胞克隆扮演了"帮助者"的角色，可能也会给癌细胞群落提供支持。[36]

在很多系统中，我们都会看到这种规律，即在恶劣环境当中，群体比个体生存得更好。这也是我们在许多生存拮据的人类社会中所看到的情况。在这些社会中，人们无法靠自己单独活下去，需要群居。生活环境的变化——食物、可能的疾病和伤害、自然灾害以及极端天气，使得人类作为一个个单独的个体很难生存。[37]同样，像蜜蜂和蚂蚁这样的社会性昆虫也已经演化出大的群落生活，实现了大规模的分工，有助于缓冲恶劣生活环境的影响。[38]癌细胞群、人类群体和蜜蜂群落之间的相似程度十分惊人，这表明我们可以通过研究塑造其他物种群落的选择压力，来进一步深入理解癌细胞群落形成背后的演化动态过程。

一般来说，生活在一个大群体中有助于个体分担彼此的风险，这会增加它们在严酷环境中存活下来的机会。在这些情况下，个体在生存和繁殖方面更加依赖彼此，从而导致了更强的适应度相互依赖性。适应度相互依赖指个体之间相互依赖扶持，好让它们的基因传递给下一代。对人类来说，适应度相互依赖往往发生在个体的成功生存或生殖被捆绑在一起的情况下（例如，关乎共同后代的生存和成功的交配关系），如战争时期（士兵要相互依赖以求生存）以及恶劣和不可预知的环境中（在这种情况下每个人不可能独自生存）。[39]对于癌细胞来讲，当细胞群落遭遇了新的恶劣环境，如果它们不能合作就不可能存活下去，这时就会出现适应度相互依赖的现象。

如果相互合作成了活下去的唯一途径，那么骗子细胞就必须尽快找到可以利用的合作者，否则就会自取灭亡。有可能是恶劣环境中合作的好处最终选择了肿瘤边际的癌细胞之间的合作关系，特别是在肿瘤侵袭和转移的时候。在下一节当中，我们将探讨在肿瘤转移过程中，自然选择是否更有利于癌细胞之间建立合作关系。

集合种群和肿瘤转移

社会性昆虫群落之所以能够演化出高水平的合作——包括出现没有繁殖能力的"工人"昆虫，有以下几个原因。它们通常由遗传关系非常密切的个体组成，这使得任何编码"工人"昆虫特性的基因都能够借由母后的繁殖能力而遗传下去。（许多社会性昆虫属于单倍二倍体：雄性个体没有父亲，因此它们携带的遗传物质仅为雌性个体的一半。这也就是说，如果所有的"工人"只有同一个母后，而且母后只交配过一次，那么这些做工昆虫之间会有3/4的遗传相关性，而不是通常兄弟姐妹间的1/2。）除了高度的遗传相关性使合作变得更加可取之外，社会性昆虫种群的成员结构也使得更加合作的种群比合作较少的种群落表现更好。这些种群可以形成一个种群的群体——集合种群。因此，即便在每个种群内部，作弊者能够占到便宜，这种合作行为也能够在整个种群中推广开来。这就是我们在第二章中所讨论的多层次选择过程，其中自然选择能够同时在不同层面上发挥作用（例如，选择可以在个体层面发挥作用，这有利于作弊，但选择同时也会在群落层面发挥作用，则有利于合作）。

一些研究合作理论的学者断言，并不存在"为群体利益"而演化，包括癌细胞簇中的癌细胞，[40]因为演化总是对群体内的作弊者有利。然而事实却是，尽管群体内的作弊者在演化上有优势，但群体合作有时会得到演化。各个群体之间命运各不相同：有些很快就消亡了，而另一些则不断壮大，甚至可能会产生新的群体的萌芽（具体到癌症方面就是癌症转移的一系列过程）。由于由合作者组成的群体会比到处是作弊者的群体发展得更好，因此总体来讲合作就会得到加强，至少暂时如此。

为了了解肿瘤转移过程能否选择出癌细胞群体之间的合作行为，首先必须研究肿瘤转移演化的传统模型，并了解其局限性。然后，我们要再回到多层次的选择是否会在转移过程中发挥作用，以利于癌细胞群落之间的合作的问题。

目前大家公认的描述肿瘤转移的模型有两个（图5.2）。然而遗憾的是，它们与目前我们所掌握的有关肿瘤转移的数据都不相符。[41]其中之一是线性模型，它假定转移发生在肿瘤演化的后期，并且转移总是由最"先进"的癌细胞克隆所驱动的。在线性模型当中，各个转移病灶可以线性排序，第一个转移病灶来自原发肿瘤，第二个来自第一个转移病灶，第三个来自第二个，以此类推。这个模型是先前的体细胞演化模型的延伸，它假定癌症按照阶段进展，每个基因突变都建立在前一个突变的基础之上，如此一步一步发展下去。[42]

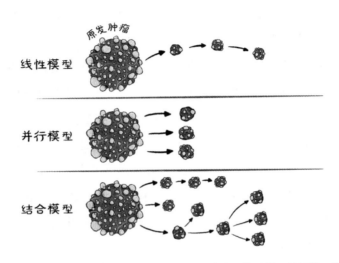

图5.2 肿瘤转移的线性模型假定转移发生在肿瘤演化的后期，并且第一批转移（以及随后的任何转移）都是由"最先进的"癌细胞克隆驱动的。转移的并行模型假定转移的"种子"在癌症早期就通过一种被称为肿瘤传播的过程被种下了，并且所有转移都源自原发肿瘤。实际情况可能两种模型兼而有之，是两种模型所描述的过程的结合。图片改编自图拉伊利奇（Turajlic）和斯旺顿（Swanton）2016年的论文

　　另一个目前公认的模型是并行模型。可以说，这个模型较线性模型具有更多生态学的理念，它设想，孕育肿瘤转移的"种子"在肿瘤传播的早期就被种下了。该模型假定所有转移都源于原发肿瘤，有些转移发生于肿瘤早期尚无法检测到发生转移的癌细胞的时候，有些则发生在后期。柱状仙人掌为了繁殖释放出数百枚种子，并行模型则认为原发肿瘤也会这样做，在癌症演化的早期就释放出转移的种子。其中一些种子落在了资源丰富的地方，或

者幸运地发生了变异，使它们能够更有效地发出血管生成信号或者逃避免疫系统的威胁，从而得以蓬勃生长。

尽管这两种模型都非常简单，但两种模型都与当前数据不相符。即使是同一癌症的一个样本的数据，都会同时体现出这两种模型的特征。[43]例如，转移级联发生的过程同时包含线性和并行两种模型的内容。在转移级联中，原发肿瘤会产生很多转移病灶，但只有其中一些转移病灶的癌细胞可以进一步转移。换句话说，一些转移病灶里的癌细胞在演化上比其他病灶的细胞更加成功，产生了新的肿瘤"繁殖体"，能够在身体的其他部位形成新的肿瘤病灶。

另一个与这两种模型都不相符的现象是肿瘤重新播种，即来自转移病灶的癌细胞重新出现在了原位肿瘤当中。[44]有数据表明，肿瘤细胞可以从一个肿瘤迁移到另一个肿瘤，然后再返回来，甚至在肿瘤发展的过程中会出现在几个转移病灶中。这个概念类似于描述合作通过多层次选择演化出来的经典模型——干草堆模型，其中个体可以在不同的群体之间发生迁移。[45]

肿瘤的重新播种和转移级联过程都不符合转移的线性模型或并行模型。两者都暗示合作有可能在癌细胞群落之间得到演化：转移级联过程表明，一些转移病灶比另一些病灶更容易发生新的转移，而肿瘤的重新播种则表明，在癌细胞群落的结构中存在低水平（而非零水平）的迁移，这一条件有利于群体间合作。我们也知道，癌细胞能够进行有条件的迁移，因此选择压力更可能有利于这些细胞群内的合作行为。[46]

如果癌细胞在肿瘤内演化出合作行为，这将极大地影响我们对转移的理解。例如，目前我们的技术手段还无法检测到以代为单位的微转移群落，它们看不见摸不着，但演化能够在群落这个层面上在它们中间选择出合作的特性。在这种情况下，那些为了促进新血管的生长、逃避免疫系统的侦察追捕，当然还有"繁殖"（萌发新的转移种子）的最善于合作的群落，将最有可能形成下一代的癌细胞群落。我们虽然还没有这方面的直接证据，但可以对癌细胞群落合作特性是否有可能在演化中产生做更加深入细致的研究。为此，我们必须重新回到前面的问题：在肿瘤转移过程中，多级选择能否对癌细胞群落发挥作用？

回想一下，多级选择就是指自然选择在多个层面（例如，在个体层面和族群的层面）同时发挥作用的情况。如果我们想知道群落级别的合作能否演化，我们需要研究在癌细胞群落层面上是否满足自然选择的条件。自然选择的条件包括群落之间的差异、各群落之间适应度（比如，存活率和/或新的细胞群出现的速率）的差异，以及各群落之间的遗传差异。

让我们看看群落之间自然选择的第一个条件：差异。癌细胞群落之间存在差异吗？确实存在。在肿瘤转移的过程中，各个癌细胞群落在遗传上是有差别的。[47]那么第二个条件呢？是否有证据表明不同癌细胞群落的适应度也不一样？有的。根据目前癌症转移的系统发生树，各个癌细胞群落之间的存活率和产生新群落的成功率不尽相同。[48]这是我之前谈到的转移级联概念的一部分，一部分癌细胞群落产生许多新的群落，而另一部分群落似乎不能产生新的群落。[49]不仅有证据表明各癌细胞群落之间适应度存在差异，还有证据表明宿主病人体内的癌细胞群落之间存在直接的竞争：例如有些时候，在大块的原发肿瘤被切除后，因为不再有原发肿瘤垄断营养物质的消耗并产生抑制因子，微小的转移就会得以迅速生长。[50]这种原发肿瘤抑制转移的现象，被称为"伴发性肿瘤抵抗"，人们在动物实验和人类患者中广泛地观察到了这种现象。[51]综上证据，很明显，癌细胞群落符合自然选择在细胞群体水平上发挥作用的两个标准：这些细胞群体之间存在差异，适应度也不尽相同，有些细胞群比其他族群"复制"得更多。

那么，自然选择的第三个条件——遗传性呢？癌细胞群落会继承其"父辈"群落的特性吗？这个问题仍然没有定论。目前的技术手段还不允许科学家跟踪多代转移来获取足够的细节，以确定子代群落在生长率、存活率或其他相关的特征方面是否与其亲代群落相似。如果我们找到癌细胞群落的特征可以遗传的证据，这将表明癌细胞群落也可以作为自然选择的单位，也表明这些群落中的癌细胞承受着演化压力去促成癌细胞之间的合作，以令癌细胞群落更有效地实现转移。

已经有一些数据表明，癌细胞群落之间的合作可能是肿瘤转移的一个重要驱动因素，但当中也有许多问题有待回答。我们知道，癌细胞簇常常是一起完成转移的，这样做比单个细胞转移的成功率更高。[52]但是我们还不知道细胞群为什么会比单个细胞表现得更好。这有可能是因为，成功完成迁移并在新组织中站稳脚跟所面临的生态学难题会选出更擅长转移的细胞群落，也可能是因为癌细胞群落中的癌细胞会演化出一些繁殖方面的分工，一些细胞负责增殖，而其他细胞则负责支持这些增殖细胞的后勤工作，这几乎就像是一个多细胞原生物。[53]很明显癌细胞可以通过各种方式提高彼此的适应度，包括表达生长因子和存活因子，还可以帮助彼此躲避免疫系统，但我们对癌细胞之间的这些合作能力在转移过程中如何发挥作用还不太了解。

以上这些可能性和有待回答的问题促使我与几位同事合作撰写了一篇题为《活动力和转移的达尔文动力学》的论文，我们在文中将演化论、生态学和合作理论的基本原理应用于肿瘤转移中，提出了关于肿瘤转移过程中可能发生的一系列事件的几种假设。根据目前的研究数据，我们得出结论，肿瘤转移过程中会选择出拥有某些具有类似于生物体的特征的癌细胞群落：具有由不同生长和繁殖阶段组成的生命周期，以及生命史策略。[54]一些癌细胞群落可能采取快速的生命史策略，在早期就产生大量的新细胞群落，而另一些则可能采取缓慢的生命史策略，形成的癌细胞群落数量较少，但存活能力更强，存活得更久。

提出多层次选择在转移过程中发挥作用，从而有利于合作行为的，并非只有我们这一个团队。生物学哲学家阿尼娅·普卢滕斯基（Anya Plutynski）指出，肿瘤转移是一个复杂的过程，需要肿瘤细胞之间的合作。她正确地指出，大多数初期转移根本连试一下的机会都没有就已经失败了，湮灭在了循环系统中，或者没能形成癌细胞群落。[55]她认为，"一些转移癌细胞比另一些细胞更容易形成癌细胞群落"，而且有些转移细胞"在形成次一级转移方面也更为成功"。换句话说，最擅长殖民扩张和发生次级转移的转移性癌细胞群落将比其他癌细胞群落（以及单个细胞）更有优势，这将导致演化选择有利于可快速有效地占据新环境并发生新的转移的癌细胞群落。

不过，并非所有的科学哲学家都同意这一观点。也有人认为，多级选择与晚期癌症没有什么关系，因为转移病灶的"繁殖"不大可能会很忠实地遗传它们之间的变异。[56]我前面也提到，转移癌细胞群落之间的遗传性仍然是一个悬而未决的问题。这是自然选择发生的一个先决条件，但我们还没有证据表明它存在于各个癌细胞群落之间。不过，公平地说，也没有证据表明各个癌细胞群落之间不存在遗传。如果我们看看其他形成群落的生物，如社会性昆虫，就会发现有证据表明群落层面的特性是能够遗传的。[57]这表明，我们应该认真对待癌细胞群落层面上的特性能够遗传的可能性，研究人员应该设法在这个层面上去测量某些特性的遗传性。

关于肿瘤转移过程中究竟会发生什么，仍然有许多悬而未决的问题，因为以目前的技术手段，我们还无法观察到在肿瘤转移过程中，癌细胞群落的细胞组成结构是如何变化的。肿瘤转移有可能是微观的，而运用现有的方法我们只能检测到大约含有100万个细胞的转移病灶。在无法检测到转移灶的情况下，我们不可能知道一个转移级联过程包含多少步骤。现代成像技术能够检测到的转移病灶可能还差着好几个数量级：在微小的转移癌细胞群落中，可能发生了数十、数百甚至数千代的演化。可能癌细胞群落要经过几代的选择和演化，才能够从病人身体有效地获取资源，而且这些过程可能在转移病灶长大到可以通过现代成像技术检测到之前就已经发生了。如果确实有细胞群落为了有效地利用身体资源而经历数代的相互竞争，那么群落层面的复杂表型就有可能发生演化，一直持续许多代。例如，癌细胞群落可能承受着持续的选择性压力，以演化出逃避免疫系统、有效地促成血管生成以获取资源、协调生长信号，以及形成新的转移繁殖体的能力，而新的转移则又会继续这一过程。

　　我们也很难弄清楚在转移早期究竟有多少微小的转移癌细胞群落在互相竞争。我之前讨论过，在癌症发展的早期与肿瘤组织脱离的癌细胞，可能会在癌症晚期形成转移，这个过程被称为早期传播。[58]我们也知道，体积大的肿瘤能够有效地抑制体积小的肿瘤的生长。[59]但是一个肿瘤体积需要有多大才能够垄断营养摄取、产生抑制因子，有效地主宰病人体内其他小肿瘤的生长呢？这仍然是一个未解之谜。未来的动物实验研究（例如以小鼠为模型的研究）可以回答其中一些问题。基因表达数据可以帮助我们更好地了解癌细胞群落所产生的、让它们得以相互竞争的因子，也可以给我们提供一些关于癌症中可能出现的集体表型种类的线索。然而，基因表达数据不能为我们揭示某个癌细胞群落在人体生态环境中会具有什么样的集体表型，因为癌细胞与其他细胞及肿瘤微环境之间的相互作用太复杂了。这两个因素——细胞群落的数量和它们的集体表型，都将影响演化选择作用于细胞群落上的强度，使细胞群落能够更有效地发生转移。

　　随着我们对癌症转移的遗传学和演化了解得更多，一个令人着迷乃至震惊的画面随之出现了：转移癌细胞群落可能会以自己的方式演化。有迹象表明，在转移过程中会出现一个集合种群结构，能够选择出善于转移的癌细胞群落。[60]这可能会使得在利用宿主病人方面最成功的癌细胞群落发生转移级联反应。多级选择能够以细胞群落为选择单元发挥作用，随着癌症的发展，这可能有利于癌细胞群落整体获得越来越强的转移能力。

　　如果癌症发展过程中多级选择会有利于合作性的细胞群落，这或许就能够解释为什么癌症发展到后期会变得越来越难以治疗。如果癌细胞能够利用细胞之间的合作所带来的好处，演化出癌细胞群落层面的表型，帮助自己在病人身体内生存和茁壮成长，那么癌细胞就可能会变得极难消除。如果转移是癌细胞群落合作的结果，这也可以解释为什么迄今为止我们还没有发现肿瘤转移基因，也没有发现特定的控制转移的基因信号通路。肿瘤转移是由癌细胞群落内的合作驱动的，虽然这种想法仍然是推测，但随着技术手段的进步，我们验证以下问题的能力也会相应提高：癌细胞群落是否会向多细胞合作演化？这将对我们应对癌症的方式产生怎样的影响？

　　我们需要更好地了解转移本身，以便有效地治疗转移肿瘤。我们治疗癌症的手段取决于我们对它的理解，而且很明显，我们关于癌症的知识还有一些关键的空白。我们已经看到了在癌症进展期间（如果癌细胞在群落层面拥有足够的遗传性），多级选择有可能通过何种方式起作用。这一发现的重要意义在于，如果演化对转移性癌细胞群落的选择压力是推动癌症发展的机制，那么切除原位肿瘤就不会阻止转移的级联过程（事实上，有证据表明切除原位肿瘤有时会给患者带来伤害）。[61]如果癌细胞之间的合作驱动了转移的发生，那么或许将我们的努力集中在打破肿瘤转移过程中癌细胞之间的合作和协调方面，才是明智的做法。这样它们就不会继续生长，也不会产生更多癌细胞繁殖体。我将在最后一章再对此以及相关观点做进一步的讨论。

副产物、意外以及关于合作的其他解释

到目前为止，我们一直在关注这个可能性：癌细胞在癌细胞群落中的互相合作可能是自然选择有利于细胞合作的结果。但是，我们还必须考虑另外两种可能性：（1）癌细胞合作可能是细胞做其他事情的副产物；（2）癌细胞合作可能纯属意外。

如果合作只是因其他原因演化而产生的适应性结果，那么我们就可以视其为一种副产物。就癌细胞而言，合作可能是癌细胞在细胞水平受选择驱动而做其他事情——比如迁移、殖民或者逃避免疫系统——的过程中而附带出现的。癌细胞需要做一些事情，好让它们能更好地生存和形成群落，而这些事情可能天然就会给附近的其他细胞带来好处。例如，任何建设小生境或是改善肿瘤环境的举动，都会促进公共利益，可供附近细胞利用。如果某个癌细胞表达分解细胞外基质的因子，使癌细胞能够更有效地侵袭，那么跟在它后面的其他癌细胞就都能够从它开辟的道路中占些便

宜（就像人类沿着前人开辟的小路穿过森林一样）。此外，发出血管生成信号的癌细胞可以带来更多资源，血管周围的细胞都可以从中受益。可能某些看似是癌细胞之间合作的例子，其实只是癌细胞做符合其利益的其他事情时的副产物。

有时候这种副产物同时对双方都有好处，从而使得整个过程看起来像是协调合作，但其实这也可能仅仅是巧合。例如，如果两个携带不同突变的癌细胞群体（例如，一个产生生长因子，另一个产生侵袭因子）恰好彼此挨得很近，它们最终可能会互惠互利，[62]虽然它们都没有积极主动地协调或者促成这种有条件的"互惠"。这种情况被称为无意间的互利共生。当环境恶劣的时候，如果没有这些因子，癌细胞就很难生存，则无意间的互利共生就更有可能发生，因为"欺骗和作弊"并非一个可行的选择。[63]这些副产物带来的各种益处可能就是我们看到的肿瘤内的癌细胞互相合作的部分原因。[64]然而，这种意外带来的好处也可以是一种自然选择的解释——例如，如果彼此互惠互利的癌细胞最终由于空间上相互接近或由于其他促进正向分类的因素而最终优先与彼此打交道，[65]而且这些彼此合作的癌细胞群体要比非合作者更具演化优势。

在任何合作群体中，作弊者总能占到便宜，因此癌细胞合作——在它刚出现的时候——也很容易遭遇欺骗和作弊行为。我们容易患癌症的首要原因就是我们体内的细胞演化出欺骗行为，利用了多细胞合作。不过，作弊细胞比合作细胞更具优势，也有可能会破坏癌细胞之间的合作。

这表明，除非存在某些机制来不断加强癌细胞之间的合作，否则合作癌细胞组成的群落就可能是脆弱而短暂的。如果没有这样的加强机制，合作的出现就只是暂时的。这就带来了一个关于癌细胞合作演化的合理的零假设：癌细胞合作可能是某个随机过程（如遗传漂变）而产生的结果。在此之后，合作在癌细胞群体中就可能会陷于不利。除非我们有其他不同的证据，这种可能性——任何癌细胞合作都是偶然产生，而且是短暂的，就是解释癌细胞合作演化的一个合理的起始论点。

但是，即使癌细胞之间的合作只是偶然和暂时的，它仍然有可能会对癌症进程产生非常重要的影响。例如，我们看到癌细胞之间的合作对于侵袭和转移成功与否非常重要，这一过程能够为癌细胞形成群落开辟新的环境。如果癌细胞之间的合作有助于促进侵袭和转移，这就可能会对癌症进程产生重大影响，哪怕这种合作如昙花一现，在癌细胞侵入新的环境或形成群落之后就破裂。

癌细胞合作可能短暂，但如果它发生在关键时刻，它就能够让癌细胞侵入新的组织，并转移到病人的全身各处。我们知道癌细胞可以通过合作和协调来入侵周围组织，例如，它们能够利用电信号和化学信号，以一个小的团队为单位集体迁移，甚至能够组成一条长长的队伍，穿过组织和膜结构。[66]此外，癌细胞簇以小组为单位行动，要比它们单独行动更容易成功。[67]考虑到这些，那么即使是短暂的细胞合作也能够刺激肿瘤的进展，对体内的生态系统和容纳它们的多细胞生物的健康产生重大影响。

话虽如此，我们也有理由认为癌细胞之间的合作可能并不仅仅是偶然和短暂的。我们已经看到了某些机制（例如遗传相关性和反复相互作用）能够选择合作行为，并将它维持下去。也有可能是多级选择在转移中发挥着作用，选择了在生长、存活和与其他转移癌细胞竞争等方面更强的癌细胞群落。

微生物中介

到目前为止，我们已经看到了癌细胞之间的合作是怎样赋予它们在人体生态系统中的演化优势的。但是，在体内生态系统中，有一个重要部分我们还没有研究过，那就是微生物组。微生物组指生活在我们体内和体表的所有的微生物，包括细菌、酵母和病毒。研究者在肿瘤内部和肿瘤周围也发现了微生物，而且有证据表明有些微生物可能会促发癌症，而有些微生物则能够帮助预防癌症。

笼统地说，我们可以认为微生物组是多细胞合作和欺骗这出大戏里面另一个潜在的演员。它既有可能有助于体内的多细胞合作，也可能会造成这种合作的破裂。有些微生物对我们人类有好处，有益于我们的健康。它们能够保护我们免于生病，帮助我们消耗吸收营养物质，甚至降低炎性疾病和抑郁症的风险。我们可以认为这些微生物与我们是合作关系，而我们是它们的多细胞宿主，这种合作对双方都有利。[68]但是，与传染病相关的微生物的利益通常与我们的利益并不一致，它们通过利用我们而肆虐生长——利用我们的资源来确保它们自己的生存和扩散。[69]

致病微生物会以许多不同的方式令我们患病，其中之一就是增加我们患癌症的风险。

大约10%~20%的人类癌症与特定的微生物有关[70]，许多微生物（以及多细胞寄生虫）被怀疑会升高癌症风险，即使是间接提升[71]。不仅人类如此，野生动物中的许多癌症也与微生物感染有关。[72]有时，如果癌细胞能够为微生物带来一些好处，微生物就可以从癌细胞增殖中直接受益。在理想情况下，我们的微生物会与我们的正常细胞合作，以帮助我们保持健康、远离癌症。但是，如果微生物转而与癌细胞合作，而不是与我们体内的正常细胞合作，会发生什么呢？

癌细胞和微生物可以相互合作，合起伙来更好地利用这个多细胞身体。[73]微生物可以为癌细胞带来好处，而癌细胞又能为微生物带来好处。这种多物种的合作之所以可以发展，仅仅是因物以类聚，也就是本章前面提到的合作者之间的优先互动。[74]癌症可能不仅仅是癌细胞欺骗正常细胞，或者癌细胞通过互相合作以更好地利用多细胞身体的问题。癌症还可能是微生物助纣为虐、与癌细胞合作并帮助它们肆虐生长的结果。

微生物究竟是如何与癌细胞展开合作，从而提高癌症风险的呢？一些微生物，如人乳头瘤病毒（HPV）所采取的方式简单直接：它们闯进细胞核内，部分通过干扰p53蛋白的功能，从而加快细胞增殖，这就增加了癌症的风险。[75]细胞的过度增殖有利于病毒，同时也提高了携带病毒的细胞的适应度：病毒和细胞都复制了更多的自己。微生物还能够通过更加微妙的方法来增加癌症风险，包括产生基因毒素，引起DNA损伤[76]，或者产生毒力因子，加快细胞增殖[77]。微生物和癌细胞也可以为彼此制造生长因子[78]，以及保护彼此免受免疫系统的攻击[79]。类似的方法还有很多：微生物还可以通过产生毒素把慵懒的癌细胞变得更加好动[80]，或者产生群体感应分子，从而帮助癌细胞侵袭和转移[81]。

不过，有些微生物能够保护我们远离癌症，有些甚至被用作癌症治疗的一部分。微生物和微生物制造的物质被用于癌症治疗已有超过一百年的历史，目前临床上仍在使用。例如，医生们使用牛分枝杆菌卡介苗（*Mycobacterium bovis* BCG）来治疗膀胱癌。[82]微生物及其产物能够通过不同的机制来助攻癌症治疗，包括激活免疫系统、诱导细胞死亡以及抑制新的血管生长。[83]微生物也会对癌症治疗成功与否产生影响——实验发现，与服用抗生素的小鼠相比，具有完整的共生微生物组的小鼠对治疗的反应更好。[84]

微生物能够增强肠道屏障功能、提高免疫力、抑制细胞增殖，帮助调节新陈代谢（图5.3）。[85]一些研究表明，益生菌和益生元可能具有预防癌症的作用——一项荟萃分析研究[86]发现，食用大量纤维（属于益生元，因为它能够滋养有益微生物）与结肠癌风险降低有关。这一领域的研究都很新，且并非所有研究都发现了这样的保护作用，但该研究仍然耐人寻味。[87]这个研究领域十分活跃，也相当令人兴奋。如果我们能够利用益生菌和益生元更有效地预防和治疗癌症，那么我们也许能够提高人类的健康水平，同时也降低了癌症治疗的毒性和高昂的医疗花费。

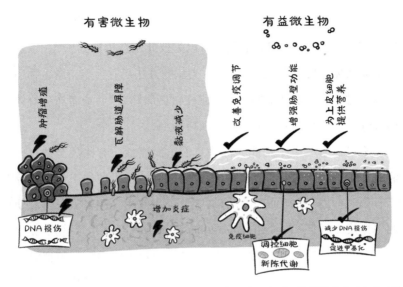

图5.3   微生物可以对癌症进展的诸多方面产生影响，有时可能促进癌症（左），而有时则有助于预防癌症（右）。有害微生物会引起DNA损伤和碱基对漂移、加快肿瘤细胞增殖、增加炎症，并干扰肠道正常的屏障功能。另一方面，有益微生物会增强肠道屏障功能、改善免疫调节、帮助调节细胞代谢。有益微生物还能为上皮细胞提供重要的营养物质和细胞因子，使它们更好地发挥作用、减少DNA损伤，并帮助DNA甲基化保持完好

　　在特定条件下，我们体内的微生物也可以响应外界信息。例如，营养缺乏的时候，它们可以开启毒力基因的表达。[88]要了解信息处理在构建并维持人体细胞和微生物组之间的合作方面（换句话说，它们之间是否存在某种默契）所起的作用，还需要更进一步的研究。但很显然，正常细胞和微生物之间的合作对我们的健康至关重要——在某些情况下，在癌症的发展过程中，癌细胞和微生物之间也会发生合作。[89]

某些克隆的扩张能够阻止癌症

在这本书中，我重点介绍了细胞作弊如何赋予癌细胞（相对于正常细胞）演化上的优势，并导致癌细胞克隆的扩张。但新的研究表明，某些克隆扩张可能还另有原因：它们有时候其实会保护我们不患癌症。

我们已经看到，在我们的一生当中，基因突变会不断积累，其中某些突变可能会增加我们患癌的风险。事实上，我们每个人的皮肤上都有携带着癌症基因突变（比如*TP53*基因突变）的细胞克隆扩张。不久前，研究人员还认为在克隆扩张中所发现的基因突变可能是癌症的驱动因素。例如，大约10%的食管癌当中会发生编码NOTCH1受体（一种细胞与细胞之间的受体，参与很多细胞功能）的基因突变，因此研究人员假设这些突变可能是导致癌症的原因。[90]但是，生物信息学家和演化基因组学家伊尼戈·马丁科雷纳（Inigo Martincorena）意识到，这种分析缺少某些关键部分：对正常、非癌细胞中存在的突变的检测。为了切实证明这些基因突变能够驱动癌症的发生，必须表明它们在癌组织中比在正常组织中更常见，这一点至关重要。

因此，马丁科雷纳和他的研究团队对844个没有食管癌史的已故器官捐献者的食管组织样本进行测序，看看正常、非癌组织中的基因突变有多频繁。令人惊讶的是，他们发现，在这些样本中，*NOTCH1*基因突变更为常见——30%~80%的正常食管组织都携带这个突变，而在以前的研究中，*NOTCH1*基因突变只在10%的食管癌组织中存在。[91]与食管癌组织相比，*NOTCH1*突变与正常的食管组织的相关性更强，这一发现也已得到后续研究的重复。[92]这些结果表明，携带*NOTCH1*突变的细胞克隆扩张可能有助于预防食管癌。事实上，在同一研究中，马丁科雷纳和他的同事发现*TP53*突变在正常的食管组织中并不常见，但在食管癌组织中却非常普遍（大约90%）。可能是携带*NOTCH1*基因突变的细胞克隆扩张侵占了组织中的空间，使得携带*TP53*突变的细胞克隆更难生长。

这些结果之所以重要，原因有以下几个。首先，它们促使我们用不同的方式来思考克隆扩张和癌症。我们不能想当然地认为克隆扩张只会带来坏处，也不能想当然地认为癌症中常见的基因突变必然会导致癌症。马丁科雷纳的研究表明，某些克隆扩张实际上可能是有益的，而某些基因突变可能会预防癌症的发生。

这就提出了一个值得进一步探究的可能性：我们的多细胞生物体可能在演化中学会了"战略性地"通过形成克隆扩张来阻止癌细胞的进一步扩散。癌症生物学家詹姆斯·德格雷戈里（James DeGregori）和他的同事凯利·希加（Kelly Higa）提出了这个想法。他们认为，*NOTCH1*基因突变可能占据了"诱饵适应度高峰"（decoy fitness peak）——适应度景貌里面的局部峰值，防止细胞群体向更具破坏性的方向演化。他们认为这可能是多细胞生物体演化出的用以尽量减少癌症风险的"程序"的一部分。[93]可以设想有一支军队先发制人地占领了某块领地，这样一来别人就只能望地兴叹了——德格雷戈里和希加认为，这就是发生在*NOTCH1*上的情形。

这不会是克隆扩张保护我们免受癌症威胁的唯一案例——我们在第三章中看到，我们的免疫系统利用体细胞演化来促使免疫细胞进行克隆扩张，从而帮助我们对抗感染和癌症。

如果克隆扩张有时可以帮助保护我们免于癌症，那么它可能就为癌症的预防、风险分层以及治疗提供了一种新方法。例如，我们可能能够通过制造非癌性的克隆扩张来达到预防癌症或预防治疗后复发的目的，我们或许也能通过检测已有的非癌性克隆扩张的状态，来评估未来癌症发展的风险，提高癌前状态下的监测水平。

如果我们的身体演化产生了预防性克隆扩张，这背后会是什么样的机制呢？其中一个机制可能是突变"热点"[94]——基因组中的某个区域往往会首先发生变异，因为它们在细胞做出应激反应的时候更容易受到DNA损伤。多细胞生物可能已经演化出了某些突变热点，这些突变热点能够引起某些细胞克隆扩张，占据了空间，从而让更危险的突变细胞无法做大。突变可能是由细胞水平的应激反应（比如DNA损伤）引起的；[95]某些克隆扩张可能是适应性癌症抑制系统所造成的结果，这类系统利用克隆扩张的过程来保护我们免于患癌。

细胞可能会通过占据生态空间的方式将更危险的细胞排挤出去，这有点儿类似于有益微生物在帮助我们保持健康方面所起的作用：某些微生物之所以对人类有益，可能仅仅是因为它们占据了我们的体内和体表所提供的生态空间，从而使得致病性微生物无法再获得一席之地。[96]

癌症演化中的自私基因

在癌症中扮演重要角色的还包括细胞内的基因，尤其是那些自私的遗传因子，比如转座子。在本书中，我大多是以细胞作为体内癌症演化的选择单位。本章前面我讨论了癌细胞群落成为选择单位的情况。现在，让我们进入更微观的世界，看看细胞内部的基因本身是如何成为选择单位，并在癌症演化过程中扮演重要角色的。

我们在第三章中已经看到，母亲和父亲能够通过表观遗传来获得各自不同的遗传利益——父本基因的表达能够促进生长，母本基因的表达则会约束生长。基因组中母本基因和父本基因之间的这种冲突（被称为基因组内冲突）会影响我们患癌症的风险，但这只是基因组内部冲突在癌症中体现的一个例子。

更笼统地讲，基因组内的基因行起事来有时会互相背道而驰，它们会以牺牲细胞为代价来促进自身的复制，或改变细胞的状态来提高基因本身的适应度。[97]就像生物在向多细胞生物过渡的过程中演化出了约束细胞作弊行为的能力，在从DNA自由复制的世界过渡到DNA复制需要由形成染色体的基因组来协调的世界的过程中，基因组也演化出了约束基因水平的欺骗行为的能力。这是生命演化过程中的关键转变之一，它使得基因组里面的基因互相合作、协调，让细胞得以实现某些四处游荡的DNA片段永远无法完成的复杂行为。[98]

不过，这种基因组水平的合作绝非完美。即使在正常细胞中，

DNA片段有时也会从我们的基因组里跳出跳进。我们DNA的一些片段完全有能力复制自己，而无须等着跟整个基因组一起完成复制过程。其中一些DNA——被称为转座子和反转录转座子的移动基因元件，能够自行复制，在基因组中四处乱窜，把自己的拷贝插入基因组的其他地方。（转座子能够直接自我复制，复制的拷贝再插回基因组内；反转录转座子则先转录成RNA，然后逆转录成DNA，最后重新插入基因组。）根据演化生物学家乔纳森·费瑟斯顿（Jonathan Featherston）和皮埃尔·迪朗（Pierre Durand）的观点，移动基因元件"在功能上类似于我们假想的远古复制子，彼此合作，构建出某种原始的编码蛋白质的基因组"[99]，因此，它们不受细胞分裂过程约束的复制，本质上是在细胞层面所进行的DNA复制过程中所出现的"作弊"行为。它们是向前基因组时代的生存方式的某种回归，就像我们把癌细胞视作多细胞生物中向单细胞生存方式的一种回归一样。

转座子和反转录转座子占了我们基因组中的一大块——几乎占一半。它们为什么会存在？主要原因是它们非常善于复制自己。我们基因组经过演化已经能够控制这些移动元件，其中一部分是通过让基因使这类表观遗传学机制沉默来实现的，大概是为了防止这些自私的DNA序列千方百计地复制尽可能多的自身拷贝，让我们的基因组彻底功能紊乱。因此，癌细胞基因组的表观遗传机制被破坏会干扰基因组对这些移动基因元件的控制，这些元件在癌细胞基因组周边不断复制，进一步改变基因组，也就不足为奇了。[100]

我们还不知道基因组内的这些移动元件会对癌症易感性产生多大的影响，但有新证据表明，它们扮演的角色可能比我们之前所认为的更重要。一些研究表明，这些移动元件可能会导致基因组损伤，造成"基因组复制或细胞周期紊乱，或者破坏细胞合作行为"。[101] 在很多癌症中，基因组内移动元件存在的区域的正常基因表达遭到破坏的现象非常普遍。

鉴于我们已经知道癌症的标志性特征对应于多细胞合作中的作弊行为，我们可以推测癌症的某些方面是基因组合作中出现作弊行为的结果，而不仅仅是因为细胞水平的作弊。也许有些癌症是由骗子 DNA 驱动，而另一些则是由骗子细胞驱动的。随着我们对 DNA 欺骗行为的认识越来越深入，专门针对它们的研究越来越多，我们未来或许可以更好地回答它们在癌症中扮演什么样的角色这个问题。

例如，在染色体外复制的 DNA 可能就是导致癌症的骗子 DNA。根据费瑟斯顿和迪朗的理论，如果 DNA 在染色体外，这就意味着它已经摆脱了基因组层面对 DNA 复制的控制，并且可能"自由繁殖或者表现出它们自私自利的行为"。[102] 但是，靠现在大多数病理学技术和基因组测序方法，我们检测不到染色体外的 DNA 序列。这些技术手段要么忽略了染色体外 DNA 序列（在细胞核中自由浮动的 DNA）的存在，要么把它们误认为染色体的一部分。由于标准测序检测不到这种游离在染色体之外的 DNA，因此我们也就无法弄清它们与癌症或癌症的进展是否有关联。

不过，加州大学圣迭哥分校的保罗·米舍尔（Paul Mischel）

和他的团队做的一项研究是一个例外。米舍尔是一位待人和善而又思维开阔的医生兼科学家，他不惧用他的聪明才智来挑战现有的理论。他和他的团队研究了染色体外DNA在胶质母细胞瘤（一种脑癌）中的作用。在一场有关癌症演化的研讨会上，我有幸听到米舍尔谈及他的科学发现，说他在实验样本中发现了少量的染色体外DNA。在他所收集的脑癌样本中，他发现大约有一半的样本含有这种染色体外DNA，而正常细胞中几乎从来没有。这种染色体外DNA序列中含有驱动癌基因（与癌症相关的基因）的额外的拷贝，这表明它们的存在可能导致了癌症，而不仅仅是与癌症相关。[103]

　　米舍尔的报告结束之后，他和我谈到，这些染色体外DNA序列可能就是自私的遗传基因元件，并探讨了如果果真如此，这对从更普遍意义上来理解癌症演化又会意味着什么。在我看来，这是关于癌症演化最令人兴奋的未解难题之一。如果癌症部分程度上是基因层面上对能够自我扩张的自私遗传基因元件进行选择而产生的结果，那么我们将不得不重新思考癌症演化领域的许多理论基础。如果自私的遗传基因元件在癌症中发挥了某种作用，那么我们就有必要重新审视我们所使用的研究工具和方法，以便检测到它们。我们的默认假设是，癌症是一种演化优势，细胞在摆脱它们所处的载体——多细胞生物体——的束缚，并不断增殖而不受生物体的限制的时候，就获得了这种演化优势。然而，米舍尔的研究表明，我们可能过于草率地排除了另一种可能性：癌症可能起始于那些从其载体（染色体）中脱离出来，并不受通常的

DNA复制过程约束而完成复制的基因。

　　作弊行为可能并非癌细胞所独有，它也可能是癌细胞内部的基因所采用的一种策略。同样，在本章中我们也看到了，合作并非正常身体细胞所独有，癌细胞也可能采取相互合作的策略，以更有效地利用身体资源。

　　从人体生态学的角度来看癌症的话，癌细胞之间的合作显然有助于癌症的发展。这倒颇具讽刺意味，因为从根本上来讲，癌症恰恰是多细胞合作中出现的作弊问题。但光有作弊似乎并不能让癌细胞走得长远——合作可能就成了一种让它们走得更远的策略，让它们得以成功地离开原发肿瘤、侵入新的组织，并完成癌症转移。合作还能让癌细胞为单个细胞所不能为，例如分工、穿过身体的膜结构和组织，以及在恶劣条件下存活下来。事实上，癌细胞的合作对我们来说可能比癌细胞作弊更危险。破坏癌细胞之间的合作可能是治疗癌症的关键方法，特别是在癌症晚期，那时候癌细胞合作更有可能已经得到演化。

　　演化的手段——包括破坏癌细胞之间的合作，可以帮助我们在临床上更有效地控制癌症。在下一章中，我们将讨论演化和生态学的方法可以怎样为我们创造控制癌症的机会。

第六章

控制癌症

人类历史就是我们对这个世界的掌控范围不断扩大的历史。我们建造居所，将危险阻挡在外；我们建造基础设施，输送能源和水；我们栽种植物、驯养动物，不用再饥一顿饱一顿。然而，我们身体内部的世界仍然在我们的掌控之外。

　　随着癌症的病程发展，我们的身体似乎在反抗自身。身体演化而来的对细胞周期、细胞代谢、细胞运动的控制，都会出现故障或者完全失灵。在治疗癌症的过程中，我们一直都在试图重新掌控病人身体的内部世界。但是，这个任务可能比看起来要困难得多：我们身体的内部世界拥有复杂的生态环境，其中有不断演化的各种细胞，癌症本身也在不断演化，甚至面对治疗时，癌症依然在进化。然而，在治疗癌症、设计新的治疗方法的过程中，对癌症的演化和生态加以审视和思考，可以帮助我们更好地理解癌症——或许还能更好地控制它。

1972年，签署美国《国家癌症法案》仅仅一年之后，理查德·尼克松签署了另一项法案，围绕一种被称为"虫害综合防治"的农业理念，制定了一项新的国家政策。[1]在此前的几十年中，农民使用双对氯苯基三氯乙烷（DDT）等化学药剂喷洒农作物来控制农业害虫。但是，DDT的大量使用对生态系统和人类健康造成了意想不到的后果，包括鸟类数量减少，以及人类患癌症的风险增加。

这项新政策的通过得益于蕾切尔·卡森（Rachel Carson）极具影响力的著作《寂静的春天》，以及普通大众对杀虫剂所带来的危害性日益提高的认识。DDT等化学药品不仅对环境和人类健康有害，而且我们也认识到了，从长远来看，它们的效果也是不可持续的。害虫会通过演化获得对这些化学物质的耐药性，最终，这些化学药品会失去作用。就DDT而言，它带来的选择压力会有利于携带能改变钠离子通道调控的基因突变的害虫，使它们获得对DDT的抗药性。这些害虫可以上调排毒信号通路，将DDT排出体外，从而避免药物产生有害影响。

虫害综合防治政策用长远的眼光来控制农业虫害，旨在避免害虫演化出化学农药抗性。有效防治害虫的关键之一在于，害虫为获得化学杀虫剂抗药性需要付出一定的代价，因此在这些化学药品不存在的情况下，这些具有抗药性的个体实际上在演化上会处于不利地位。因此，虫害综合防治的首要策略就是什么都不要做——只在害虫造成的损害达到临界阈值时，才采取行动。接下来是使用化学杀虫剂来减少害虫的数量，使其降到不会造成太大损害的程度。[2]虫害综合防治政策假定抗药性在害虫种群中已经存在。人们认识到，如果使用过高剂量的杀虫剂，或者杀虫剂喷洒得太频繁，对杀虫剂敏感的害虫就会全部被杀死，留下的全是对它具有抗性的害虫，这样一来就不可能长期控制害虫了。虫害综合防治预测到这种结果的出现，而使用较低剂量的杀虫剂，虽然会留下一定数量的药物敏感害虫，但却能够达到长期防控害虫的目的。

美国佛罗里达州坦帕市莫菲特癌症中心的放射肿瘤学家和癌症研究员鲍勃·盖滕比（Bob Gatenby）受虫害综合防治理论的启发，制定了一种癌症治疗的新方法。盖滕比了解到虫害综合防治中留下害虫以防止耐药性演化的策略之后，想试一下类似方案能否应用于癌症治疗。他从2008年开始对这些想法展开探索，利用他的个人资金在亚利桑那大学开展初步的临床前研究（当时他是该校放射学系的主任），此后就一直致力于借鉴这些虫害防治的理念，将其应用于癌症治疗。（现在这项研究由美国国家癌症研究所和其他组织提供资助。）

跟防治虫害一样，癌症治疗中最大的问题也是耐药性。在治疗过程中，癌细胞会发生演化，对治疗不再敏感，治疗也就随之失去了效果。癌细胞演化出对化疗药的耐药性一直是所有化疗药物都存在的问题，包括靶向药物，比如表皮生长因子受体（EGFR）抑制剂和人类表皮生长因子受体2（HER2）靶向抑制剂。[3]盖滕比和他的同事们提出了一种具有革命性的癌症治疗方案，其治疗的目标不是根除肿瘤，而是着眼于肿瘤的长期控制。与虫害综合防治一样，这种治疗方法旨在将肿瘤所带来的负担控制在可承受范围内，同时保持癌细胞对治疗的敏感性，让患者得以无限期地重复使用同一药物，并限制药物对环境（换句话说，就是患者本人）的影响。

盖滕比的方案被称为适应性治疗，其理念是随着肿瘤的变化而相应调整治疗方案。在适应性治疗中，医生通过成像技术或者血液检查密切监测患者的肿瘤，在了解了肿瘤是否正在生长之后，确定合适的药物剂量。利用有关肿瘤生长的信息来确定合适的药物剂量，有几种不同的算法，但总的原则是：算法旨在找到某个剂量，既能够保持肿瘤稳定，把它控制在可接受的大小，而同时又不会对患者造成太大的伤害。这本质上就是"虫害综合防治"的肿瘤版本。

适应性治疗使用的确切算法因不同研究而有所差异，但它们都有一个相同的目标，那就是控制肿瘤，使其保持稳定。首先，给予肿瘤一个相对较高的药物剂量，让肿瘤变小。（这同时也会减少癌细胞的种群数量，减缓肿瘤随后的演化速度。）接下来，对肿瘤进行定期的监测，并根据肿瘤的实际情况使用抗癌药物进行治疗。如果肿瘤的大小保持不变，则药物剂量也保持不变。如果肿瘤开始生长，就适当增加药物剂量（可以高到最大耐受剂量）。如果肿瘤没有生长，则适当降低药物的剂量。如果肿瘤缩小到某个阈值以下，就暂停给药，直到肿瘤重新长到阈值大小以上。另一种治疗策略则是保持药物剂量不变，但一旦肿瘤缩小到初始大小的一半，就暂停给药。

适应性疗法颠覆了癌症治疗的现有理论框架——它不是试图彻底摧毁肿瘤，而是允许肿瘤存在，但将肿瘤变得更可控。适应性治疗把癌症从一种急性、致命的疾病转变为一种慢性、可控的疾病。暂停药物治疗或者低剂量的药物治疗能够让肿瘤保持对药物的敏感性，减少恶性程度较高的癌细胞，患者得以有可能继续使用同样的药物治疗。由于治疗的强度只有在肿瘤生长时才相应增加，因此选择压力也会不利于快速分裂的细胞，而有利于分裂较慢的细胞。这样一来，就有可能减缓肿瘤内癌细胞演化的速度。显然，在大剂量疗法能够彻底治愈某种癌症的情况下（例如，早期发现的基因同质肿瘤），适应性疗法可能并非最佳选择。但对于那些传统治疗手段难以控制的晚期癌症，适应性疗法为高剂量疗法提供了一种替代方案。我们稍后将看到，这种治疗方案在控制晚期癌症方面已经取得了成功。

在2009年发表的一项研究（盖滕比用他的个人资金来进行该研究）中，盖滕比和他的同事用异种移植肿瘤模型测试了适应性治疗方法。他们将人类卵巢癌细胞移植到实验小鼠体内，一部分小鼠按照标准治疗方案，使用标准化疗方案（在短时间内接连接受三次高剂量给药治疗）治疗，或者按照适应性治疗方案治疗。他们还用没有接受任何治疗的小鼠作为实验对照。按照标准治疗方案治疗的小鼠，其肿瘤开始时出现萎缩，但几周之后就出现了反弹。而另一方面，接受适应性治疗的小鼠的肿瘤在整个实验期间保持相对稳定。他们重复进行了实验，得出了相同的结论：适应性治疗控制住了小鼠肿瘤。[4]

盖滕比和他的同事得出结论，适应性治疗方案能够让小鼠在"携带体积小、相当稳定的肿瘤的同时，一直存活下去"。[5]在另外两项实验当中，研究小组还测试了针对移植到小鼠体内的人类乳腺癌细胞的适应性治疗的药物剂量。在这两项实验中，他们都发现，随着时间的推移，控制肿瘤所需要的药物剂量变得越来越小。[6]他们还发现，接受适应性治疗的肿瘤，其细胞坏死（死组织）更少，血液供应更稳定，这表明适应性治疗实际上可能有助于稳定肿瘤生态环境、维持资源供应、降低危害水平。

我们在上一章中看到，更加稳定的环境能够选择出具有较慢生命史策略的细胞。[7]因此，这样的环境可能会选择出恶性程度较低的细胞，也可能会降低癌细胞演化出合作能力的可能性。在上一章中，我们还看到不稳定的环境会为癌细胞合作创造条件。也许适应性治疗之所以能够取得成功，其部分原因就是它使得资源流动正常化，并且改变了癌细胞所面临的选择压力，所以它们不能演化出合作的能力。

在适应性治疗实验取得成功之后，盖滕比决定，是时候在患者身上来检测适应性疗法的效果了。适应性治疗是新型的个性化治疗的一个例子，它受到我们对抗药性演化动态过程的理解的启发。适应性治疗不仅因人而异，而且是动态的，根据癌细胞的生长情况和特定患者肿瘤对治疗的反应来调整治疗药物的剂量。它也适用于任何现有的药物或治疗方法，从而减少了临床使用的障碍。此外，任何评估肿瘤负担的方法，从成像技术对肿瘤大小的测量，到检测前列腺特异性抗原（PSA，这是前列腺癌的一种肿瘤标记物）的水平，都可以用到适应性治疗当中。

2016年，盖滕比与肿瘤学家张静松（音译）合作开展了适应性疗法的首次临床试验。他们在一项先导临床试验中招募了11名对激素疗法没有反应的转移性前列腺癌患者。通常来讲，前列腺癌细胞需要睾酮才能进行增殖，因此激素治疗就通过抑制睾酮的分泌来阻止癌细胞的扩散。但是，前列腺癌细胞经常能够自己产生睾酮，获得"割礼抗性"。治疗药物阿比特龙（Abiraterone）能够干扰睾酮的合成，所以经常用于割礼抗性前列腺癌的治疗。但癌细胞又会演化出对阿比特龙的抗性。治疗开始后，对阿比特龙产生耐药性的时间因人而异。在正常连续治疗的情况下，16.5个月后会有大约一半的患者肿瘤发生进展（16.5个月是肿瘤进展大体上的中位时间；这项研究没有包含对照组）。在盖滕比的适应性治疗试验中，他们利用PSA来衡量患者的肿瘤负担。当PSA低于起始水平的50%时，他们就停止阿比特龙给药——在PSA水平较低的情况下，让肿瘤自生自灭。只有当PSA水平升到高于起始水平时，才恢复给药。通过适应性治疗，盖滕比控制肿瘤的时间比标准治疗要长得多。截至2017年10月张静松和盖滕比发表该先导临床试验的结果时，11名患者中只有一位的癌症恶化。[8]这个结果让人相当吃惊：在适应性治疗试验中，患者的肿瘤中位进展时间至少为27个月，大大超过典型的16.5个月。事实上，肿瘤进展的中位时间可能要比27个月长得多（因为在该研究期间，出现肿瘤进展的患者数太少，无法计算其实际中位时间）。此外，接受适应性治疗的患者所用的阿比特龙药物总剂量还不到标准治疗建议的一半。

盖滕比目前正在莫菲特癌症中心为开展黑色素瘤、甲状腺癌和卵巢癌的适应性治疗临床试验做相关的工作，其他机构的研究人员（包括我们在亚利桑那州立大学和亚利桑那州梅奥诊所的团队）正在其他癌症中开展适应性疗法的临床试验。适应性治疗有望更好地、更长久地控制癌症，并减少控制肿瘤所需的药物剂量。我们还在收集有关患者生活质量的数据，以对适应性疗法是否能够提高患者的生活质量，得出正式的结论。

凤凰涅槃

神话中的凤凰在大火中燃尽自己，而后，一只新的、更强壮、更年轻的鸟从灰烬中浴火重生。身披红色和金色羽毛的凤凰，代表着韧性与生存。它也是癌症面对各种治疗手段所表现出的韧性的贴切象征，尽管癌症的韧性是我们不乐见的。

和凤凰一样，癌症也能够从灰烬中浴火重生，从我们期望能摧毁它的力量中获得力量。癌症的韧性源自其演化的本性：它是一个由各种细胞组成的细胞群，在选择压力下发生快速演化。当我们对癌症进行放疗或化疗时，这些疗法本身就成为一种选择压力，选择出那些能够最终存活下来的癌细胞。经过治疗，肿瘤中的下一代细胞就由最能抵抗治疗的癌细胞的后代组成。因此，如果治疗不能清除所有癌细胞（这种情况经常发生），癌症可能还会卷土重来。这也意味着人类和我们对癌症的治疗都是对癌症选择压力的一部分。我们塑造了肿瘤的演化，不管我们是否有意如此。

在过去的几十年里，我们在治疗癌症方面已经取得了巨大的进步——一些癌症，如甲状腺癌和儿童白血病，已经可以治愈。根据美国癌症协会的数据，一些癌症患者的五年生存率非常高，早期甲状腺癌患者的五年生存率接近100%，儿童白血病患者的五年生存率在60%到85%之间（不同分型的生存率不同）。[9]但是，在晚期癌症的治疗方面，我们仍然停滞不前。我们还不了解转移癌症这个恶魔，而具有抗药性的转移癌症更是难以捉摸。我们针对转移癌症的治疗也不过是延长患者几个月的生命，一些研究表明，接受姑息治疗（以提高患者生活质量和减轻疼痛为目的）与接受昂贵而痛苦的治疗方法相比，效果差不多。[10]

因此，演化生物学和传染病专家安德鲁·里德（Andrew Read）提出了这个问题："当肿瘤或感染病原体已经具有了抗药性，而我们又别无选择的时候，我们应该如何治疗患者？"我们是应该仍然使用激进的治疗手段，还是应该考虑一种不那么激进的方法，以免给细胞带来强大的选择压力，从而演化出抗药性？"药物的使用会导致耐药性，使用药物来狂轰滥炸，反倒替我们所担心的对象——我们无法杀死的癌细胞和病菌——消除了竞争对手。"[11]里德指出。换句话说，我们对癌症的疗法塑造了肿瘤内部的演化过程。如果我们无法通过积极治疗清除所有的癌细胞，我们最终可能会无意中创造有利于我们无法控制的细胞的条件。

我和我的同事想弄清楚，是否能够找到某种方法，来区分用激进的治疗方法能够治疗的癌症以及会通过演化逃脱治疗的癌症。

为了解决这个问题，我们在惠康信托基因组中心举办了一次会议，取得了共识。我们建立了一套测量癌症的可演化性的原则，被称为演化指数（Evo-Index）和生态指数（Eco-Index），[12]见图6.1。牵头此次会议的卡洛·梅利说："我们关于癌症最重要的一个认识是癌症总是在不断变化之中。迄今为止，我们还没能找到一种方法来测量（或推断）肿瘤的动态。"演化–生态指数为我们根据癌症的演化和生态特征开发生物标志物、将癌症分为不同类型提供了指南。

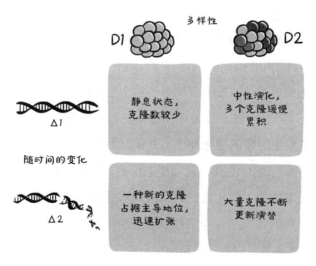

图6.1　演化–生态指数是量化肿瘤的演化和生态动态变化的一种方法，可以帮助我们区分癌症的不同类型，并更有效地治疗癌症。演化–生态指数（如图所示）包括两个维度：肿瘤的多样性和肿瘤随时间的遗传变化。在这两个维度上，肿瘤的评分可以分别或高或低，形成一个2×2的分类方案，将肿瘤分为4种不同类型。这些不同类型的肿瘤对治疗的反应很可能会有所不同，因此这种分类可能是癌症个性化治疗的一个行之有效的指南。生态指数（图中未显示）也包括两个维度：可利用资源的多少和所处环境的危害性高低，也形成了一个2×2分类方案。演化和生态指数整合在一起，可以帮助我们将癌症分类，并进行更有效的治疗

生物标志物能够帮助我们诊断癌症并进行风险分级，帮助我们预测哪些患者的肿瘤可能会进一步发展成为转移癌症。大多数癌症的生物标志物是分子特征，比如特定基因的突变，或某种特定受体的存在。生物标志物通常专门标记某种特定的癌症类型，或提供肿瘤对某种特定疗法可能会出现的反应的相关信息。

病理学的标准方法通常包括对肿瘤进行活检，在显微镜下观察肿瘤，并在某个单一时间点观察肿瘤的遗传学特征。癌症生物学家有时会说，传统的病理学就像试图通过《体育画报》上的图片来推断足球比赛的规则一样——你所看到的只是某个瞬间的快照，得不到任何攻防信息。

演化和生态学的理论框架为癌症个性化医疗提供了一种新方法。演化–生态指数不是去寻找像特定基因突变这样的生物标志物，而是根据肿瘤的演化和生态特征对肿瘤进行分类，并最终治疗它们。梅利说："利用演化和生态指数，我们是要通过监测肿瘤细胞的动态变化、所接收到的刺激和承受的选择压力，来了解癌症的游戏规则。"演化–生态指数的目的，是通过测量肿瘤关键的演化和生态参数，更准确地预测肿瘤的演化。

演化指数由两部分组成：肿瘤的遗传多样性和肿瘤内部遗传变化的速度。生态指数也由两部分组成：资源（如血液供应）和危害（如免疫系统的攻击）。综合起来，这些因素有助于我们预测肿瘤可能如何演化，以及肿瘤会对不同类型的治疗做出怎样的反应（后者尤为关键）。

生态指数和演化指数的框架，能够帮助我们识别具有不同演化动态特征的肿瘤。通过监测这些生态和演化动态，我们希望能够根据肿瘤的特定的动态特征来设计和调整我们的治疗方案，而不是单纯地根据肿瘤在某一时刻的静态特征，比如某个单一时间点肿瘤细胞的遗传基因特征来决定我们的治疗。并非所有的肿瘤都一样，演化–生态指数的目的就是确定对肿瘤动力学的塑造过程最重要的演化和生态参数，然后利用这些知识来让肿瘤演化的过程朝着我们希望的方向行进——而不仅仅是放任肿瘤演化的发展。

我们看到，癌症是一个复杂且适应能力很强的敌人。它是一个细胞种群，会随着我们对它的干预而发生演化。因此，如果想要控制癌症，我们可能需要采取更加明智、更具战略性的治疗方案。大多数传统癌症疗法采用"机枪扫射"的方法，对肿瘤极具破坏力，留下一片狼藉。但基于演化的疗法，如适应性疗法，则采取塑造细胞的适应度地形的策略来改变肿瘤的演化轨迹。我们可以采取许多潜在的策略，通过塑造癌细胞的演化方式来控制癌细胞的数量：减慢它们演化的速度，重新调整它们的演化方向，只清除最有可能成为问题的细胞。

适应度地形的比喻可以帮助演化生物学家来思考种群的演化。山顶代表适应度最高点，山谷代表适应度的低点。随着种群的演化，它们爬过适应度地形里的小山坡（图6.2），在突变发生的过程中，到达更高的适应度山巅。控制癌症的方法之一就是去改变这种适应度地形——改变其中的山峰和低谷，使癌细胞朝着我们想要的方向演化。例如，将它们困在某个局部的山峰上，这样它们相对来讲就不会造成太大危害。如果我们能塑造这种适应度地形，

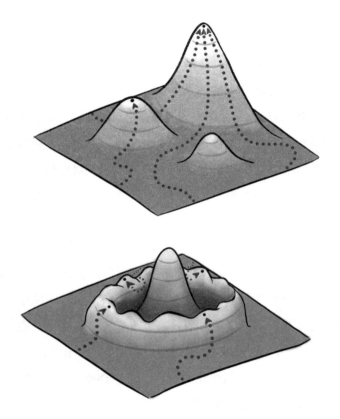

图6.2 癌症之所以能够在体内不断演化，原因之一是具有癌症特性的细胞拥有更高的适应度，在这里由适应度地形上的最高点来表示。适应度地形是描述种群演化轨迹的一种方法。当细胞在体内变异时，它们发生了基因突变——其中一些突变会让它们移动到适应度地形上更高的点。适应度更高的细胞更有可能留下后代，于是这些细胞群在适应度地形上的位置更接近癌性的高峰（上图）。预防癌症的一个方法就是塑造细胞在适应度地形中的演化轨迹，甚至通过比如改变体内环境来改变适应度地形本身（下图）。比如，有可能将癌细胞围困在某个"局域山峰"上，将细胞适应度从根本上限制在某个局部的最大值，而防止它们演化到整体最大值——地形上的最高点。通过操纵适应度地形来塑造癌症演化轨迹，是受演化理论启发来控制癌症的策略之一

我们就可以塑造癌细胞的演化。我们可以降低它们对癌症治疗的抗性，降低它们的攻击性，我们也可以让它们留在原地，不去侵袭和转移。我们甚至还可以让它们走进死胡同，或者用适应度地形的语言来描述——把它们送上局部的山巅，这样它们就不会再进一步演化从而威胁到我们的生存和健康了（比如把它们送到一座小山上，这样它们就到不了最高的山顶了）。我们只需要弄清楚应该如何对适应度地形加以适当的改造，以把癌症引导到我们想要它们去的地方，或者至少能够防止它演化到适应度的最高峰，杀死我们。

在本章的前面，我谈到了适应性疗法所取得的初步成功和应用前景，这种疗法会根据肿瘤的生长状态调整治疗的强度。那么，还有什么其他策略可以用来控制癌症？我们能否利用演化生物学和生态学的原理来制定新的策略控制住癌症，而非妄图彻底根除它们？

让它慢下来

控制癌症最简单的策略是减缓癌细胞演化的速度，使它们要花更长的时间才能穿越适应度地形。例如，如果我们能把速度降低一半，那么细胞从生长到最终癌变的时间就会变成原来的两倍。由于从第一批基因突变的发生到癌症被发现通常需要几十年的时间，[13] 那么将这个时间翻倍就能够极大地降低癌症的发病率。

我们怎么样才能放慢癌细胞的演化呢？降低突变率是一个方法，因为它降低了细胞种群的多样性。这种方法很有前景，一项研究发现，每天服用很少量（跟一片低剂阿司匹林差不多）的非甾体类抗炎药物（NSAIDs）有助于将突变率降低一个数量级[14]，另有多项研究表明，NSAIDs能够减缓食管癌和许多其他癌症的进展[15]。（这可能是由于NSAIDs能够直接降低突变率，[16]或者也可能是由于我们天生的癌症抑制系统在炎症水平低的状态下能够更有效地发挥功能。）减缓癌症演化的另一个方法是放慢繁殖速度——或者对于细胞来讲，是放慢细胞分裂的速度。大多数癌症治疗药物的研发，都力求最大限度地杀死癌细胞，而不是最大限度地减少细胞分裂。这可能导致药物筛选测试中遗漏了很多潜在的抗癌药物，因为这些测试的评估标准都是药物杀死癌细胞的效果，而不是它们控制癌细胞分裂速率的效果。有一些已有的药物可以减缓细胞分裂的速度，它们被称为细胞增殖生长抑制药物，因为它们能够保持细胞处于静息状态。它们已经被广泛用于乳腺癌的治疗，并取得了成功。

其他减缓演化速度的方法包括降低肿瘤中癌细胞种群的规模，减少癌细胞之间适应度的差异（因为生存和增殖方面的差异是演化的驱动力）。从更宏观的角度，我们可以尝试通过塑造癌细胞的生态环境，促使癌细胞朝着慢生命史策略的方向演化。让细胞慢下来的策略就是要让癌症成为我们在第二章中所提到的睡着的安静室友。

用假药欺骗癌细胞

盖滕比受演化启发而提出的癌症控制策略，对防止癌细胞占据上风给出了很多聪明而有创造性的想法。细胞获得抗药性的成本是很高的——细胞必须拼命工作，消耗大量的能量才能维持对药物的抗性。基于这一认识，盖滕比认为，他能够让癌细胞付出成本却一无所获。对多种药物有抵抗力的细胞通常都有将药物排出细胞外的外排泵，这些泵需要能量来维持运转。

盖滕比认为，这种对多种药物的耐药性机制实际上可能成为癌症的弱点，我们可以利用这一弱点，喂给细胞"假药"，换句话说，就是无毒或毒性极小的分子。这些假药能够激活癌细胞的外排泵，导致能量消耗，而这样的能量消耗实际上并没有带给它们比非抗性细胞更大的生存优势。盖滕比称这些药物为"替代药物"（ersatzdroges）——这个名字比"假药"叫起来更好听，但其实是一码事。（Ersatz 在德语中就是"替代"的意思。）盖滕比和他的同事发现，使用"替代药物"能够减少培养皿中耐药细胞的细胞增殖，并降低小鼠模型中抗药性细胞系（与类似的非抗药性细胞系相比）的生长速度。[17]这种策略让耐药细胞劳而无功——它们通过分子马达泵出了实际上并非药物的物质，结果使得留给细胞增殖的资源相应减少了。

回归基础

盖滕比在开发控制癌症的新策略方面很有一套。我们知道，癌症改变了我们身体内部的生态环境，使肿瘤微环境更偏酸性。

这种酸性环境有助于细胞外基质的分解，这不仅会破坏身体的内部环境，还会为癌症的侵袭和转移铺平道路，使癌细胞更容易脱离它们所处的已被破坏的环境。基于此，盖滕比决定做一个实验，来看看碳酸氢钠（小苏打）是否能够减少小鼠体内癌症的转移。

盖滕比和他的团队先给实验小鼠注射乳腺癌、前列腺癌或者黑色素瘤的癌细胞，然后让小鼠口服小苏打水。他们发现，小苏打会降低小鼠肿瘤微环境的酸度，并使得"肺、肠和横膈膜肿瘤转移的数量和大小显著下降"。虽然原位肿瘤的大小没有受到影响，但通过将肿瘤微环境中的酸度恢复到更接近pH（酸碱度）中性的状态，肿瘤转移显著减少，这导致接受盖滕比团队所谓"碳酸氢盐疗法"的小鼠的存活率提高了。[18]降低环境酸度也可能会影响肿瘤内癌细胞的生命史演化——降低了高酸度给细胞带来的危害，也减少了癌细胞形成转移集群的可能，而这两点都可能使得细胞演化选择慢生命史策略。

喂养肿瘤

低氧环境是肿瘤微环境的关键特征。在氧气水平低的情况下，癌细胞更有可能发生侵袭和转移。[19]资源缺乏的状态会选择出更容易迁移的癌细胞。研究表明，将向肿瘤内部的资源输送恢复到正常水平，实际上会减少肿瘤细胞的转移。[20]使用低剂量的血管生成抑制药物（有助于增加血液向肿瘤的流动）可以改善肿瘤对治疗的反应。[21]我们在本章前面已经看到，适应性治疗能够使资源向肿瘤的流动更加正常化，这可能是该疗法取得成功的原因之一。

使肿瘤的资源流动正常化可能会对该肿瘤内细胞的生命史选择压力产生影响。一般来说，稳定但低水平的资源供应会选择出采取较慢的生命史策略的个体。在资源供应正常化的肿瘤中，情形可能也是如此，选择会有利于增殖速度较慢且扩散倾向较低的癌细胞。

为肿瘤提供稳定资源供应的治疗策略听起来有悖常理——难道我们不应该极力让肿瘤受冻挨饿吗？问题在于，使肿瘤细胞挨饿会使它们更有可能改变其基因表达状态而发生迁移，而且贫乏的资源带来的选择压力会更有利于那些有可能迁移的癌细胞。为肿瘤提供（稳定而低水平的）给养可能会使得肿瘤在它原来的位置继续生长，但一般来讲，这比鼓励它发生侵袭和转移要好得多。这和温斯顿·丘吉尔关于民主的论述很相似：它是最糟糕的政府形式，但它比其他任何已被尝试过的政府形式都要好。[22]为肿瘤提供给养这个策略看起来很差劲，因为它允许癌细胞获取资源，使它们在原有位置上继续增殖、生长，但这可能比促使癌细胞转移的方案要好得多。

利用合作理论控制癌症

另一种控制癌症的方法，是为我们身体有效检测和应对细胞作弊的能力提供支持。我们的身体会通过检测细胞作弊，并在作弊细胞演变成癌症之前制止其作弊行为，来保护我们不得癌症。如果我们能提高身体检测细胞作弊的能力，或者在该功能遭到破坏（例如被癌症抑制系统当中的基因突变破坏）后恢复这些功能，我们也许能够更有效地预防和治疗癌症。

我们身体已经部署了多级作弊检测系统，它可以检测细胞作弊，并防止这些细胞作弊者引发癌症或促使癌症进展。然而不幸的是，我们身体的作弊检测系统并非万无一失。癌症一直承受着选择压力，要欺骗我们的细胞作弊检测系统，使系统出错。当肿瘤长大到能够被诊断出来的时候，它已经演化出了全方位逃避和绑架细胞作弊检测系统的能力。许多癌症都携带 *TP53* 基因突变，[23] *TP53* 是细胞内部作弊检测系统的信息处理中心。癌细胞周围邻居细胞的检测系统也遭到破坏，通常癌细胞会产生某些细胞因子，诱使邻居细胞容忍细胞增殖和迁移，并把它当成"正常"细胞行为。当然，癌症逃避免疫系统监管的能力也会不断演化。就像被猎杀的种群不断演化，奔跑和躲避捕食者的能力也会越来越强一样，癌细胞通过演化，得以在免疫系统的眼皮底下横行肆虐而不被发觉。

当癌症破坏了我们的细胞作弊检测系统，我们该怎么控制癌症呢？

办法之一可能是重新启动细胞的自我控制程序，让我们内在的癌症抑制系统恢复正常工作。我们的每个细胞都拥有一套复杂的基因网络，让它监测自己的行为，如果发现出错，就调整其基因表达和行为。例如，围绕*TP53*的基因网络会停止细胞周期进程，启动DNA修复，如果必要的话，还会诱导细胞自杀。在癌细胞里，当*TP53*发生突变或被删除的情况下，细胞常常会失去其内在的作弊检测系统。重新启动细胞自我控制的一些潜在策略包括恢复细胞丢失的*TP53*功能，[24]或仅仅是促进DNA修复等细胞行为。许多癌症疗法旨在试图重新激活那些本不该存活却存活下来的细胞内的凋亡途径，但这些疗法很难长期有效，因为它们会迅速选择出具有抗药性的癌细胞。

我们在前面提到过的亨茨曼癌症研究所的癌症生物学家莉萨·阿贝格伦和乔舒亚·席夫曼，现在正在利用大象的*TP53*基因来研发新的癌症治疗方法。他们的研究结果已经表明，大象的*TP53*能够让人的骨肉瘤细胞恢复正常的p53功能和诱导细胞凋亡的能力，[25]目前他们正在进行小鼠动物实验，测试大象的*TP53*能否在小鼠体内诱导肿瘤细胞的凋亡。

对于细胞如何通过遗传基因网络（像围绕*TP53*的基因网络那样）处理和整合信息，我们才刚刚有所了解。随着我们对细胞如何利用信息来帮助我们免于患癌有更多了解，我们也许能够利用这一点来更有效地预防癌症。我们还可以借助身体（以及大象等对癌症有抵抗力的生物的身体）的集体智慧，寻找在临床上更好地控制癌症的灵感。这些方法提示我们，应该整合多种来源的信息，用以监测癌症，并研发能够最有效地利用这些信息的临床决策手段和方法。

我们在前面已经看到，多细胞生物身体的演化，使得细胞要实施作弊且不受惩罚变得很难，我们的身体有一套完整的癌症抑制系统，帮我们监测并控制细胞的作弊行为。例如，*TP53*只允许正常的细胞分裂，*BRCA*能够帮助修复可能导致细胞作弊的受损的DNA。这些癌症抑制机制虽然不能完全消除细胞的作弊行为，但它们能够很大程度上控制这种欺骗行为，好让多细胞生物体健康长寿。换句话说，多细胞生命发展出癌症抑制机制，包括*TP53*等癌症抑制基因、DNA修复系统，乃至能够进行非癌性克隆扩张来防止癌细胞的生长，这些都在很大程度上解决了细胞作弊的问题。

对我们的身体，以及生命之树上的其他生物如何抑制癌症有更深入的了解，可以为找到新的控制癌症和延长寿命的解决方案提供方向。我们可能会发现某些新的癌症抑制系统——比如当细胞变异太严重时，扁盘动物可能会出现的将细胞排出体外的现象，或者通过研究像大象这样的大型动物，来找到如何使用*TP53*等我们已知的癌症抑制系统来抑制癌症的方法。我们还可以采用演化的视角更好地了解某些癌症抑制方式所伴随的代价，例如，癌症抑制基因*BRCA*的突变与更高的乳腺癌发病率相关，同时也与更高的生育能力相关。

另一种强化人体的作弊细胞检测系统的方法是，鼓励细胞对其邻居细胞进行监视，使"邻里"层面的监测系统回到正轨。癌细胞常常会通过产生伤口愈合因子来"绑架"周围的正常细胞。基本上，这些信号就是在告诉所有周围的细胞要容忍癌细胞的所作所为，包括过度的增殖和细胞迁移（也就是说，癌细胞诱使邻居细胞提高对作弊行为的检测阈值）。伤口愈合信号使得癌细胞可以胡作非为而不受邻居细胞的监视和制衡。这可能是减少炎症有助于降低癌症风险[26]的原因之一。（减少炎症也减少了可直接导致DNA突变和缺失的活性氧的产生。）减少炎症可能还有助于清理细胞信号环境，并允许正常细胞正确检测到其附近存在的问题细胞的类似癌症的行为。如果没有炎症所带来的"噪声"，我们的免疫细胞可能更容易专注于它们负责监测的"信号"（即癌细胞）。

我们也可以通过重新调动免疫系统来控制癌症。我们已经看到，癌细胞会演化出许多策略来逃避免疫系统的监测。但是，我们可以重新训练免疫系统来应对癌症，甚至可以阻止癌细胞躲避免疫系统。这些都是癌症免疫治疗的目标。有时，癌细胞会直接通过改变位于细胞表面的蛋白质来躲避免疫细胞，让它们在免疫细胞眼中像是正常细胞；有时它们会绑架免疫细胞，告诉免疫细胞它们一切正常，所以别来找麻烦。癌细胞也可以直接干扰免疫细胞的作弊检测系统。

通常，我们的免疫系统通过一个监视和制衡系统来发挥作用，因此能够对外来威胁（如癌细胞和致病微生物）做出反应，当威胁消除后，它们又能够放下紧绷的神经，恢复正常。我们的免疫系统之所以能够做到这些，其中一部分是通过免疫检查点——如果它们收到信息说已经没有威胁了，就会叫停免疫反应。本质上，免疫检查点会检测环境中是否存在欺骗者，没有便会告诉免疫系统应该偃旗息鼓了。这种缓和免疫反应的功能对我们的健康来讲至关重要——如果它出了问题，我们的身体就会出现过度炎症反应，或患上自身免疫疾病。但它也会成为一个弱点：癌细胞能够在演化中产生触发这些免疫检查点的因子，从而叫停针对自己的免疫反应。

癌症免疫治疗中一些最有希望的方法，是干扰癌细胞削弱免疫反应的能力。免疫检查点封锁疗法可以阻断癌细胞产生的能够停止免疫反应的分子。通过恢复免疫系统检测细胞作弊者的能力，免疫检查点封锁疗法能够治疗一些以前难以治疗的癌症，包括黑色素瘤和肺癌，并在某些患者身上取得了成功。[27]

尽管早期遇到了一些挫折，目前来看，免疫疗法仍然是最有希望的癌症治疗前沿领域之一。然而，癌细胞仍然能够演化出对免疫疗法的抵抗力，[28]就像它们能够演化出针对传统疗法的抗药性一样。这意味着从演化的角度进行治疗对于免疫疗法的效果也很重要。

中断癌细胞之间的合作

我们在上一章中看到，癌细胞不仅演化出了违背多细胞合作基石的欺骗行为，而且它们能够相互合作，以便更好地盘剥它们的宿主。尽管这令人不安，但它同时也暗示了控制癌症的另一条潜在途径。我们或许可以破坏癌细胞之间的合作。例如，干扰循环系统当中癌细胞簇里癌细胞之间的黏附，有可能会降低癌症转移的概率（因为我们已经发现癌细胞簇与单个细胞相比，更容易发生转移）。[29]破坏癌细胞之间的合作信号，是癌症控制的另一种潜在策略。[30]

我们的身体很可能演化出了抑制行为不端的细胞之间的合作的能力，它们之间本就不应该合作。也可以这样想：演化已经塑造了我们的癌症抑制系统，阻止癌细胞之间的相互合作。这为癌症治疗提出了一个重要方向。我们也许能够通过中断癌细胞之间的合作来阻止癌症演化到晚期癌症转移的阶段。我们能否中断癌细胞群落之间的合作与协调，以更好地治疗转移性癌症呢？

我与冈瑟·詹森（Gunther Jansen）交流了这些想法和问题，他是一名传染病研究人员，和安德鲁·里德一样，对如何能够最大限度地控制传染病提出了许多传统的假设。我们对将控制传染病的策略应用到控制癌症上的想法都很感兴趣，特别是怎样找到某种方法来破坏作弊癌细胞之间的交流与合作。

群体感应淬灭分子是用于控制传染病的生物工具，这些分子能够阻断细菌之间用于交流与合作的分子。它们能够成功减小细菌种群的规模，并防止细菌形成某些导致耐药性的结构，如生物膜。现在临床上已经有针对癌细胞传播分子（如生长因子、血管生成因子和免疫抑制因子）的药物。但是药物研发人员选择这些药物的标准通常是它们杀死癌细胞的能力。也许我们应该寻找并使用某些破坏癌细胞之间的合作和交流的药物，[31]即使它们不会直接清除癌细胞。

我们还应该考虑研发能够干扰癌细胞相互聚集的药物。例如，如果我们能够使血液循环当中的癌细胞更难相互粘在一起，可能就会减少转移的发生。我们在上一章中也提到，循环系统中的肿瘤细胞所组成的群落更有可能成功转移。这些循环中的肿瘤细胞群落利用被称为斑珠蛋白的黏合分子聚集在一起。斑珠蛋白水平较高的患者，其预后通常更差，[32]这表明斑珠蛋白可能是癌症治疗干预的潜在目标。如果我们能干扰肿瘤细胞，使得它们在血液循环中更难粘在一起，我们也许能够降低癌症转移的概率。

除了相互合作之外，癌细胞还可以绑架并利用我们的正常细胞之间相互合作的本性。癌细胞会向正常细胞发送信号，要求获取更多的资源、保护和其他好处。我们体内的正常细胞非常乐意合作，因为这本来就是多细胞生物体内细胞要做的事情。作为多细胞生物，演化的选择让我们的细胞相互合作，使我们成为功能正常的生物。合作的一部分就是愿意帮助其他细胞，响应来自其他细胞的信号。癌细胞可以绑架这些合作信号系统，充分利用多细胞生物体内细胞合作的本性。它们还可以绑架免疫反应，与支持细胞一道创造一个能够帮助它们生存和增殖的环境。当癌细胞与体内的免疫和支持细胞合作，造福自己的时候，它们就创造了一个小生境，其中的癌细胞能够牺牲多细胞生物的身体健康来换取自己的疯狂生长。这就是为什么免疫治疗是演化指导癌症治疗策略的武器库中必不可少的工具。

随着我们对癌细胞合作（其如何演化而来，又如何体现在细胞之间的相互作用上）的理解不断深入，我们就能设计出某些干预措施，来破坏癌细胞的这种合作。干扰公共产品的制造即是破坏癌细胞合作的一个例子。[33]我们已经看到，在癌症侵袭和转移期间，癌细胞之间的合作可能尤为重要，因为形成新病灶的新环境中充满了挑战。如果我们能破坏癌细胞之间帮助它们侵袭和转移到新组织并生存和茁壮成长的合作互动，我们也许就能大大减轻癌症给病人带来的负担。同样，如果我们能弄清楚让癌细胞学会合作的演化机制，我们就会拥有更多的方法来塑造癌细胞的演化轨迹，这样它们就不会演化出合作行为，并让我们为此付出代价。

通过控制而治愈

未来癌症能够被治愈吗？对这个问题的回答，取决于我们如何定义"治愈"。治愈是否意味着彻底消灭病人肿瘤中的所有癌细胞及其后代细胞？还是说，只要能够控制肿瘤不生长、不转移、不威胁患者的生命，就意味着癌症已经被治愈了？

我们已经看到，癌症是人体细胞之间所发生的演化的结果。演化告诉我们，失控正是癌症的本性之一。这就是癌症的本质：不遵循多细胞合作的正常规则、不受控制的细胞行为。癌症是我们体内细胞层面演化的结果，这样的演化有利于不守本分的细胞。在正常情况下，我们的身体一直在监测并抑制在多细胞合作中作弊的细胞。但是，在癌症中，特别是在晚期癌症中，细胞层面的演化完全处于失控状态。

我们也知道，癌症会继续演化，甚至在我们治疗它的时候尤为如此。因此，对于晚期癌症，要通过彻底清除癌细胞来治愈是极其困难的，因为不管我们用什么治疗方法，癌症仍会随之演化。

不过，还有另一种可能性——我们可以尝试通过控制癌症来达到治愈癌症的目的。正是因为癌症可以随着我们的治疗而演化，我们才有希望通过控制而治愈癌症。

癌症在不断演化，但我们有能力预测其演化，并从战略上来规划我们的应对措施。我们可以诱骗它，让它走进死胡同，因其弱点而送命，并把癌症变成我们能够与之共存的东西。如果我们能够调整治疗方法，让癌症的演化选择攻击性较低的癌细胞，支持正常细胞，防止肿瘤变得太大——就像适应性治疗一样，我们也许就能够控制住癌症，把它牢牢攥在手心里。

对于用传统的治疗方法不大可能治愈（即癌症得到完全缓解且复发率极低）的癌症，我们的目标应该是控制住它。如果我们在思考癌症治疗时继续秉持传统的你死我活的战争观念，那么停止治疗看起来就像是"放弃抵抗"或"输掉战斗"。已故的演化生物学家史蒂芬·杰伊·古尔德（Stephen Jay Gould）在一篇关于他个人与癌症抗争的文章中说："我更倾向于那种更军事化的观点，把死亡当成我们的终极敌人——而且，对于面对死亡大发雷霆的人，我没有什么可责备的。"[34]然而，战争结果并不一定只关乎你的武器装备和攻击性，你也可以预测敌人的下一步行动，在谋略上碾压他们。

接受癌症是我们的一部分，并把它作为一个不可捉摸、不断适应的对手，做好与其进行长期的战略互动的准备——如果能够做到这些，我们会获益良多。面对事实，接受一个与癌症共存的不确定的未来，而不是死抱着虚假的希望，以为有一天我们会找到一种神奇的武器，把癌症从这个世界上消灭殆尽——要做到这些，需要很大的勇气。

癌症领域的许多研究人员正在努力确定一些关键参数（例如演化–生态指数），我们在运用诸如适应性疗法等方法来进行治疗、制定战略决策时，会用到这些参数。[35]确定这些参数，可以帮助我们做出明智的决定，确定什么时候应该进行积极的治疗和根除，什么时候应该进行管控和遏制。这种思维转变，把癌症看作一种慢性、可控的疾病，为癌症的治疗和预防拓展了新的道路。[36]

那么，当我们的身体控制不住癌症时，我们该怎么办呢？归根结底，这个问题的正确答案将取决于患者所患癌症的类型、进展阶段，以及患者想要怎样度过之后的人生。如果患者的癌症治愈的可能性很高，和/或尚处于癌症早期，那么采取以治愈为目标的积极治疗方法，很可能就是正确的选择。

这让我们回想起我在本书开始所提到的雅典娜和阿瑞斯所采取的不同策略。雅典娜是智慧和战争的女神。阿瑞斯只是战争之神，活着就是为自己而侵略，在战乱中崛起。而另一方面，雅典娜运用她的智慧和战略推理来控制她的敌人，同时又能够避免代价高昂的战斗。我们要控制敌人，而不是带来死亡和破坏，造成巨大的损失。标准的高剂量化疗就是阿瑞斯的战争风格，而适应性疗法和我们在本章中谈到的一些其他策略则是雅典娜的战争风格。

癌症会影响到我们每一个人，它是全球第二大死因。它影响了我们的家庭、我们的社区、我们的世界和我们的世界观。它的势力范围远不止于此：它超越了现代人类，可以一直追溯到多细胞生命的起源和整个生命之树。从更广泛的演化视角看待癌症，我们就会看到，在与癌症的斗争中我们并不孤单——从多细胞生命出现伊始，生命就一直在与癌症斗争。我们看到，演化既是我们患上癌症的原因，同时也给予了我们控制癌症的希望。

如果能够理解并认识到我们与癌症的演化历史，我们就能够为人类健康和福祉塑造一个更美好的未来。自多细胞生命出现伊始，癌症就一直是生命的一部分，每一步的演化都与我们的演化相伴而行。从一开始，我们就和这个吃白食占便宜的室友住在了一起。不过，尽管有这么一个不受欢迎的伙伴，我们的演化依然取得了成功。

演化的力量是强大的，它塑造了我们这个星球上的生命多样性，也塑造了我们体内癌细胞的多样性和韧性。我们减轻癌症负担最有希望的途径，就是将这种力量掌握在自己手中——沿着某种轨迹来塑造肿瘤的演化，防止肿瘤细胞演化成我们无法控制的东西，将我们杀死。一方面，癌症演化是我们身体中所发生的失控的演化，而另一方面，或许我们还未意识到，我们也许能够控制癌症演化轨迹——通过测量肿瘤的动态变化，制定治疗方案，将肿瘤演化引导到我们所希望的方向上去。

以演化生物学、生态学和合作理论为基础，可以开发出一些治疗方法。演化–生态指数能够量化肿瘤的演化和生态动态变化，帮助我们预测肿瘤对治疗的反应，它们可以帮助我们区分有可能通过高剂量疗法根除的癌症，和采用适应性治疗等方法治疗效果更好的癌症。与其与癌症展开肉搏战，我们还可以发起一场情报战——利用来自各个方面的信息，做出明智的决策，控制癌症，并把癌症塑造成可以与我们共存的伙伴。

癌症是我们过往的一部分，几乎肯定也会是我们未来的一部分。但是，癌症的未来会怎样，这取决于我们。它可能仍旧是我们难以战胜的敌人，但我们也有可能改变它。我们有机会运用人类集体的智慧更好地控制癌症，让我们活得更久、更健康。要想把握住这个机会，需要跨学科合作、有效沟通和向着共同目标——找到更好的办法来控制癌症、造福人类——努力的紧迫感。癌症打破了所有的学科界限，它侵入了我们生活的方方面面，触及我们定居的每一个角落。因此，要了解其本质并找到治疗它的手段，我们需要一种彻底跨学科和通力合作的方法。

也许我们并不能消灭癌症，但是我们可以创造一个世界，在这个世界中，我们将癌症的治疗重新定义为对癌症的长期控制，并尽可能地把目光放在保护病人的生命和提高病人的生活质量上。这种未来就在我们能够抵达的前方。

2
8
0

这本书的完成，要归功于深夜餐桌旁许多次的交谈，归功于在光线昏暗的会议室里的午餐，归功于地下室里的茶歇，归功于阳台上的小型聚会，归功于学术会议上聆听优秀的同事所带来的精彩报告时在报告厅后面的"乱涂乱画"。我非常感谢我的多名合作者、同事和朋友，数十年来，他们与我分享他们的知识和想法，这些都为这本书打下了基础。在这里对他们每个人一一表示感谢是不可能的——我们之间进行了数百次的交谈，这些交谈对本书中的思考和观点产生了影响，我对跟我分享思想和观点的每一位都心怀感激。如果你看到这里，就会知道我说的是谁。谢谢你们，并请你们接受我的道歉，请原谅我无法在此一一列出你们的姓名。

　　我要特别感谢拨冗阅读本书草稿并给我反馈意见的同事、朋友和学生：杰茜卡·艾尔斯、戴维·巴斯、李·克朗克、保利娜·戴维斯、马克·弗林、里克·格罗斯贝格、迈克尔·黑希特、施特夫·卡普塞塔基、约瑟夫·马莫拉、普拉纳夫·梅农、阿尼娅·普卢滕斯基、帕梅拉·温弗里以及卡洛·梅利在2018年春季癌症演化培训班上的所有学生。非常感谢安德鲁·里德，他不仅阅读了手稿，还提供了非常详尽且深思熟虑的宝贵评论。也感谢扎卡里·谢弗、鲍勃·盖滕比和埃米·博迪，以及其他许多在本书撰写过程中与我交换意见的同事，他们回答了我的许多问题，并提供了很多有用的建议。

　　感谢普林斯顿大学出版社的团队，尤其是我的编辑艾利森·卡莱特，她既给了我鼓励，同时又提供了诚实的反馈意见，在这两者之间取得了完美的平衡。我还要感谢我的科学编辑简·胡，在本书写作最艰难的阶段，她提供了关键的评论、编辑建议，给了我很多支持。我还要感谢阿曼达·穆恩，她作为编辑的敏锐眼光极大地改善了手稿的最终版本。感谢两位匿名审稿人以及一位不那么匿名的审稿人詹姆斯·德格雷戈里对手稿所做的深思熟虑且详细的评论。另外，还要感谢我认真负责的研究助手妮科尔·赫德森，她不辞辛苦地编辑了尾注、确定了最终格式，并拿到了本书中所使用的几幅图片的使用许可。非常感谢我实验室的管理员克里斯蒂娜·巴丘在本书写作的整个过程（从最初的调查研究到最终的格式编辑）中所给予的帮助，尤其是在我把精力投入到该书写作的时候她对实验室的细心管理。克里斯蒂娜，谢谢你的奉献、支持，尤其要谢谢你慷慨大方的精神。我也很幸运，才华横溢的亚历克斯·卡根为本书创作了插图。谢谢你，亚历克斯，谢谢你对细节的关注，你的耐心，以及对我百般挑剔（确实如此）的宽容。

如果没有我在写作过程中所身处的许多大学、研究所和其他机构的支持，我也无法完成这本书。在柏林高等研究院癌症演化研究组度过的一年美好时光，孕育了写作这本书的想法。我要感谢该研究小组的同事，2013—2014年度跟我共事的所有同事，他们为我提供了一个真正无与伦比的智识环境，尤其是已故的保罗·罗伯逊。保罗，感谢早餐时与你的所有精彩讨论，其中许多想法融入了本书之中。你既是我亲爱的朋友，也是最宝贵的同事。我也非常感谢国际演化、生态和癌症协会的成员们，你们为本书中许多想法的形成提供了一个绝佳的环境。另外，我还要感谢贝尔德纳和火龙沟两家咖啡馆的服务员，在一轮轮创作草稿和修订版本的过程中，是他们让我获得了足够的咖啡因，保持清醒。

本书的大部分内容是我在亚利桑那州立大学心理学系担任助理教授期间完成的。我要感谢我所在院系以及整个亚利桑那州立大学的同事们对我撰写本书的支持。特别要感谢我的前任系主任基思·茨尔尼奇和现任系主任史蒂夫·纽伯格对我写作本书，以及对我的跨学科研究计划的支持。也感谢亚利桑那州立大学的校长迈克尔·克罗的支持，感谢他为我们创造了一个学科交叉的环境，使我从中受益匪浅。

我也万分幸运，在我一生的数十年中，有许多老师和导师对我悉心教导，并对我的交叉学科学术道路提出建议。感谢我在威洛布鲁克高中的老师们，特别是威尔·尼丰（向我展示了语言的乐趣）、维基·爱德华兹（她第一个教我如何写作）、乔伊·乔伊斯（向我展示了经济学在所有事物中有多重要）、约翰·莫斯塔奇（他激发了我学术探索的热情，也激发了我玩世不恭的精神）和埃德·拉达茨（向我展示了学术研究如何能够并且应该应用于解决实际问题）。谢谢我在里德学院求学期间的教授们，特别是我的导师艾伦·诺伊林格（她教给我不墨守成规的重要性）和诺埃尔·内图希尔（在我与指定的新生导师的糟糕会面之后，他发现我在大厅里徘徊发呆，并慷慨"收留"了我）。我也很幸运，在宾夕法尼亚大学的研究生院遇到了许多尽职尽责的教授，包括我的导师罗布·库兹班、已故的约翰·萨比尼（他们给了我很多指导）和沙龙·汤普森–席尔（给予我指导和友谊，并在我最需要的时候给予了我莫大的鼓励）。我还要感谢我做博士后的亚利桑那大学生态与演化生物学系的教授们，尤其是里克·米乔德和奥萝拉·内德尔库教授。非常感谢我的博士后导师（现在的朋友和同事）约翰·佩珀，他激发了我对演化和癌症的研究兴趣，激起了我的热情。还要感谢在本书撰写过程中给予我支持的许多同事和朋友：马蒂·哈兹尔顿（一如既往地鼓励我）、妮科尔·赫斯（在各种大大小小的事情上给予我坚定的支持）、莎拉·希尔（总是愿意聆听和分享最疯狂的想法）和芭芭拉·纳特森·霍罗威茨（无论我遇到什么干扰，都可以帮助我放眼于整体情况，保持专注）。

我也要感谢我的同事梅尔·格里夫斯，在一次晚餐交谈中，他给了我所能获得的最好的建议："对接受谁的建议，要保持谨慎。"这或许是我一贯遵循着的唯一一条建议。（在这次晚餐中，他还建议我要再少吃一点儿盐。抱歉，梅尔，这一点我做不到。）

我要永远感激在我写这本书的那几年里，保姆对我的孩子的照顾。特别要感谢维罗妮卡·玛塔·福特和莉萨·莱萨德对我们的家庭倾注的关爱。我会一直感谢我的父母斯泰利奥斯·阿克蒂皮斯和黑尔佳·菲茨·阿克蒂皮斯。爸爸，谢谢你在我小学时一直向我保证，只要我坚持到大学就会开始喜欢上学。妈妈，谢谢你教会我要从多个角度来审视这个世界，相信自己的智识，无所畏惧。我仍然每天都想念你，一直在心里装着你——或许因为我还在你子宫里的时候你传递给我的微嵌合细胞，我的胸部、大脑、甲状腺和免疫系统里也有你的存在。

最重要的感谢要送给我的朋友、同事和丈夫卡洛·梅利。谢谢你，卡洛，感谢你许多次的深夜对话，对书稿耐心的校对，对我各种问题的迅速回复，以及最重要的，在我写作本书的许多个周末期间，对我们孩子的悉心照顾。还要感谢我的孩子阿凡娜、蒙蒂和沃恩在我写作本书期间给予我的爱、支持和理解。在这本书的写作中，没有什么比与大家讨论各自的想法、写作的过程以及我寄予它的希望更有成就感的了。因此，谢谢，我亲爱的孩子们，感谢你们在过去的7年里对这本书（已经算是我们家的一部分，一个有点儿叛逆的聪明孩子）给予的关注和耐心。

前言　演化正在进行时

1. *Remnants of cancers have been found in the skeletons of ancient humans, from Egyptian mummies* A. R. David and Michael R. Zimmerman, "Cancer: An Old Disease, a New Disease or Something in Between?," *Nature Reviews Cancer* 10, no. 10 (2010): 728–33.

2. *to Central and South American hunter-gatherers* Luigi L. Capasso, "Antiquity of Cancer," *International Journal of Cancer* 113, no. 1 (January 2005): 2–13.

3. *in 1.7-million-year-old bones of our early human ancestors in "the cradle of humankind" in South Africa* Edward J. Odes et al., "Earliest Hominin Cancer: 1.7-Million-Year-Old Osteosarcoma from Swartkrans Cave, South Africa," *South African Journal of Science* 112, no. 7/8 (July 2016), https://doi .org/10.17159/sajs.2016/20150471.

4. *from mammals, fish, and birds* Capasso, "Antiquity of Cancer," 2–13.

5. *Cancer goes back as far as the days when dinosaurs dominated life on our planet* Bruce M. Rothschild, Brian J. Witzke, and Israel Hershkovitz, "Metastatic Cancer in the Jurassic," *Lancet* 354, no. 9176 (July 1999): 398.

6. *Cancer began before most of life as we know it even existed* C. Athena Aktipis et al., "Cancer across the Tree of Life: Cooperation and Cheating in Multicellularity," *Philosophical Transactions of the Royal Society of London, Series B: Biological Sciences* 370, no. 1673 (2015), https://doi.org/10.1098/rstb .2014.0219.

7. *a crested saguaro cactus,* Carnegiea gigantea Lon & Queta, Crested Saguaro Cactus with Half Moon Behind; SE Arizona is licensed under CC-BY-NC-SA 2.0.

8. *a brain cactus,* Mammillaria elongata cristata David J. Stang, *Mammillaria elongata cristata* is licensed under CC BY SA 4.0.

9. *a "totem pole cactus,"* Pachycereus schottii f. monstrosus (Valentino Vallicelli, *Pachycereus schottii* f. *monstrosus* is available under CC-BY-SA.

10. *a* Cereus jamacaru *f.* cristatus Valentino Vallicelli, *Cereus jamacaru* f. *cristatus* hort is available under CC-BY-SA.

11. *from wild animals, to animals kept in zoos, to the domesticated animals that live with us in our own homes* Aktipis, "Cancer across the Tree of Life."

12. *"Nothing in biology makes sense except in the light of evolution"* Theodosius Dobzhansky, "Nothing in Biology Makes Sense Except in the Light of Evolution," *American Biology Teacher* 35, no. 3 (March 1973): 125–29.

13. *they report being less likely to engage in some cancer-prevention behaviors, like stopping smoking* David J. Hauser and Norbert Schwarz, "The War on Prevention: Bellicose Cancer Metaphors Hurt (Some) Prevention Intentions," *Personality and Social Psychology Bulletin* 41, no. 1 (January 2015): 66–77.

14. *aggressive language related to treatment can increase stress levels for cancer patients and their families* Aria Jones, "An Open Letter to People Who Use the 'Battle' Metaphor for Other People Who Have the Distinct Displeasure of Cancer," *McSweeney's Internet Tendency* (San Francisco: McSweeney's Publishing, October 19, 2012), https://www.mcsweeneys.net/articles/an-open-letter-to-people-who-use-the-battle-metaphor-for-other-people-who-have-the-distinct-displeasure-of-cancer; Katy Waldman, "We're Finally Winning the Battle against the Phrase 'Battle with Cancer,'" *Slate*, July 30, 2015, https://slate.com/human-interest/2015/07/how-battle-with-cancer-is-being-replaced-by-journey-with-cancer.html.

第一章　癌症因何进化？

1. *Peter Nowell described cancer as an evolutionary process based on the accumulation of genetic mutations* Peter C. Nowell, "The Clonal Evolution of Tumor Cell Populations," *Science* 194, no. 4260 (1976): 23–28.

2. *John Cairns first pointed out that our bodies are likely to have protective mechanisms that help to keep cancer from evolving within us* J. Cairns, "Mutation Selection and the Natural History of Cancer," *Nature* 255, no. 5505 (1975): 197–200.

3. *the idea of the stepwise progression of cancer (proposed by Leslie Foulds in the mid-1900s)* Michel Morange, "What History Tells Us XXVIII. What Is Really New in the Current Evolutionary Theory of Cancer?," *Journal of Biosciences* 37, no. 4 (September 2012): 609–12.

4. *cancer biologist Mel Greaves* M. F. Greaves, *Cancer: The Evolutionary Legacy* (Oxford: Oxford University Press, 2000).

5. *evolutionary geneticist Leonard Nunney* Leonard Nunney, "Lineage Selection and the Evolution of Multistage Carcinogenesis," *Proceedings of the Royal Society of London, Series B* 266, no. 1418 (March 7, 1999): 493–98.

6. *computational evolutionary biologist Carlo Maley* M. Greaves and C. C. Maley, "Clonal Evolution in Cancer," *Nature* 481 (2012): 306–13; Lauren F. Merlo et al., "Cancer as an Evolutionary and Ecological Process," *Nature Reviews Cancer* 6, no. 12 (2006): 924–35.

7. *having such extravagant sexual ornaments that the entire population becomes catastrophically vulnerable to predation* Kalle Parvinen, "Evolutionary Suicide," *Acta Biotheoretica* 53, no. 3 (2005): 241–64.

8. *Sun Tzu warns against entering battle without knowing your enemy* Sun Tzu, *The Art of War: Complete Texts and Commentaries*, trans. Denma Translation Group (Boulder, CO: Shambhala Classics, 2005).

9. *he described organisms as vehicles designed by natural selection to get genes into the next generation* Dawkins, *The Selfish Gene* (Oxford University Press, 1976).

第二章　多细胞合作中的骗术

1. *Talking about cancer cells as cheaters is shorthand for saying that they evolved to behave in an exploitative way* Melanie Ghoul, Ashleigh S. Griffin, and Stuart A. West, "Toward an Evolutionary Definition of Cheating," *Evolution: International Journal of Organic Evolution* 68, no. 2 (February 2014): 318–31.

2. *My perspective on cancer is founded in the evolution of multicellularity and how cancer evolves as a "cheater" in the context of multicellular cooperation* Aktipis, "Cancer across the Tree of Life"; Nunney, "Lineage Selection and the Evolution of Multistage Carcinogenesis."

3. *The hallmarks of cancer were laid out in a landmark paper by the cancer biologists Douglas Hanahan and Robert Weinberg in 2000* D. Hanahan and R. A. Weinberg, "The Hallmarks of Cancer," *Cell* 100, no. 1 (2000): 57–70.

4. *updated a decade later to include two emerging hallmarks and two enabling characteristics* Douglas Hanahan and Robert A. Weinberg, "Hallmarks of Cancer: The Next Generation," *Cell* 144, no. 5 (March 2011): 646–74.

5. *The hallmarks of cancer* D. Hanahan and R. A. Weinberg, "The Hallmarks of Cancer." *Cell* 100 (2000): 57–70; D. Hanahan and R. A. Weinberg, "Hallmarks of Cancer: the Next Generation," *Cell* 144 (2011): 646–74.

6. *fit into the five categories of cellular cheating in the foundations of multicellular cooperation* C. A. Aktipis, et al., "Cancer across the Tree of Life: Cooperation and Cheating in Multicellularity." *Philosophical Transasctions of the Royal Society B: Biological Sciences* 370, (2015).

7. *Repeated interactions change the payoffs for cooperation and cheating—often making cooperation a better option overall* Robert Axelrod and W. D. Hamilton, "The Evolution of Cooperation," *Science* 211, no. 4489 (1981): 1390–96; Robert L. Trivers, "The Evolution of Reciprocal Altruism," *Quarterly Review of Biology* 46, no. 1 (March 1971): 35–57.

8. *When individuals can leave uncooperative partners and groups—or engage in any sort of partner choice* Ronald Noë and Peter Hammerstein, "Biological Markets: Supply and Demand Determine the Effect of Partner Choice in Cooperation, Mutualism and Mating," *Behavioral Ecology and Sociobiology* 35, no. 1 (1994): 1–11.

9. *As a strategy, cooperation can be better than cheating because groups of cooperators are more stable and longer-lasting* C. A. Aktipis, "Know When to Walk Away: Contingent Movement and the Evolution of Cooperation," *Journal of Theoretical Biology* 231, no. 2 (2004): 249–60; C. A. Aktipis, "Is Cooperation Viable in Mobile Organisms? Simple Walk Away Rule Favors the Evolution of Cooperation in Groups," *Evolution and Human Behavior* 32, no. 4 (2011): 263–76.

10. *Early multicellular groupings of cells had many other advantages over solitary cells (e.g., the ability to avoid predation and manage risks by sharing and storing*

resources)   John Tyler Bonner, "The Origins of Multicellularity," *Integrative Biology: Issues, News, and Reviews* 1, no. 1 (1998): 27–36.

11.   *My colleagues and I have called these the "foundations of multicellular cooperation" in previous publications*   Aktipis, "Cancer across the Tree of Life," 370; A. Aktipis, "Principles of Cooperation across Systems: From Human Sharing to Multicellularity and Cancer," *Evolutionary Applications* 9, no. 1 (2015): 17–36.

12.   *In multicellular organisms that are more than a few millimeters across, oxygen and other nutrients can't reach cells on the inside simply through diffusion; some sort of active transport of resources is required*   Andrew H. Knoll and David Hewitt, "Phylogenetic, Functional and Geological Perspectives on Complex Multicellularity," in *The Major Transitions in Evolution Revisited*, ed. Brett Calcott and Kim Sterelny (Cambridge, MA: MIT Press, 2011), 251–70.

13.   *a fusion gene called BCR-ABL, in which the promoter (the part of a gene that tells the gene to turn on) from the BCR gene joins with the proliferative signal from another gene, the ABL gene that is responsible for cell proliferation in the immune system*   National Cancer Institute, "NCI Dictionary of Cancer Terms," accessed February 2, 2011. https://www.cancer.gov/publications /dictionaries/cancer-terms.

14.   *cooperators can win in the population as a whole, even though they have a disadvantage compared to cheaters within any given group*   Elliott Sober and David Sloan Wilson, *Unto Others: The Evolution and Psychology of Unselfish Behavior* (Cambridge, MA: Harvard University Press, 1998).

15.   *there is no debate about the importance of multilevel selection for understanding how cancer cells evolve and how multicellular bodies evolve to suppress and control cancer itself*   Christopher Lean and Anya Plutynski, "The Evolution of Failure: Explaining Cancer as an Evolutionary Process," *Biology and Philosophy* 31, no. 1 (January 2016): 39–57; C. A. Aktipis and R. M. Nesse, "Evolutionary Foundations for Cancer Biology," *Evolutionary Applications* 6, no. 1 (2013): 144–59.

       Elephants, for example, have multiple copies of TP53, and this is likely one of the reasons that they are particularly resistant to cancer   Lisa M. Abegglen et al., "Potential Mechanisms for Cancer Resistance in Elephants and Comparative Cellular Response to DNA Damage in Humans," *Journal of the American Medical Association* 314, no. 17 (November 2015): 1850–60.

16.   *tumor antigen proteins can also be created when the cell cycle is disrupted, when adhesion to neighboring cells is disrupted, and during cellular stress responses*   Olivera J. Finn, "Human Tumor Antigens Yesterday, Today, and Tomorrow," *Cancer Immunology Research* 5, no. 5 (May 2017): 347–54.

17.   *The immune system collects information about cellular behavior across all the tissues and organ systems*   Ioana Marin and Jonathan Kipnis, "Learning and Memory . . . and the Immune System," *Learning and Memory* 20, no. 10 (September 2013): 601–6.

18.   *the smoke detector principle*   Randolph M. Nesse, "Natural Selection and the Regulation of Defenses: A Signal Detection Analysis of the Smoke Detector Principle," *Evolution and Human Behavior* 26, no. 1 (2005): 88–105.

19. *making it easier to detect the fire (reducing misses), and decrease the number of nuisance alarms (reducing false alarms)*　G. Pfister, "Multisensor/ Multicriteria Fire Detection: A New Trend Rapidly Becomes State of the Art," *Fire Technology* 33, no. 2 (May 1997): 115–39.

20. *apoptosis may contribute to premature aging (and lead to potential tradeoffs between cancer risk and aging)*　Svetlana V. Ukraintseva et al., "Trade-Offs between Cancer and Other Diseases: Do They Exist and Influence Longevity?," *Rejuvenation Research* 13, no. 4 (August 2010): 387–96.

第三章　癌症：从子宫到坟墓

1. *still hotbeds for cancer mutations and precancerous growths*　M. Greaves, "Does Everyone Develop Covert Cancer?," *Nature Reviews Cancer* 14, no. 4 (2014): 209–10.

2. *seemingly healthy cells had two to six mutations per million bases, similar to the mutational load found in many cancers*　Inigo Martincorena et al., "Tumor Evolution: High Burden and Pervasive Positive Selection of Somatic Mutations in Normal Human Skin," *Science* 348, no. 6237 (May 2015): 880–86.

3. *approximately 0.24 percent of sun-exposed cells were acquiring TP53 mutations each year*　Patrik L. Ståhl et al., "Sun-Induced Nonsynonymous p53 Mutations Are Extensively Accumulated and Tolerated in Normal Appearing Human Skin," *Journal of Investigative Dermatology* 131, no. 2 (February 2011): 504–8.

4. *Almost half of conceptions are estimated to fail, 80 percent of which fail before a pregnancy is detectable by standard clinical measures*　Kathy Hardy and Philip John Hardy, "1st Trimester Miscarriage: Four Decades of Study," *Translational Pediatrics* 4, no. 2 (April 2015): 189–200.

5. *Humans have diverse mating and marriage patterns, including simultaneously having multiple mates (in the cases of polygyny and polyandry), serially having multiple mates (including serial monogamy, a common pattern for modern Western humans), and sometimes lifelong monogamy as well*　Melvin Ember, Carol R. Ember, and Bobbi S. Low, "Comparing Explanations of Polygyny," *Cross-Cultural Research* 41, no. 4 (November 2007): 428–40; Frank W. Marlowe, "The Mating System of Foragers in the Standard Cross-Cultural Sample," *Cross-Cultural Research* 37, no. 3 (August 2003): 282–306; Robert J. Quinlan and Marsha B. Quinlan, "Evolutionary Ecology of Human Pair-Bonds: Cross-Cultural Tests of Alternative Hypotheses," *Cross-Cultural Research* 41, no. 2 (May 2007): 149–69.

6. *David Haig proposed what has come to be known as the "milkshake model," which asks us to imagine a mother who has bought a milkshake for her children to share*　David Haig, "Genomic Imprinting and the Theory of Parent-Offspring Conflict," *Seminars in Developmental Biology* 3 (1992): 153–60.

7. *placentas of later-borns tend to be bigger than the placentas of earlier-borns*　Thomas McKeown and R. G. Record, "The Influence of Placental Size on Foetal Growth according to Sex and Order of Birth," *Journal of Endocrinology* 10, no. 1 (November 1953): 73–81.

8.　*on the other hand, both copies expressing "paternal" growth-promoting gene products leads to a huge placenta*　Wolf Reik et al., "Regulation of Supply and Demand for Maternal Nutrients in Mammals by Imprinted Genes," *Journal of Physiology* 547, pt. 1 (February 2003): 35–44.

9.　*Researchers have found that paternally expressed genes contribute to the production of more growth factors and greater placental invasiveness, whereas maternally expressed genes do the opposite*　P. M. Coan, G. J. Burton, and A. C. Ferguson-Smith, "Imprinted Genes in the Placenta—A Review," *Placenta* 26, suppl. A (2005): S10–S20.

10.　*gene expression in the placenta (but not the fetus) was dominated by paternally expressed genes*　Xu Wang et al., "Paternally Expressed Genes Predominate in the Placenta," *Proceedings of the National Academy of Sciences of the United States of America* 110, no. 26 (June 2013): 10705–10.

11.　*but also for susceptibility to cancer later in life*　David Haig, "Maternal-Fetal Conflict, Genomic Imprinting and Mammalian Vulnerabilities to Cancer," *Philosophical Transactions of the Royal Society of London, Series B: Biological Sciences* 370, no. 1673 (July 2015), https://doi.org/10.1098/rstb.2014.0178.

12.　*placental genes driving growth and invasion that should be silent later in life are re-expressed in cancer*　M. Monk and C. Holding, "Human Embryonic Genes Re-Expressed in Cancer Cells," *Oncogene* 20, no. 56 (December 2001): 8085–91.

13.　*paternal evolutionary interests can favor cellular phenotypes that are more cancer-like: more proliferative, more invasive, and better able to extract resources from the host*　K. Summers, J. da Silva, and M. A. Farwell, "Intragenomic Conflict and Cancer," *Medical Hypotheses* 59, no. 2 (August 2002): 170–79.

14.　*maternally expressed genes produce antibodies that can bind to and inactivate growth factors that are produced by paternally expressed genes*　Haig, "Maternal-Fetal Conflict," 370.

15.　*Beckwith-Wiedemann, which is associated with rapid growth in the womb, large size as a child, and an increased risk of cancer*　Haig, "Maternal-Fetal Conflict," 370.

16.　*It can take decades for cells with cancerous mutations to proliferate and grow into cancers*　Georg E. Luebeck et al., "Implications of Epigenetic Drift in Colorectal Neoplasia," *Cancer Research* 79, no. 3 (February 2019): 495–504.

17.　*mutations that occur early in development can have reverberating effects over the remaining lifespan*　R. Meza, E. G. Luebeck, and S. H. Moolgavkar, "Gestational Mutations and Carcinogenesis," *Mathematical Biosciences* 197, no. 2 (2005): 188–210; S. A. Frank and M. A. Nowak, "Cell Biology: Developmental Predisposition to Cancer," *Nature* 422, no. 6931 (2003): 494.

18.　*Women who have their first pregnancy earlier in life are likely to spend less time with undifferentiated stem cells in their breasts*　Benjamin Tiede and Yibin Kang, "From Milk to Malignancy: The Role of Mammary Stem Cells in Development, Pregnancy and Breast Cancer," *Cell Research* 21, no. 2 (February 2011): 245–57.

19.　*women who get pregnant earlier in life have a substantially lower risk of hormone-positive breast cancer*　C. Athena Aktipis et al., "Modern Reproductive Patterns Associated with Estrogen Receptor Positive But

Not Negative Breast Cancer Susceptibility," *Evolution, Medicine, and Public Health* 2015, no. 1 (2015): 52–74, https://dx.doi.org/10.1093/emph/eou028; Fabienne Meier-Abt, Mohamed Bentires-Alj, and Christoph Rochlitz, "Breast Cancer Prevention: Lessons to Be Learned from Mechanisms of Early Pregnancy-Mediated Breast Cancer Protection," *Cancer Research* 75, no. 5 (March 2015): 803–7.

20. *cancer cells can evolve to get around this restriction, extending their replicative lives beyond what is optimal for the body* Manuel Collado, Maria A. Blasco, and Manuel Serrano, "Cellular Senescence in Cancer and Aging," *Cell* 130, no. 2 (July 2007): 223–33.

21. *they are also key players in the connections between aging and cancer* Judith Campisi, "Cancer and Ageing: Rival Demons?," *Nature Reviews Cancer* 3, no. 5 (May 2003): 339–49.

22. *the mice that overproduce telomerase exhibit a higher risk for cancer, but if they don't die from cancer, they live longer* Collado, Blasco, and Serrano, "Cellular Senescence in Cancer and Aging," 223–33.

23. *Mice that are deficient in producing telomerase or otherwise have shortened telomeres age more quickly, but also have a lower risk of developing cancer* Collado, Blasco, and Serrano, "Cellular Senescence in Cancer and Aging," 223–33.

24. *when the telomeres of cancer-prone mice are shortened, the risk of cancer goes down* Collado, Blasco, and Serrano, "Cellular Senescence in Cancer and Aging," 223–33.

25. *Killing healthy cells takes those cells out of the population and eventually depletes the renewal capacity of tissues* Campisi, "Cancer and Ageing," 2–13.

26. *mice had lower cancer rates yet did not age more quickly* Campisi, "Cancer and Ageing," 2–13.

27. *cancer is sometimes referred to as "the wound that does not heal"* Harold F. Dvorak, "Tumors: Wounds That Do Not Heal," *New England Journal of Medicine* 315, no. 26 (December 1986): 1650–59.

28. *Leukemias affect a surprisingly large proportion of children before the age of 15* Mel Greaves, "A Causal Mechanism for Childhood Acute Lymphoblastic Leukaemia," *Nature Reviews Cancer* 18, no. 8 (August 2018): 471–84.

29. *the majority of cases of leukemia are diagnosed in adults over the age of 65* "Leukemia—Cancer Stat Facts," Surveillance, Epidemiology, and End Results Program, National Cancer Institute, accessed June 20, 2019, https://seer.cancer.gov/statfacts/html/leuks.html.

30. *The abnormal translocations were already present in the blood of the newborns later diagnosed with leukemia* K. B. Gale et al., "Backtracking Leukemia to Birth: Identification of Clonotypic Gene Fusion Sequences in Neonatal Blood Spots," *Proceedings of the National Academy of Sciences of the United States of America* 94, no. 25 (December 1997): 13950–54.

31. *Approximately 1 percent of newborns have preleukemic clones with these translocations, but only a tiny fraction of them go on to develop clinical ALL* Greaves, "A Causal Mechanism for Childhood Acute Lymphoblastic Leukaemia."

32. *they had fewer exposures to infections in general during early development (compared to those children who were exposed to other children from an early age)* Greaves, "A Causal Mechanism for Childhood Acute Lymphoblastic Leukaemia."

33. *both produce proteins that are responsible for DNA repair, and also play a role in the formation of oocytes (cells in the ovary) and embryonic development* Tuya Pal et al., "Fertility in Women with BRCA Mutations: A Case-Control Study," *Fertility and Sterility* 93, no. 6 (April 2010): 1805–8.

34. BRCA *mutations are associated with many other cancers as well* "BRCA Mutations: Cancer Risk and Genetic Testing," *National Cancer Institute,* February 5, 2018, https://www.cancer.gov/about-cancer/causes-prevention /genetics/brca-fact-sheet.

35. *some* BRCA *mutations are not associated with elevated risk of cancer* Melissa S. Cline et al., "BRCA Challenge: BRCA Exchange as a Global Resource for Variants in BRCA1 and BRCA2," *PLoS Genetics* 14, no. 12 (December 2018): e1007752.

36. *many of these women never receive genetic counseling that might help them interpret their results and better understand their risk* Allison W. Kurian et al., "Gaps in Incorporating Germline Genetic Testing into Treatment Decision-Making for Early-Stage Breast Cancer," *Journal of Clinical Oncology* 35, no. 20 (July 2017): 2232–39.

37. *there are many possible mutations in the* BRCA1 *and* BRCA2 *genes, and some of these mutations contribute to our risk of cancer* Cline et al., "BRCA Challenge."

38. BRCA *mutations confer a 65–80 percent risk of breast cancer in women who harbor these mutations, compared to a 12–13 percent risk in the general female population* Hagit Daum, Tamar Peretz, and Neri Laufer, "BRCA Mutations and Reproduction," *Fertility and Sterility* 109, no. 1 (January 2018): 33–38.

39. *About 25 percent of BRCA1 mutation carriers are diagnosed with breast cancer before the age of forty, and 72 percent are diagnosed by the age of eighty* Karoline B. Kuchenbaecker et al., "Risks of Breast, Ovarian, and Contralateral Breast Cancer for BRCA1 and BRCA2 Mutation Carriers," *Journal of the American Medical Association* 317, no. 23 (June 2017): 2402–16.

40. BRCA *mutations are not limited to women; men with* BRCA *mutations have increased risk of breast and prostate cancer* Daum, Peretz, and Laufer, "BRCA Mutations and Reproduction," 33–38.

41. *They found that women with* BRCA *mutations had female ancestors that had more offspring—with an average of 1.9 more offspring compared to the ancestors of women without these* BRCA *mutations (for women born before 1930 the controls had on average 4.19 offspring, whereas carriers had an average of 6.22 offspring)* K. R. Smith et al., "Effects of BRCA1 and BRCA2 Mutations on Female Fertility," *Proceedings of the Royal Society of London, Series B* 279, no. 1732 (2011): 1389–95, https://doi.org/10.1098/rspb.2011.1697.

42. *Women with* BRCA *mutations in this sample had more children (1.8 more on average compared to controls), were less likely to have no children, and had lower rates of miscarriage* Fabrice Kwiatkowski et al., "BRCA Mutations

Increase Fertility in Families at Hereditary Breast/Ovarian Cancer Risk," *PloS One* 10, no. 6 (June 2015): e0127363.

43. *a study of women from the United States and Canada did not find a significant relationship between fertility and* BRCA *mutations*　Pal et al., "Fertility in Women with BRCA Mutations."

44. *found no evidence of increased fertility in women with* BRCA *mutations, though the researchers did find that women with* BRCA *mutations had more female offspring (almost 60 percent females) than women without these mutations (who had just over 50 percent female offspring)*　Roxana Moslehi et al., "Impact of BRCA Mutations on Female Fertility and Offspring Sex Ratio," *American Journal of Human Biology* 22, no. 2 (March 2010): 201–5.

45. *Many of these mutations are associated with increased risk of breast and ovarian cancer—though the risk of cancer varies for the particular mutation and for the particular population*　Brad Keoun, "Ashkenazim Not Alone: Other Ethnic Groups Have Breast Cancer Gene Mutations, Too," *Journal of the National Cancer Institute* 89, no. 1 (January 1997): 8–9.

46. *it helps suppress metastasis in breast cancer and melanoma*　Aktipis et al., "Modern Reproductive Patterns Associated with Estrogen Receptor Positive but Not Negative Breast Cancer Susceptibility."

47. *high levels of testosterone are also correlated with higher risk of prostate cancer in the long term*　L. C. Alvarado, "Do Evolutionary Life-History Trade-Offs Influence Prostate Cancer Risk? A Review of Population Variation in Testosterone Levels and Prostate Cancer Disparities," *Evolutionary Applications* 6, no. 1 (2013): 117–33.

48. *Cancer defense only paid off when extrinsic mortality (the likelihood of dying from random causes) was low and competitiveness made little difference to reproductive success (when it was not a "winner-take-all" mating system)*　A. M. Boddy et al., "Cancer Susceptibility and Reproductive Trade-Offs: A Model of the Evolution of Cancer Defences," *Philosophical Transactions of the Royal Society of London, Series B: Biological Sciences* 370, no. 1673 (2015), https://doi.org/10.1098/rstb.2014.0220.

49. *Traits like faster cell proliferation, sloppier DNA repair, and more permissive conditions for conception and/or implantation of an embryo can provide an organism-level advantage in terms of reproductive competitiveness, but may come at a cost in terms of cancer susceptibility*　Boddy et al., "Cancer Susceptibility and Reproductive Trade-Offs," 370.

50. *We live with precancerous growth for decades, usually without any problems*　Greaves, "Does Everyone Develop Covert Cancer?"

51. *our hunter-gatherer ancestors likely invested in their offspring and even grand-offspring for decades after birth*　K. Hawkes et al., "Grandmothering, Menopause, and the Evolution of Human Life Histories," *Proceedings of the National Academy of Sciences of the United States of America* 95, no. 3 (February 1998): 1336–39.

52. *selection for cancer suppression can remain high enough after reproduction to favor cancer suppression mechanisms in old age*　J. S. Brown and C. A. Aktipis,

"Inclusive Fitness Effects Can Select for Cancer Suppression into Old Age," *Philosophical Transactions of the Royal Society of London, Series B: Biological Sciences* 370, no. 1673 (2015), https://doi.org/10.1098/rstb.2015.0160.

53. *Data from modern hunter-gatherers show that humans in conditions similar to those of our ancestors often live past seventy years old* M. Gurven and H. Kaplan, "Longevity among Hunter-Gatherers: A Cross-Cultural Examination," *Population and Development Review* 33, no. 2 (2007): 321–65, https://onlinelibrary.wiley.com/doi/abs/10.1111/j.1728-4457.2007.00171.x.

54. *we are less likely to die of other causes early in life—like accidents and infections* Office for National Statistics, "Causes of Death over 100 Years," September 18, 2017, https://www.ons.gov.uk/peoplepopulationandcommunity/birthsdeath sandmarriages/deaths/articles/causesofdeathover100years/2017-09-18.

55. *In addition to increased risk from more calories and more sedentary behavior* Véronique Bouvard et al., "Carcinogenicity of Consumption of Red and Processed Meat," *Lancet Oncology* 16, no. 16 (December 2015): 1599–1600.

56. *thanks to modern conveniences, our life is associated with other exposures like chemical carcinogens* "Carcinogens Listed in the Eleventh Report," in *The Report on Carcinogens*, 11th ed. (Durham, NC: National Toxicology Program, U.S. Department of Health and Human Services, 2011), https://web.archive .org/web/20090507123840if_/http://ntp.niehs.nih.gov/ntp/roc/eleventh /known.pdf.

57. *higher levels of reproductive hormones (because of better nutrition* Alvarado, "Do Evolutionary Life-History Trade-Offs Influence Prostate Cancer Risk?"

58. *and, for women, more frequent ovulation* F. Clavel-Chapelon and E3N Group, "Cumulative Number of Menstrual Cycles and Breast Cancer Risk: Results from the E3N Cohort Study of French Women," *Cancer Causes and Control* 13, no. 9 (November 2002): 831–38.

59. *and greater disruption to our sleep* S. Davis, D. K. Mirick, and R. G. Stevens, "Night Shift Work, Light at Night, and Risk of Breast Cancer," *Journal of the National Cancer Institute* 93, no. 20 (October 2001): 1557–62.

第四章　癌症长满生命之树

1. *Dogs with chronic myeloid leukemias have even been found to have the* BCR/ ABL *translocation, the same translocation that I discussed in chapter 3, which is typical of chronic myeloid leukemias in humans* Joshua D. Schiffman and Matthew Breen, "Comparative Oncology: What Dogs and Other Species Can Teach Us about Humans with Cancer," *Philosophical Transactions of the Royal Society of London, Series B: Biological Sciences* 370, no. 1673 (July 2015), https://doi.org/10.1098/rstb.2014.0231.

2. *In both dogs and humans, the risk of cancer is associated with larger size* J. M. Fleming, K. E. Creevy, and D. E. L. Promislow, "Mortality in North American Dogs from 1984 to 2004: An Investigation into Age-, Size-, and Breed-Related Causes of Death," *Journal of Veterinary Internal Medicine* 25, no. 2 (March 2011): 187–98; Jane Green et al., "Height and Cancer Incidence in the Million Women Study: Prospective Cohort, and Meta-Analysis of

Prospective Studies of Height and Total Cancer Risk," *Lancet Oncology* 12, no. 8 (August 2011): 785–94; Sara Wirén et al., "Pooled Cohort Study on Height and Risk of Cancer and Cancer Death," *Cancer Causes and Control* 25, no. 2 (February 2014): 151–59.

3. *their rates of cancer are much lower than ours*　Lisa M. Abegglen et al., "Potential Mechanisms for Cancer Resistance in Elephants and Comparative Cellular Response to DNA Damage in Humans," *Journal of the American Medical Association* 314, no. 17 (November 2015): 1850–60.

4. *Peto's Paradox*　R. Peto et al., "Cancer and Ageing in Mice and Men," *British Journal of Cancer* 32, no. 4 (October 1975): 411–26; Richard Peto, "Epidemiology, Multistage Models, and Short-Term Mutagenicity Tests," *International Journal of Epidemiology* 45, no. 3 (1977): 621–37.

5. *fasciation as result of damage on a cypress tree, Chamaecyparis obtuse*　Anton Baudoin, Virginia Polytechnic Institute and State University; Bugwood.org is licensed under CC BY 3.0.

6. *a crested Casuarina glauca, which lacks the typical branching structure and instead features a large fan of tissue with dysregulated differentiation*　Tyler ser Noche, File:Starr-180421-0291-Casuarina glauca-with fasciated branch-Honolua Lipoa Point-Maui (41651326770).jpg is licensed under CC BY 3.0.

7. *a mule's ear flower, Wyenthia helianthoides, with a normal flower shown on the left and fasciated form on the right*　Perduejn, Mules Ear Fasciated is licensed under CC BY 3.0.

8. *a "double flower" Anemone coronaria*　Thomas Bresson, 2014-03-09 14-30-31 fleur-18f is licensed under CC BY 3.0.

9. *All branches of multicellular life are susceptible to cancer. In our review of cancer across the tree of life, we found reports of cancer and cancer-like phenomena (dysregulated differentiation and overproliferation) across every branch of multicellularity*　Figure reprinted with permission, Aktipis 2015, licensed by CC BY 4.0); C. A. Aktipis et al. "Cancer across the Tree of Life: Cooperation and Cheating in Multicellularity." *Philosophical Transasctions of the Royal Society B: Biological Sciences* 370 (2015).

10. *an invading front of cells breaking through existing tissues*　G. N. Agrios, *Plant Pathology* (Boston: Elsevier Academic Press, 2005), 922; Philip R. White and Armin C. Braun, "A Cancerous Neoplasm of Plants: Autonomous Bacteria-Free Crown-Gall Tissue," *Cancer Research* 2, no. 9 (1942): 597–617.

11. *cells in the neighboring areas can create a ring of actomyosin (what muscles are made of) that literally squeezes out the problematic cells*　George T. Eisenhoffer et al., "Crowding Induces Live Cell Extrusion to Maintain Homeostatic Cell Numbers in Epithelia," *Nature* 484, no. 7395 (April 2012): 546–49.

12. *normal cells can produce filamin and vimentin that create long arm-like protrusions that expel mutated cells*　Mihoko Kajita et al., "Filamin Acts as a Key Regulator in Epithelial Defence against Transformed Cells," *Nature Communications* 5 (July 2014): 4428.

13. *This mechanism only works, however, if the cells around the mutated cells are normal*　Kajita et al., "Filamin Acts as a Key Regulator in Epithelial Defence against Transformed Cells," 4428.

14. *larger breeds of dogs (heavier than about 20 kilograms or 44 pounds) have a greater risk of cancer than dogs from smaller breeds*　Fleming, Creevy, and Promislow, "Mortality in North American Dogs from 1984 to 2004."

15. *taller humans have a greater risk of cancer than shorter humans—with about a 10 percent increased risk of cancer for every 10 centimeters (about 3.9 inches) of height*　Green et al., "Height and Cancer Incidence in the Million Women Study"; Wirén et al., "Pooled Cohort Study on Height and Risk of Cancer and Cancer Death."

16. *Yet this same pattern of greater cancer risk with larger size does not hold if we look across species*　Leonard Nunney et al., "Peto's Paradox and the Promise of Comparative Oncology," *Philosophical Transactions of the Royal Society of London, Series B: Biological Sciences* 370, no. 1673 (July 2015), https://doi .org/10.1098/rstb.2014.0177.

17. *on a cell-to-cell comparison—human cells must be more cancer resistant than mouse cells, otherwise we would succumb to cancer at an early age*　Peto, "Epidemiology, Multistage Models, and Short-Term Mutagenicity Tests."

18. *Species with longer lifespans and larger sizes do not have higher cancer incidence than species that are smaller and shorter-lived*　Abegglen et al., "Potential Mechanisms for Cancer Resistance in Elephants and Comparative Cellular Response to DNA Damage in Humans"; A. F. Caulin and C. C. Maley. "Peto's Paradox: Evolution's Prescription for Cancer Prevention." *Trends in Ecology and Evolution* 26, no. 4 (February 2011): 175–82.

19. *In addition to producing more eggs, they also have high rates of ovarian cancer, likely because they have been selected to have more permissive cell proliferation in and around their ovaries*　Boddy et al., "Cancer Susceptibility and Reproductive Trade-Offs"; P. A. Johnson and J. R. Giles, "The Hen as a Model of Ovarian Cancer," *Nature Reviews Cancer* 13, no. 6 (2013): 432–36.

20. *Then, during the spring and summer, the antlers grow back rapidly in preparation for the breeding season in the fall*　Robert A. Pierce II, Jason Sumners, and Emily Flinn, "Antler Development in White-Tailed Deer: Implications for Management," University of Missouri Extension, January 2012, https:// extension2.missouri.edu/g9486.

21. *Even normal antlers without antleromas have gene expression patterns more indicative of bone cancer (osteosarcoma) than normal bone*　Yu Wang et al., "Genetic Basis of Ruminant Headgear and Rapid Antler Regeneration," *Science* 364, no. 6446 (June 2019), https://doi.org/10.1126/science.aav6335.

22. *genetic sequencing has revealed that genes associated with cancer (proto oncogenes) have been under positive selection in the ancestors of cervids (deer)*　Wang et al., "Genetic Basis of Ruminant Headgear and Rapid Antler Regeneration."

23. *These antlers are an example of a sexually selected trait (because females are more likely to mate with males with larger antlers) that increases susceptibility to cancer*　Boddy et al., "Cancer Susceptibility and Reproductive Trade-Offs."

24. *The same gene that is responsible for large size also makes these fish more susceptible to skin cancer*　André A. Fernandez and Paul R. Bowser,

"Selection for a Dominant Oncogene and Large Male Size as a Risk Factor for Melanoma in the Xiphophorus Animal Model," *Molecular Ecology* 19, no. 15 (August 2010): 3114–23.

25. *elephants get an extra dose of all this cancer suppression functionality; they are especially sensitive to DNA damage, so their cells self-destruct more readily if damage occurs* Abegglen et al., "Potential Mechanisms for Cancer Resistance in Elephants and Comparative Cellular Response to DNA Damage in Humans."

26. *The team combined Maley's analyses showing that elephants have 40 copies of TP53 with the data from Schiffman's lab showing that elephant cells readily self-destruct in response to radiation* Abegglen et al., "Potential Mechanisms for Cancer Resistance in Elephants and Comparative Cellular Response to DNA Damage in Humans."

27. *over the course of organismal evolutionary time the number of copies of TP53 increased when body size increased* Michael Sulak et al., "TP53 Copy Number Expansion Is Associated with the Evolution of Increased Body Size and an Enhanced DNA Damage Response in Elephants," *eLife* 5 (September 2016), https://doi.org/10.7554/eLife.11994.

28. *humpback whales have duplications of apoptosis genes; and have had positive selection on genes responsible for cell cycle control, cell signaling, and cell proliferation compared to their smaller cetacean cousins (including the sperm whale, bottlenose dolphin, and orca)* Marc Tollis et al., "Return to the Sea, Get Huge, Beat Cancer: An Analysis of Cetacean Genomes Including an Assembly for the Humpback Whale (Megaptera Novaeangliae)," *Molecular Biology and Evolution* 36, no. 8 (August 2019): 1746–63.

29. *those genes that live between the "unicellular" freedom-promoting genes and the "multicellular" control-promoting genes* Anna S. Trigos et al., "Altered Interactions between Unicellular and Multicellular Genes Drive Hallmarks of Transformation in a Diverse Range of Solid Tumors," *Proceedings of the National Academy of Sciences of the United States of America* 114, no. 24 (June 2017): 6406–11.

30. *The gatekeeper genes that exist at the interface between "unicellular" and "multicellular" genes are the most evolutionarily recent* Trigos et al., "Altered Interactions between Unicellular and Multicellular Genes Drive Hallmarks of Transformation in a Diverse Range of Solid Tumors."

31. *some cells specialized in trying to invade and take advantage of these cooperative cellular societies rather than creating and maintaining a cellular society of their own* Richard K. Grosberg and Richard R. Strathmann, "The Evolution of Multicellularity: A Minor Major Transition?," *Annual Review of Ecology, Evolution, and Systematics* 38, no. 1 (December 2007): 621–54.

32. *for multicellular life to be viable, early organisms had to evolve ways of keeping these invaders out* Leo W. Buss, *The Evolution of Individuality* (Princeton, NJ: Princeton University Press, 1987); L. W. Buss, "Somatic Cell Parasitism and the Evolution of Somatic Tissue Compatibility," *Proceedings of the National Academy of Sciences of the United States of America* 79, no. 17 (September 1982): 5337–41.

33. *Our immune system also includes the skin, which helps protect us from external threats* Ehrhardt Proksch, Johanna M. Brandner, and Jens-Michael Jensen, "The Skin: An Indispensable Barrier," *Experimental Dermatology* 17, no. 12 (December 2008): 1063–72.

34. *CTVT was so successful that it may have even led to the extinction of the first dogs in North America* Angela Perri et al., "New Evidence of the Earliest Domestic Dogs in the Americas," *bioRxiv*, June 27, 2018, https://doi.org/10 .1101/343574.

35. *When the dogs try to separate, the genital area can be injured, breaching the first line of defense of the immune system—the skin* E. P. Murchison, "Clonally Transmissible Cancers in Dogs and Tasmanian Devils," *Oncogene* 27, suppl. 2 (December 2008): S19–S30.

36. *CTVT is also the only known unicellular species of dog* Clare A. Rebbeck et al., "Origins and Evolution of a Transmissible Cancer," *Evolution: International Journal of Organic Evolution* 63, no. 9 (September 2009): 2340–49.

37. *much like other unicellular infectious agents, surviving long after their hosts have died and continuing to successfully transmit to other members of the host population* Murchison, "Clonally Transmissible Cancers in Dogs and Tasmanian Devils."

38. *a strange facial tumor in Tasmanian devils in the northeast corner of Tasmania, an island off of Australia's southeast coast.* Murchison, "Clonally Transmissible Cancers in Dogs and Tasmanian Devils."

39. *the host has countless opportunities to transmit the facial tumor to other devils* Murchison, "Clonally Transmissible Cancers in Dogs and Tasmanian Devils."

40. *The second one discovered, DFTD2, has a Y-chromosome, indicating that it originated from a male* Ruth J. Pye et al., "A Second Transmissible Cancer in Tasmanian Devils," *Proceedings of the National Academy of Sciences of the United States of America* 113, no. 2 (January 2016): 374–79.

41. *Contagious cancers may not be as rare and bizarre as we've thought* Pye et al., "A Second Transmissible Cancer in Tasmanian Devils."

42. *Both dogs and devils have gone through genetic bottlenecks, periods in history when the genetic diversity of the population went down* Murchison, "Clonally Transmissible Cancers in Dogs and Tasmanian Devils."

43. *largely because of campaigns to eliminate them on the part of European settlers who arrived in Tasmania in the nineteenth century* Hannah V. Siddle and Jim Kaufman, "A Tale of Two Tumours: Comparison of the Immune Escape Strategies of Contagious Cancers," *Molecular Immunology* 55, no. 2 (September 2013): 190–93.

44. *allowing the immune system to tell self from nonself* Siddle and Kaufman, "A Tale of Two Tumours."

45. *regression is associated with an increase in MHC expression and the presence of immune cells at the site of the tumor* Siddle and Kaufman, "A Tale of Two Tumours."

46. *activation of blood cells called hemocytes that play a role in detecting and responding to potential infection*　Bassem Allam and David Raftos, "Immune Responses to Infectious Diseases in Bivalves," *Journal of Invertebrate Pathology* 131 (October 2015): 121–36.

47. *transmissible cancer may be responsible for bivalve leukemia-like cancers more generally*　Michael J. Metzger and Stephen P. Goff, "A Sixth Modality of Infectious Disease: Contagious Cancer from Devils to Clams and Beyond," *PLoS Pathogens* 12, no. 10 (October 2016): e1005904.

48. *transmissible cancers have been a selective pressure on organisms since the beginnings of multicellular life*　Metzger and Goff, "A Sixth Modality of Infectious Disease."

49. *Genetic analysis showed that they were actually tapeworm cells, growing as a cancer in the tissue of the patient*　Atis Muehlenbachs et al., "Malignant Transformation of Hymenolepis Nana in a Human Host," *New England Journal of Medicine* 373, no. 19 (November 2015): 1845–52.

50. *Three of the four reports of this tapeworm cancer noted that the patient was HIV-positive*　Muehlenbachs et al., "Malignant Transformation of Hymenolepis Nana in a Human Host"; Peter D. Olson et al., "Lethal Invasive Cestodiasis in Immunosuppressed Patients," *Journal of Infectious Diseases* 187, no. 12 (June 2003): 1962–66; M. Santamaría-Fríes et al., "Lethal Infection by a Previously Unrecognised Metazoan Parasite," *Lancet* 347, no. 9018 (June 1996): 1797–1801.

51. *the fourth individual had a compromised immune system due to Hodgkin's lymphoma*　Olson et al., "Lethal Invasive Cestodiasis in Immunosuppressed Patients."

52. *Organ transplants save thousands of lives every year*　Health Resources and Services Administration, "Organ Donation Statistics," accessed December 19, 2017, https://www.organdonor.gov/statistics-stories/statistics.html.

53. *He noticed an apparent increase in cancer among transplant recipients*　I. Penn, C. G. Halgrimson, and T. E. Starzl, "De Novo Malignant Tumors in Organ Transplant Recipients," *Transplantation Proceedings* 3, no. 1 (March 1971): 773–78.

54. *and created a registry for transplanted tumors*　Beth Ann Witherow et al., "The Israel Penn International Transplant Tumor Registry," *AMIA Annual Symposium Proceedings* (2003): 1053.

55. *a study of more than one hundred thousand donors found only eighteen cases, making the donor-related tumor rate for transplanted cadaveric organs incredibly small, at 0.017 percent*　H. Myron Kauffman et al., "Transplant Tumor Registry: Donor Related Malignancies," *Transplantation* 74, no. 3 (August 2002): 358–62.

56. *a study of hundreds of donors with CNS tumors found no examples of transmission*　H. Myron Kauffman et al., "Transplant Tumor Registry: Donors with Central Nervous System Tumors," *Transplantation* 73, no. 4 (February 2002): 579–82.

57.   *The benefits of getting an organ transplant far outweigh the risk of getting a transmissible cancer from the procedure* E. F. Scanlon et al., "Fatal Homotransplanted Melanoma: A Case Report," *Cancer* 18 (June 1965): 782–89; A. E. Moore, C. P. Rhoads, and C. M. Southam, "Homotransplantation of Human Cell Lines," *Science* 125, no. 3239 (January 1957): 158–60.

58.   *screening is constantly being improved and updated to better prevent the inadvertent transplanting of tumors from donors to recipients* Manish J. Gandhi and D. Michael Strong, "Donor Derived Malignancy Following Transplantation: A Review," *Cell and Tissue Banking* 8, no. 4 (April 2007): 267–86.

59.   *Genetic testing showed that the tumor originated from the patient that the surgeon had operated on* H. V. Gärtner et al., "Genetic Analysis of a Sarcoma Accidentally Transplanted from a Patient to a Surgeon," *New England Journal of Medicine* 335, no. 20 (November 1996): 1494–96.

60.   *a laboratory worker accidentally punctured herself with a needle containing colonic adenocarcinoma cells* E. A. Gugel and M. E. Sanders, "Needle-Stick Transmission of Human Colonic Adenocarcinoma," *New England Journal of Medicine* 315, no. 23 (December 1986): 1487.

61.   *cancer biologist Mel Greaves estimates the chance that a pregnant woman with cancer would transmit that cancer to her fetus to be around one in five hundred thousand* Mel Greaves and William Hughes, "Cancer Cell Transmission via the Placenta," *Evolution, Medicine, and Public Health* 2018, no. 1 (April 2018): 106–15.

62.   *there are also many reports of leukemia being transmitted between monozygotic twins in the womb* Mel F. Greaves et al., "Leukemia in Twins: Lessons in Natural History," *Blood* 102, no. 7 (October 2003): 2321–33.

63.   *one of the cornerstones of our vertebrate immune system may have arisen because of the selective pressures that came from transmissible cancers* Murchison, "Clonally Transmissible Cancers in Dogs and Tasmanian Devils"; Katherine Belov, "The Role of the Major Histocompatibility Complex in the Spread of Contagious Cancers," *Mammalian Genome* 22, no. 1–2 (February 2011): 83–90; Claudio Murgia et al., "Clonal Origin and Evolution of a Transmissible Cancer," *Cell* 126, no. 3 (August 2006): 477–87; Sven Kurbel, Stjepko Plestina, and Damir Vrbanec, "Occurrence of the Acquired Immunity in Early Vertebrates due to Danger of Transmissible Cancers Similar to Canine Venereal Tumors," *Medical Hypotheses* 68, no. 5 (2007): 1185–86.

64.   *One of the prevailing theories for the evolution of sex is that it creates genetic diversity that makes offspring less vulnerable to transmission of infections* W. D. Hamilton, R. Axelrod, and R. Tanese, "Sexual Reproduction as an Adaptation to Resist Parasites (a Review)," *Proceedings of the National Academy of Sciences of the United States of America* 87, no. 9 (May 1990): 3566–73.

65.   *the theory states that sexual reproduction can increase genetic heterogeneity in the population, decreasing the vulnerability of offspring to transmissible cancer* Frédéric Thomas et al., "Transmissible Cancer and the Evolution of Sex," *PLoS Biology* 17, no. 6 (June 2019): e3000275.

66.   *If sexual reproduction did evolve in part because it reduced the risk of contagious cancer, it is certainly ironic that dog infectious cancers are transmitted through*

sexual contact　Murchison, "Clonally Transmissible Cancers in Dogs and Tasmanian Devils."

67.　*transmissible cancer may be the reason for the extinction of the first dogs in North America*　Perri et al., "New Evidence of the Earliest Domestic Dogs in the Americas."

第五章　癌细胞的隐秘世界

1.　*cancer cells can behave like normal cells if you put them into an environment with normal cells*　M. J. Bissell and W. C. Hines, "Why Don't We Get More Cancer? A Proposed Role of the Microenvironment in Restraining Cancer Progression," *Nature Medicine* 17, no. 3 (2011): 320–29.

2.　*The centrality of the tumor microenvironment to keeping cancer at bay is also the main idea of the "tissue organization field theory" of cancer*　C. Sonnenschein and A. M. Soto, *The Society of Cells: Cancer and Control of Cell Proliferation* (New York: Springer, 1999).

3.　*Chronic inflammation is one common characteristic of tumor microenvironments*　M. J. Bissell and D. Radisky, "Putting Tumours in Context," *Nature Reviews Cancer* 1, no. 1 (2001): 46–54.

4.　*billions of new nucleotides must be synthesized for a cell to reproduce, leading to tremendous demand for nitrogen and phosphorus at tumor sites*　James J. Elser et al., "Biological Stoichiometry in Human Cancer," *PloS One* 2, no. 10 (2007): e1028.

5.　*one way to do this is for the cancer cells to send out wound-healing signals to these support cells, which then prompts them to send back growth and survival factors*　Robert A. Gatenby and Robert J. Gillies, "A Microenvironmental Model of Carcinogenesis," *Nature Reviews Cancer* 8, no. 1 (January 2008): 56–61.

6.　*they produce factors that shut down proliferation, induce cell death, and block the recruitment of blood vessels to cut off the tumor from resources*　Gavin P. Dunn et al., "Cancer Immunoediting: From Immunosurveillance to Tumor Escape," *Nature Immunology* 3, no. 11 (November 2002): 991–98.

7.　*This is very much like how prey animals evolve to evade predators*　Aktipis and Nesse, "Evolutionary Foundations for Cancer Biology."

8.　*cancer cells evolve to evade the immune system through strategies like hiding (removing the markers on the outside of the cell that immune cells can identify) and camouflage (expressing genes that give them a more "normal" appearance to immune cells)*　D. Gabrilovich and V. Pisarev, "Tumor Escape from Immune Response: Mechanisms and Targets of Activity," *Current Drug Targets* 4, no. 7 (2003): 525–36; F. Cavallo et al., "2011: The Immune Hallmarks of Cancer," *Cancer Immunology, Immunotherapy* 60, no. 3 (2011): 319–26.

9.　*they can create conditions that favor cells that can disperse in order to find new environments to colonize, driving invasion and metastasis*　C. A. Aktipis, C. C. Maley, and J. W. Pepper, "Dispersal Evolution in Neoplasms: The Role of Disregulated Metabolism in the Evolution of Cell Motility," *Cancer Prevention Research* 5, no. 2 (2012): 266–75.

10. *cancer cells evolve to have different life history strategies depending on the environments they are in* C. A. Aktipis et al., "Life History Trade-Offs in Cancer Evolution," *Nature Reviews Cancer* 13, no. 12 (2013): 883–92.

11. *trade-offs between proliferation and survival become more important* Aktipis et al., "Life History Trade-Offs in Cancer Evolution."

12. *Approximately half of all the energy of the cell is required to operate these pumps* H. J. Broxterman et al., "Induction by Verapamil of a Rapid Increase in ATP Consumption in Multidrug-Resistant Tumor Cells," *FASEB Journal* 2, no. 7 (April 1988): 2278–82.

13. *Breaking through this barrier and others often requires cancer cells to cooperate with each other to produce factors (called matrix metalloproteinases) that break up the membrane* Anna Chapman et al., "Heterogeneous Tumor Subpopulations Cooperate to Drive Invasion," *Cell Reports* 8, no. 3 (August 2014): 688–95.

14. *Getting through the body's membranes and other tissues also requires that cancer cells coordinate their electrical signaling* Guangping Tai, Michael Tai, and Min Zhao, "Electrically Stimulated Cell Migration and Its Contribution to Wound Healing," *Burns and Trauma* 6 (July 9, 2018): 20; Anna Haeger et al., "Collective Cell Migration: Guidance Principles and Hierarchies," *Trends in Cell Biology* 25, no. 9 (September 2015): 556–66.

15. *remodeling the tissue architecture (for example, producing collagen, which can make tumors feel like nodules in otherwise elastic tissues) and signaling for new blood vessels* Gatenby and Gillies, "A Microenvironmental Model of Carcinogenesis."

16. *the process of niche construction can involve a twisted form of cellular cooperation between cancer cells and apparently normal cells* Gatenby and Gillies, "A Microenvironmental Model of Carcinogenesis."

17. *the high resource consumption of cancer cells leads to selection for cells that move* Aktipis, Maley, and Pepper, "Dispersal Evolution in Neoplasms."

18. *metastases often arise from cancer cells that left a tumor early in progression, in a process called "early dissemination"* Hedayatollah Hosseini et al., "Early Dissemination Seeds Metastasis in Breast Cancer," *Nature* 540, no. 7634 (December 2016): 552–58.

19. *the act of invasion often requires cancer cells to cooperate with each other to produce matrix metalloproteinases that break up the basement membrane* Chapman et al., "Heterogeneous Tumor Subpopulations Cooperate to Drive Invasion."

20. *cancer cells can "trick" the vascular system into letting them through the endothelium (the membrane around the blood vessels) by coordinating their electrical signaling* Tai, Tai, and Zhao. "Electrically Stimulated Cell Migration and Its Contribution to Wound Healing"; Haeger et al., "Collective Cell Migration."

21. *By cooperating, they can get the benefits from essentially dividing the labor of producing all these factors* Lee Alan Dugatkin, "Animal Cooperation among Unrelated Individuals," *Die Naturwissenschaften* 89, no. 12 (December 2002):

533–41; R. Axelrod, D. E. Axelrod, and K. J. Pienta, "Evolution of Cooperation among Tumor Cells," *Proceedings of the National Academy of Sciences of the United States of America* 103, no. 36 (2006): 13474–79; Marco Archetti, "Cooperation between Cancer Cells," *Evolution, Medicine, and Public Health* 2018, no. 1 (January 2018): 1.

22. *Positive assortment is when cooperators are more likely to interact with each other than with a random individual in the population* J. A. Fletcher and Michael Doebeli, "A Simple and General Explanation for the Evolution of Altruism," *Proceedings of the Royal Society B: Biological Sciences* 276, no. 1654 (2009): 13–19.

23. *and positive assortment can favor the evolution of cooperation, regardless of whether the cooperation is among relatives, repeated interaction partners or even members of different species who provide benefits for each other* J. A. Fletcher and Michael Doebeli, "A Simple and General Explanation for the Evolution of Altruism," *Proceedings of the Royal Society B: Biological Sciences* 276, no. 1654 (2009): 13–19.

24. *Some cancer biologists are skeptical about the importance of kin selection as an explanation for cooperation among cancer cells* Axelrod, Axelrod, and Pienta, "Evolution of Cooperation among Tumor Cells."

25. *But it is also possible for cooperation to evolve among cells that produce different growth factors produced by different genes, through the same process of positive assortment that I discussed earlier* Archetti and Pienta, "Cooperation among Cancer Cells."

26. *Cooperation can evolve as long as cooperators preferentially interact with one another* Fletcher and Doebeli, "A Simple and General Explanation for the Evolution of Altruism."

27. *it isn't necessary to recognize who is and who is not kin for investment in relatives to be effective* C. A. Aktipis and E. Fernandez-Duque, "Parental Investment without Kin Recognition: Simple Conditional Rules for Parent–Offspring Behavior," *Behavioral Ecology and Sociobiology* 65, no. 5 (May 2011): 1079–91.

28. *Cooperation among relatives can evolve via kin selection when there is a kin structure (like offspring staying near parents) in which recipients of benefits are likely to be relatives* W. D. Hamilton, "The Genetical Evolution of Social Behaviour. I," *Journal of Theoretical Biology* 7, no. 1 (July 1964): 1–16; W. D. Hamilton, "The Genetical Evolution of Social Behaviour. II," *Journal of Theoretical Biology* 7, no. 1 (July 1964): 1–16.

29. *somewhere between 75 percent and 99.999 percent of cells in tumors are cancer nonstem cells and cannot propagate the tumor* Kathleen Sprouffske et al., "An Evolutionary Explanation for the Presence of Cancer Nonstem Cells in Neoplasms," *Evolutionary Applications* 6, no. 1 (January 2013): 92–101.

30. *we found that these cells with limited potential to divide were maintained in the population of cells* Kathleen Sprouffske et al., "An Evolutionary Explanation for the Presence of Cancer Nonstem Cells in Neoplasms," *Evolutionary Applications* 6, no. 1 (January 2013): 92–101.

31. *(this phenomenon occurs with many birds who have related helpers at the nest)* Ralph Bergmüller et al., "Integrating Cooperative Breeding into Theoretical Concepts of Cooperation," *Behavioural Processes* 76, no. 2 (2007): 61–72.

32. *Being social makes sense when resources are unpredictable, because sociality provides a buffer against the challenges of the variable environment* Bert Hölldobler and Edward O. Wilson, *The Superorganism: The Beauty, Elegance, and Strangeness of Insect Societies* (New York: W. W. Norton and Company, 2009); Lee Cronk et al., "Managing Risk through Cooperation: Need-Based Transfers and Risk Pooling among the Societies of the Human Generosity Project," in *Global Perspectives on Long-Term Community Resource Management*, ed. L. Lozny and T. McGovern (New York: Springer, 2019), 41–75.

33. *they deeply change the structure of the ecological community around them, often displacing native species* Henrik Moller, "Lessons for Invasion Theory from Social Insects," *Biological Conservation* 78, no. 1 (October 1996): 125–42.

34. *In a mouse model of mammary tumors, circulating tumor cell clusters were twenty-three to fifty times more likely to successfully create metastases than individual cells* Nicola Aceto et al., "Circulating Tumor Cell Clusters Are Oligoclonal Precursors of Breast Cancer Metastasis," *Cell* 158, no. 5 (2014): 1110–22.

35. *certain polyclonal tumors (containing multiple different clones) can have a proliferation advantage, because they contain clones that can collectively colonize and maintain the cancer niche* Andriy Marusyk et al., "Non-Cell-Autonomous Driving of Tumour Growth Supports Sub-Clonal Heterogeneity," *Nature* 514, no. 7520 (October 2014): 54–58.

36. *the presence of certain "helper" clones may also support the cancer cell colony* Marusyk et al., "Non-Cell-Autonomous Driving of Tumour Growth Supports Sub-Clonal Heterogeneity."

37. *The volatility of the environment—in terms of foraging success, the possibility of illness and injury, the chance of natural disasters, and extreme weather—make it hard to survive as an individual human* Cronk et al., "Managing Risk through Cooperation."

38. *social insects like honeybees and ants have evolved to live in large colonies that help buffer them from the harsh environments they live in, in addition to enabling division of labor on a massive scale* Hölldobler and Wilson, *The Superorganism*.

39. *Fitness interdependence in humans often happens in situations where the survival or reproductive success of individuals is yoked together (such as mating relationships in which the survival and success of mutual offspring is at play), in periods of war (when soldiers are dependent on one another for survival), and in harsh and unpredictable environments (where it may be impossible to survive as a loner)* A. Aktipis et al., "Understanding Cooperation through Fitness Interdependence," *Nature Human Behavior* 2 (2018): 429–431.

40. *Some cooperation theorists categorically assert that nothing can evolve "for the good of the group," including cancer cells* Archetti and Pienta, "Cooperation among Cancer Cells: Applying Game Theory to Cancer," *Nature Reviews Cancer* 19, no. 2 (February 2019): 110–17.

41. *neither of them matches current data about what metastasis actually looks like* S. Turajlic and C. Swanton, "Metastasis as an Evolutionary Process," *Science* 352 (2016): 169–175.

42. *cancer proceeds in stages as each mutation builds on the last one in a step-by-step fashion* Nowell, "The Clonal Evolution of Tumor Cell Populations."

43. *There are elements of both models in the data—even within one sample of one cancer* Turajlic and Swanton, "Metastasis as an Evolutionary Process."

44. *Another phenomenon that does not fit with either model is tumor reseeding, in which cells from metastases appear back in the primary tumor* Turajlic and Swanton, "Metastasis as an Evolutionary Process."

45. *This concept is similar to the haystack model, a classic model of the evolution of cooperation via multilevel selection* John Maynard Smith, "Group Selection and Kin Selection," *Nature* 201 (March 1964): 1145.

46. *cancer cells are capable of conditional movement, making it even more likely that selection will favor cooperation within these cellular groups* C. A. Aktipis, "Is Cooperation Viable in Mobile Organisms? Simple Walk Away Rule Favors the Evolution of Cooperation in Groups," *Evolution and Human Behavior* 32, no. 4 (2011): 263–76; Joshua D. Schiffman, Richard M. White, Trevor A. Graham, Qihong Huang, and Athena Aktipis, "The Darwinian Dynamics of Motility and Metastasis," in *Frontiers in Cancer Research* (New York: Springer, 2016), 135–76.

47. *Do cancer cell colonies vary? Indeed they do. During metastasis, colonies of cancer cells vary genetically.* Marco Gerlinger et al., "Genomic Architecture and Evolution of Clear Cell Renal Cell Carcinomas Defined by Multiregion Sequencing," *Nature Genetics* 46, no. 3 (March 2014): 225–33; M. Gerlinger et al., "Intratumor Heterogeneity and Branched Evolution Revealed by Multiregion Sequencing," *New England Journal of Medicine* 366, no. 10 (2012): 883–92.

48. *the cancer cell colonies have different rates of survival and creation of new colonies* Samra Turajlic and Charles Swanton, "Metastasis as an Evolutionary Process," *Science* 352, no. 6282 (April 2016): 169–75.

49. *some cell colonies give rise to many new colonies, whereas other colonies do not appear to spawn new ones* Turajlic and Swanton, "Metastasis as an Evolutionary Process."

50. *tiny metastases will grow rapidly because the primary tumor is no longer monopolizing nutrients and producing inhibitory factors* Paula Chiarella et al., "Concomitant Tumor Resistance," *Cancer Letters* 324, no. 2 (November 2012): 133–41.

51. *This phenomenon of primary tumors suppressing metastases, known as "concomitant tumor resistance," has been widely observed in both animal experiments and in human patients* Chiarella et al., "Concomitant Tumor Resistance."

52. *clusters of cancer cells often colonize together—and with greater success than individual cells* Aceto et al., "Circulating Tumor Cell Clusters Are Oligoclonal Precursors of Breast Cancer Metastasis."

53. *clusters of cancer cells evolve to have some reproductive division of labor, with some cells proliferating while other cells support the proliferating cells, almost like a protomulticellular organism* Sprouffske et al., "An Evolutionary Explanation for the Presence of Cancer Nonstem Cells in Neoplasms."

54. *life cycles with distinct phases of growth and reproduction, as well as life history strategies* Joshua D. Schiffman et al., "The Darwinian Dynamics of Motility and Metastasis," in *Frontiers in Cancer Research* (New York: Springer, 2016), 135–76.

55. *She rightly points out that most incipient metastases fail before they even have a chance to take hold, getting destroyed in the circulatory system or simply failing to colonize* Lean and Plutynski, "The Evolution of Failure."

56. *multilevel selection is not relevant to late-stage cancer because metastases are unlikely to "reproduce" in a way that reliably leads to heritability of variation among them* Pierre-Luc Germain and Lucie Laplane, "Metastasis as Supra-Cellular Selection? A Reply to Lean and Plutynski," *Biology and Philosophy* 32, no. 2 (March 2017): 281–87.

57. *there is evidence for heritability of traits at the colony level* Alison A. Bockoven, Shawn M. Wilder, and Micky D. Eubanks, "Intraspecific Variation among Social Insect Colonies: Persistent Regional and Colony-Level Differences in Fire Ant Foraging Behavior," *PloS One* 10, no. 7 (2015): e0133868; Justin T. Walsh, Simon Garnier, and Timothy A. Linksvayer, "Ant Collective Behavior Is Heritable and Shaped by Selection," *bioRxiv* (March 2019): 567503.

58. *a process called early dissemination* Hedayatollah Hosseini et al., "Early Dissemination Seeds Metastasis in Breast Cancer," *Nature* 540, no. 7634 (December 2016): 552–58.

59. *We also know that large tumors can effectively suppress the growth of smaller tumors* Chiarella et al., "Concomitant Tumor Resistance."

60. *during metastasis, a metapopulation structure emerges that could select for cell colonies that are good at metastasizing* Schiffman et al., "The Darwinian Dynamics of Motility and Metastasis," 135–76.

61. *if selection among metastatic colonies is the mechanism that pushes forward cancer, then removing the primary tumor would not stop a metastatic cascade (and, in fact, there is evidence that removing a primary tumor can sometimes harm the patient)* Chiarella et al., "Concomitant Tumor Resistance."

62. *if two populations of cancer cells with different mutations (say, one that produces a growth factor and another that produces a factor that allows for invasion) happen to be near each other, they may end up providing benefits for one other* Axelrod, Axelrod, and Pienta, "Evolution of Cooperation among Tumor Cells."

63. *In harsh environments where it is difficult to survive without producing these kinds of factors, by-product mutualism becomes even more likely because "cheating" is not really a viable option* Dugatkin, "Animal Cooperation among Unrelated Individuals."

64. *These kinds of by-product benefits are likely a part of the explanation for why we see cancer cells cooperating inside tumors* Axelrod, Axelrod, and Pienta, "Evolution of Cooperation among Tumor Cells."

65. *the cells that provide these benefits for one another end up interacting preferentially as a result of spatial proximity or other factors that promote positive assortment*　Fletcher and Doebeli, "A Simple and General Explanation for the Evolution of Altruism."

66. *cancer cells can use cooperation and coordination to invade tissues; for example, they can use electrical and chemical signaling to move together as a small group or even as a long conga line of cells through tissues and membranes*　Tai, Tai, and Zhao, "Electrically Stimulated Cell Migration and Its Contribution to Wound Healing"; Haeger et al., "Collective Cell Migration."

67. *when clusters of cancer cells colonize in groups, they are more successful than when they are alone*　Aceto et al., "Circulating Tumor Cell Clusters Are Oligoclonal Precursors of Breast Cancer Metastasis."

68. *We can think of these microbes as cooperating with us, their multicellular hosts, in ways that are beneficial for both us and them*　H. Wasielewski, J. Alcock, and A. Aktipis, "Resource Conflict and Cooperation between Human Host and Gut Microbiota: Implications for Nutrition and Health," *Annals of the New York Academy of Sciences* 1372, no. 1 (2016): 20–28.

69. *They thrive by exploiting us—using our resources for their own survival and proliferation*　Wasielewski, Alcock, and Aktipis, "Resource Conflict and Cooperation between Human Host and Gut Microbiota."

70. *About 10 to 20 percent of human cancers are associated with specific microbial species*　Catherine de Martel et al., "Global Burden of Cancers Attributable to Infections in 2008: A Review and Synthetic Analysis," *Lancet Oncology* 13, no. 6 (June 2012): 607–15.

71. *and many other microbes (as well as multicellular parasites) are suspected to play a role in cancer risk, even if it is indirect*　Paul W. Ewald, "An Evolutionary Perspective on Parasitism as a Cause of Cancer," in *Advances in Parasitology*, vol. 68 (Cambridge, MA: Academic Press, 2009), 21–43.

72. *many cancers in wildlife are associated with microbial infections*　Patricia A. Pesavento et al., "Cancer in Wildlife: Patterns of Emergence," *Nature Reviews Cancer* 18, no. 10 (October 2018): 646–61.

73. *Cancer cells and microbes can cooperate with one another, teaming up in order to better exploit the multicellular body*　C. Whisner and A. Aktipis, "The Role of the Microbiome in Cancer Initiation and Progression: How Microbes and Cancer Cells Utilize Excess Energy and Promote One Another's Growth," *Current Nutrition Reports* 8, no. 1 (March 2019): 42–51.

74. *This multispecies cooperation can evolve simply because of assortment—the preferential interaction of cooperators with one another*　Fletcher and Doebeli, "A Simple and General Explanation for the Evolution of Altruism."

75. *Some microbes, like the virus HPV, are quite direct about it: they get into the nucleus of the cell and increase cell proliferation, which increases the risk of cancer, in part by interfering with the p53 protein*　Nubia Muñoz et al., "Chapter 1: HPV in the Etiology of Human Cancer," *Vaccine* 24, suppl. 3 (August 2006): S3/1–10.

76. *There are more subtle ways that microbes can increase cancer risk, including producing genotoxins that damage DNA*　Jean-Philippe Nougayrède et al.,

"Escherichia Coli Induces DNA Double-Strand Breaks in Eukaryotic Cells," *Science* 313, no. 5788 (August 2006): 848–51; Aadra P. Bhatt, Matthew R. Redinbo, and Scott J. Bultman, "The Role of the Microbiome in Cancer Development and Therapy," *CA: A Cancer Journal for Clinicians* 67, no. 4 (July 2017): 326–44; Andrew C. Goodwin et al., "Polyamine Catabolism Contributes to Enterotoxigenic Bacteroides Fragilis-Induced Colon Tumorigenesis," *Proceedings of the National Academy of Sciences of the United States of America* 108, no. 37 (September 2011): 15354–59.

77.　*and producing virulence factors that increase cell proliferation*　Antony Cougnoux et al., "Bacterial Genotoxin Colibactin Promotes Colon Tumour Growth by Inducing a Senescence-Associated Secretory Phenotype," *Gut* 63, no. 12 (December 2014): 1932–42; Guillaume Dalmasso et al., "The Bacterial Genotoxin Colibactin Promotes Colon Tumor Growth by Modifying the Tumor Microenvironment," *Gut Microbes* 5, no. 5 (2014): 675–80.

78.　*Microbes and cancer cells can also produce growth factors for one another*　Cougnoux et al., "Bacterial Genotoxin Colibactin Promotes Colon Tumour Growth by Inducing a Senescence-Associated Secretory Phenotype"; Dalmasso et al., "The Bacterial Genotoxin Colibactin Promotes Colon Tumor Growth by Modifying the Tumor Microenvironment."

79.　*and have the ability to protect one another from the immune system*　T. Hussell et al., "Helicobacter Pylori-Specific Tumour-Infiltrating T Cells Provide Contact Dependent Help for the Growth of Malignant B Cells in Low-Grade Gastric Lymphoma of Mucosa-Associated Lymphoid Tissue," *Journal of Pathology* 178, no. 2 (February 1996): 122–27; Marc Lecuit et al., "Immunoproliferative Small Intestinal Disease Associated with Campylobacter Jejuni," *New England Journal of Medicine* 350, no. 3 (January 2004): 239–48; Andrés J. M. Ferreri et al., "Chlamydophila Psittaci Eradication with Doxycycline as First-Line Targeted Therapy for Ocular Adnexae Lymphoma: Final Results of an International Phase II Trial," *Journal of Clinical Oncology* 30, no. 24 (August 2012): 2988–94; Brian Goodman and Humphrey Gardner, "The Microbiome and Cancer," *Journal of Pathology* 244, no. 5 (April 2018): 667–76; Shaoguang Wu et al., "A Human Colonic Commensal Promotes Colon Tumorigenesis via Activation of T Helper Type 17 T Cell Responses," *Nature Medicine* 15, no. 9 (September 2009): 1016–22.

80.　*microbes can also help cancer cells to invade and metastasize by producing toxins that transform cancer cells from more sedentary to more motile*　Sara Gaines et al., "How the Microbiome Is Shaping Our Understanding of Cancer Biology and Its Treatment," *Seminars in Colon and Rectal Surgery* 29, no. 1 (March 2018): 12–16.

81.　*and producing quorum sensing molecules that contribute to metastasis*　Evelien Wynendaele et al., "Crosstalk between the Microbiome and Cancer Cells by Quorum Sensing Peptides," *Peptides* 64 (February 2015): 40–48.

82.　*Doctors use the bacterium* Mycobacterium bovis *BCG in the treatment of bladder cancer*　A. M. Chakrabarty, "Microorganisms and Cancer: Quest for a Therapy," *Journal of Bacteriology* 185, no. 9 (May 2003): 2683–86.

83. *There are many different ways that microbes and their products can help treat cancer, including activating the immune system, inducing cell death, and inhibiting new blood vessel growth* Chakrabarty, "Microorganisms and Cancer."

84. *experiments have found that mice with their commensal microbiomes intact have better responses to therapy than mice that have been given antibiotics* Noriho Iida et al., "Commensal Bacteria Control Cancer Response to Therapy by Modulating the Tumor Microenvironment," *Science* 342, no. 6161 (November 2013): 967–70.

85. *Microbes can enhance intestinal barrier function, improve immune function, inhibit cell proliferation, and help regulate metabolism* Alasdair J. Scott et al., "Pre-, Pro- and Synbiotics in Cancer Prevention and Treatment—A Review of Basic and Clinical Research," *ecancermedicalscience* 12 (September 2018): 869.

86. *a meta-analysis found that consumption of a lot of fiber (which is a prebiotic, since it feeds beneficial microbes) was associated with lower colon cancer risk* Qiwen Ben et al., "Dietary Fiber Intake Reduces Risk for Colorectal Adenoma: A Meta-Analysis," *Gastroenterology* 146, no. 3 (March 2014): 689–99.

87. *research in this area is new and not all studies find a protective effect, but the finding is intriguing* Scott et al., "Pre-, Pro- and Synbiotics in Cancer Prevention and Treatment."

88. *they can turn on virulence genes in response to low nutrients* Wasielewski, Alcock, and Aktipis, "Resource Conflict and Cooperation between Human Host and Gut Microbiota."

89. *in some cases cooperation occurs between cancer cells and microbes during progression* Whisner and Aktipis, "The Role of the Microbiome in Cancer Initiation and Progression."

90. *mutations in the gene coding for the NOTCH1 receptor (an intercellular signaling protein involved in many aspects of cell function) occur in about 10 percent of esophageal cancers, and so researchers had assumed that these mutations probably contributed to the cancer* Inigo Martincorena et al., "Somatic Mutant Clones Colonize the Human Esophagus with Age," *Science* 362, no. 6417 (November 2018): 911–17.

91. *they discovered that mutations in NOTCH1 were far more common—present in 30 to 80 percent of the normal esophageal tissue compared to the 10 percent in cancerous esophageal tissues found in previous studies* Martincorena et al., "Somatic Mutant Clones Colonize the Human Esophagus with Age."

92. *This finding, that NOTCH1 mutations are more strongly associated with normal esophageal tissue than with esophageal cancer, has been replicated* Akira Yokoyama et al., "Age-Related Remodelling of Oesophageal Epithelia by Mutated Cancer Drivers," *Nature* 565, no. 7739 (January 2019): 312–17.

93. *this might be part of the "program" that multicellular bodies evolved to minimize cancer risk* Kelly C. Higa and James DeGregori, "Decoy Fitness Peaks, Tumor Suppression, and Aging," *Aging Cell* 18, no. 3 (June 2019): e12938.

94. *One mechanism could be mutation "hotspots"* Igor B. Rogozin and Youri I. Pavlov, "Theoretical Analysis of Mutation Hotspots and Their DNA Sequence Context Specificity," *Mutation Research* 544, no. 1 (September 2003): 65–85.

95. *Mutations can be induced by cell-level stresses like DNA damage* Raul Correa et al., "Oxygen and RNA in Stress-Induced Mutation," *Current Genetics* 64, no. 4 (August 2018): 769–76; S. M. Rosenberg, "Evolving Responsively: Adaptive Mutation," *Nature Reviews Genetics* 2, no. 7 (July 2001): 504–15.

96. *some microbes can be beneficial to humans simply because they can occupy the ecological space in and on our bodies so that disease-causing microbes can't* Wasielewski, Alcock, and Aktipis, "Resource Conflict and Cooperation between Human Host and Gut Microbiota."

97. *genes inside the genome can sometimes work at cross-purposes to one another, promoting their own replication at the expense of the cell or changing the expression state of the cell in ways that improve the gene's fitness* J. Featherston and P. M. Durand, "Cooperation and Conflict in Cancer: An Evolutionary Perspective," *South African Journal of Science* 108, no. 9–10 (January 2012).

98. *This was one of the critical transitions during the evolution of life—it allowed for cooperation and coordination of genes within a genome, allowing cells to develop complicated behaviors that free-floating pieces of DNA never could* Buss, *The Evolution of Individuality*; John Maynard Smith and Eörs Szathmáry, *The Major Transitions in Evolution* (Oxford: Oxford University Press, 1995).

99. *mobile genetic elements "are functionally analogous to the presumed ancient replicators that cooperated to form primitive protein coding genomes"* Featherston and Durand, "Cooperation and Conflict in Cancer."

100. *disruptions in the epigenetics of cancer cell genomes cause disruptions in the normal control of these mobile genetic elements, which may cause further genomic alterations as they copy themselves around the cancer genomes* Kathleen H. Burns, "Transposable Elements in Cancer," *Nature Reviews Cancer* 17, no. 7 (July 2017): 415–24.

101. *mobile elements can cause genome damage and "dysregulation of genome replication or cell cycling [and] disruption of cooperative cellular behaviour," and that disruption of normal expression in areas of the genome that harbor mobile genetic elements is prevalent across many cancers* Featherston and Durand, "Cooperation and Conflict in Cancer."

102. *If the DNA is outside the chromosomes, its extrachromosomal existence implies that it has already escaped from genome-level controls of DNA replication and may be "free to proliferate or indulge in selfish behaviour," according to Featherston and Durand* Featherston and Durand, "Cooperation and Conflict in Cancer."

103. *And this extrachromosomal DNA contained extra copies of driver oncogenes (genes associated with cancer), suggesting that they may be playing a causal role in cancer rather than just being associated with the disease* Kristen M. Turner et al., "Extrachromosomal Oncogene Amplification Drives Tumour Evolution and Genetic Heterogeneity," *Nature* 543 (February 2017): 122.

第六章　控制癌症

1. *In 1972, just one year after signing the National Cancer Act, Richard Nixon signed an act creating a new national policy around an agricultural approach called "integrated pest management"* T. D. Landis and R. K. Dumroese, "Integrated Pest Management—An Overview and Update," *Forest Nursery Notes* (2014), https://www.researchgate.net/profile/R_Kasten_Dumroese /publication/272682105_Integrated_pest_management-an_overview_and _update/links/54ebbce10cf2082851be7e2b.pdf.

2. *The next strategy is to reduce the numbers of those pests, applying treatment to bring them back below the threshold where they are not doing too much damage* D. G. Alston, *The Integrated Pest Management (IPM) Concept* (Logan: Utah State University Extension and Utah Plant Pest Diagnostic Laboratory, 2011).

3. *The evolution of resistance to chemotherapy has been a problem for every kind of drug that has ever been tried, including targeted therapies like EGFR blockades and HER2-targeted therapies* Luis A. Diaz Jr. et al., "The Molecular Evolution of Acquired Resistance to Targeted EGFR Blockade in Colorectal Cancers," *Nature* 486, no. 7404 (June 2012): 537–40; Rita Nahta et al., "Mechanisms of Disease: Understanding Resistance to HER2-Targeted Therapy in Human Breast Cancer," *Nature Clinical Practice Oncology* 3, no. 5 (May 2006): 269–80; Robert A. Gatenby et al., "Adaptive Therapy," *Cancer Research* 69, no. 11 (June 2009): 4894–903.

4. *adaptive therapy kept the mouse tumors under control* Gatenby et al., "Adaptive Therapy."

5. *the adaptive therapy approach allowed these mice to "survive indefinitely with a small, reasonably stable tumor burden"* Gatenby et al., "Adaptive Therapy."

6. *tumors could be controlled with a smaller and smaller dose as time went on* Pedro M. Enriquez-Navas et al., "Exploiting Evolutionary Principles to Prolong Tumor Control in Preclinical Models of Breast Cancer," *Science Translational Medicine* 8, no. 327 (February 2016): 327ra24.

7. *more stable environments can select for cells that have slower life history strategies* Aktipis et al., "Life History Trade-Offs in Cancer Evolution."

8. *As of October 2017, when Zhang and Gatenby's pilot study was accepted for publication, only one of the eleven patients' cancers had progressed* Jingsong Zhang et al., "Integrating Evolutionary Dynamics into Treatment of Metastatic Castrate-Resistant Prostate Cancer," *Nature Communications* 8, no. 1 (November 2017): 1816.

9. *Some five-year survival rates are extremely high, near 100 percent for early-stage thyroid cancer and between 60 and 85 percent for childhood leukemias, depending on the type, according to the American Cancer Society.* R. L. Siegel, K. D. Miller, and A. Jemal, "Cancer Statistics, 2018," *CA: A Cancer Journal for Clinicians* 68, no. 1 (2018): 7–30.

10. *some studies suggest that patients can do just as well with palliative care (which is focused on improving patient quality of life and reducing pain) as with expensive*

and painful treatment that is aimed at curing the cancer   Jennifer S. Temel
et al., "Early Palliative Care for Patients with Metastatic Non-Small-Cell
Lung Cancer," *New England Journal of Medicine* 363, no. 8 (August 2010):
733–42; Stephen R. Connor et al., "Comparing Hospice and Nonhospice
Patient Survival among Patients Who Die within a Three-Year Window,"
Journal of Pain and Symptom Management 33, no. 3 (March 2007): 238–46.

11.   *"Drug use causes drug resistance, a firestorm of drugs removes the competitors
of the very things we fear: the cells and bugs we can't kill"*   Andrew F. Read,
"The Selfish Germ," *PLoS Biology* 15, no. 7 (July 2017): e2003250.

12.   *We established a set of principles for how to measure cancer's evolvability,
called the Evo-Index and Eco-Index*   Carlo C. Maley et al., "Classifying the
Evolutionary and Ecological Features of Neoplasms," *Nature Reviews Cancer*
17, no. 10 (October 2017): 605–19.

13.   *it often takes decades from the first mutations to finding cancer*   S. Jones et al.,
"Comparative Lesion Sequencing Provides Insights into Tumor Evolution,"
Proceedings of the National Academy of Sciences of the United States of America
105, no. 11 (2008): 4283–88.

14.   *one baby aspirin per day helped reduce the mutation rate by an order of
magnitude*   Rumen L. Kostadinov et al., "NSAIDs Modulate Clonal Evolution
in Barrett's Esophagus," *PLoS Genetics* 9, no. 6 (June 2013): e1003553.

15.   *multiple studies have shown that NSAIDs slow progression to esophageal cancer
as well as many other cancers*   Jack Cuzick et al., "Aspirin and Non-Steroidal
Anti-Inflammatory Drugs for Cancer Prevention: An International Consensus
Statement," *Lancet Oncology* 10, no. 5 (May 2009): 501–7; Enrico Flossmann,
Peter M. Rothwell, and British Doctors Aspirin Trial and the U.K.-TIA
Aspirin Trial, "Effect of Aspirin on Long-Term Risk of Colorectal Cancer:
Consistent Evidence from Randomised and Observational Studies," *Lancet*
369, no. 9573 (May 2007): 1603–13; Peter M. Rothwell et al., "Effect of Daily
Aspirin on Long-Term Risk of Death due to Cancer: Analysis of Individual
Patient Data from Randomised Trials," *Lancet* 377, no. 9759 (January 2011):
31–41; Thomas L. Vaughan et al., "Non-Steroidal Anti-Inflammatory Drugs
and Risk of Neoplastic Progression in Barrett's Oesophagus: A Prospective
Study," *Lancet Oncology* 6, no. 12 (December 2005): 945–52, https://doi.org
/10.1016/S1470-2045(05)70431-9.

16.   *This may be because NSAIDs reduce the mutation rate directly*   Kostadinov
et al., "NSAIDs Modulate Clonal Evolution in Barrett's Esophagus."

17.   *Gatenby and his colleagues found that they could decrease cell proliferation
of resistant cells in Petri dishes and that the growth rate of resistant cell lines
(compared to similar nonresistant cell lines) was lower in a mouse model with
the administration of the ersatzdroges*   Kam et al., "Sweat but No Gain,"
International Journal of Cancer 136, no. 4 (2015): E188–96.

18.   *The size of the primary tumor was not affected, but by returning the tumor
environment to a more pH neutral state, the metastases were significantly
decreased—and this led to an improvement in survival for the mice receiving
what Gatenby's team called "bicarbonate therapy"*   Ian F. Robey et al.,

"Bicarbonate Increases Tumor pH and Inhibits Spontaneous Metastases," *Cancer Research* 69, no. 6 (March 2009): 2260–68.

19. *When oxygen levels are low, cancer cells are more likely to invade and metastasize* Erinn B. Rankin and Amato J. Giaccia, "Hypoxic Control of Metastasis," *Science* 352, no. 6282 (April 2016): 175–80.

20. *Studies suggest that normalizing the resource delivery to the tumor can actually reduce metastasis* M. Mazzone et al., "Heterozygous Deficiency of PHD2 Restores Tumor Oxygenation and Inhibits Metastasis via Endothelial Normalization," *Cell* 136, no. 5 (2009): 839–51.

21. *using low levels of antiangiogenic drugs (which help to regulate blood flow to the tumor) can improve response to treatments* Yuhui Huang et al., "Vascular Normalization as an Emerging Strategy to Enhance Cancer Immunotherapy," *Cancer Research* 73, no. 10 (May 2013): 2943–48.

22. *It's similar to what Winston Churchill said about democracy: that it is the worst form of government except for all those other forms that have been tried.* Winston S. Churchill, November 11, 1947, The International Churchill Society, https://winstonchurchill.org/resources/quotes/the-worst-form-of-government/.

23. *Many cancers have cells with mutations in* TP53 Karen H. Vousden and Xin Lu, "Live or Let Die: The Cell's Response to p53," *Nature Reviews Cancer* 2, no. 8 (August 2002): 594–604.

24. *Some potential strategies for rebooting cellular self-control are restoring* TP53 *function when it is lost* A. N. Bullock and A. R. Fersht, "Rescuing the Function of Mutant p53," *Nature Reviews Cancer* 1, no. 1 (October 2001): 68–76.

25. *elephant* TP53 *can restore normal p53 function and apoptosis in human osteoscarcoma cells* Lisa M. Abegglen et al., "Abstract A25: Elephant p53 (EP53) Enhances and Restores p53-Mediated Apoptosis in Human and Canine Osteosarcoma," *Clinical Cancer Research* 24, no. 2 suppl. (January 2018): 48–49.

26. *reducing inflammation helps reduce the risk of cancer* Kostadinov et al., "NSAIDs Modulate Clonal Evolution in Barrett's Esophagus."

27. *By restoring the immune system's ability to detect cellular cheaters, immune checkpoint blockade therapies have been successful at treating previously intractable cancers, including melanomas and lung cancers, in some patients* Drew M. Pardoll, "The Blockade of Immune Checkpoints in Cancer Immunotherapy," *Nature Reviews Cancer* 12, no. 4 (March 2012): 252–64; Suzanne L. Topalian et al., "Safety, Activity, and Immune Correlates of Anti-PD-1 Antibody in Cancer," *New England Journal of Medicine* 366, no. 26 (June 2012): 2443–54; F. Stephen Hodi et al., "Improved Survival with Ipilimumab in Patients with Metastatic Melanoma," *New England Journal of Medicine* 363, no. 8 (August 2010): 711–23.

28. *cancer cells do still evolve resistance to immunotherapies* Russell W. Jenkins et al., "Mechanisms of Resistance to Immune Checkpoint Inhibitors," *British Journal of Cancer* 118, no. 1 (January 2018): 9–16.

29. *interfering with adhesion in circulating cell clusters to hopefully reduce the likelihood of metastasis (since cell clusters have been found to be more likely to*

metastasize than single cells)   Aceto et al., "Circulating Tumor Cell Clusters Are Oligoclonal Precursors of Breast Cancer Metastasis."

30.   *Disruption to cooperative cellular signaling among cancer cells is another potential strategy for cancer control*   G. Jansen, R. Gatenby, and C. A. Aktipis, "Opinion: Control vs. Eradication; Applying Infectious Disease Treatment Strategies to Cancer," *Proceedings of the National Academy of Sciences of the United States of America* 112, no. 4 (2015): 937–38.

31.   *Perhaps we should be searching for and using drugs that disrupt cell cooperation by interfering with cancer cell communication*   Jansen, Gatenby, and Aktipis, "Opinion: Control vs. Eradication."

32.   *Higher levels of plakoglobins are associated with worse patient outcomes*   Aceto et al., "Circulating Tumor Cell Clusters Are Oligoclonal Precursors of Breast Cancer Metastasis."

33.   *Interfering with public good production is one example of an intervention targeted at disrupting cancer cell cooperation*   John W. Pepper, "Drugs That Target Pathogen Public Goods Are Robust against Evolved Drug Resistance," *Evolutionary Applications* 5, no. 7 (November 2012): 757–61.

34.   *the late evolutionary biologist Stephen Jay Gould said, "I prefer the more martial view that death is the ultimate enemy—and I find nothing reproachable in those who rage mightily against the dying of the light."* Stephen J. Gould, "The Median Isn't the Message," *Discover* 6, no. 6 (1985): 40–42.

35.   *Many researchers in the cancer community are working to identify the key parameters that should be used when we're making strategic decisions about how to treat cancer*   Gatenby et al., "Adaptive Therapy"; Maley et al., "Classifying the Evolutionary and Ecological Features of Neoplasms."; Elsa Hansen, Robert J. Woods, and Andrew F. Read, "How to Use a Chemotherapeutic Agent When Resistance to It Threatens the Patient," *PLoS Biology* 15, no. 2 (2017): e2001110.

36.   *This shift in our thinking allows us all to consider cancer as a chronic and manageable disease, which opens up new pathways for treating and preventing cancer*   Robert A. Gatenby, "A Change of Strategy in the War on Cancer," *Nature* 459, no. 7246 (2009): 508–9; Sui Huang, "The War on Cancer: Lessons from the War on Terror," *Frontiers in Oncology* 4 (October 2014): 293; Bryan Oronsky et al., "The War on Cancer: A Military Perspective," *Frontiers in Oncology* 4 (2014): 387.

Abegglen, Lisa M., Aleah F. Caulin, Ashley Chan, Kristy Lee, Rosann Robinson, Michael S. Campbell, Wendy K. Kiso, et al. "Potential Mechanisms for Cancer Resistance in Elephants and Comparative Cellular Response to DNA Damage in Humans." *Journal of the American Medical Association* 314, no. 17 (November 2015): 1850–60.

Abegglen, Lisa M., Cristhian Toruno, Lauren N. Donovan, Rosann Robinson, Mor Goldfeder, Genevieve Couldwell, Wendy K. Kiso, et al. "Abstract A25: Elephant p53 (EP53) Enhances and Restores p53-Mediated Apoptosis in Human and Canine Osteosarcoma." *Clinical Cancer Research* 24, no. 2 suppl. (January 2018): 48–49.

Aceto, Nicola, Aditya Bardia, David T. Miyamoto, Maria C. Donaldson, Ben S. Wittner, Joel A. Spencer, Min Yu, Adam Pely, Amanda Engstrom, and Huili Zhu. "Circulating Tumor Cell Clusters Are Oligoclonal Precursors of Breast Cancer Metastasis." *Cell* 158, no. 5 (2014): 1110–22.

Agrios, G. N. *Plant Pathology*. Boston: Elsevier Academic Press, 2005.

Aktipis, A. "Principles of Cooperation across Systems: From Human Sharing to Multicellularity and Cancer." *Evolutionary Applications* 9, no. 1 (2015): 17–36.

Aktipis, A., L. Cronk, D. Sznycer, J. Alcock, J. Ayers, C. Baciu, D. Balliet, et al. "Understanding Cooperation through Fitness Interdependence." *Nature Human Behavior* 2 (2018): 429–431.

Aktipis, C. A. "Is Cooperation Viable in Mobile Organisms? Simple Walk Away Rule Favors the Evolution of Cooperation in Groups." *Evolution and Human Behavior* 32, no. 4 (2011): 263–76.

Aktipis, C. A. "Know When to Walk Away: Contingent Movement and the Evolution of Cooperation." *Journal of Theoretical Biology* 231, no. 2 (2004): 249–60.

Aktipis, C. A., A. M. Boddy, R. A. Gatenby, J. S. Brown, and C. C. Maley. "Life History Trade-Offs in Cancer Evolution." *Nature Reviews Cancer* 13, no. 12 (2013): 883–92.

Aktipis, C. A., Amy M. Boddy, G. Jansen, U. Hibner, M. E. Hochberg, C. C. Maley, and G. S. Wilkinson. "Cancer across the Tree of Life: Cooperation and Cheating in Multicellularity." *Philosophical Transactions of the Royal Society of London, Series B: Biological Sciences* 370, no. 1673 (2015). https://doi.org/10.1098/rstb.2014.0219.

Aktipis, C. A., and E. Fernandez-Duque. "Parental Investment without Kin Recognition: Simple Conditional Rules for Parent–Offspring Behavior." *Behavioral Ecology and Sociobiology* 65, no. 5 (May 2011): 1079–91.

Aktipis, C. A., C. C. Maley, and J. W. Pepper. "Dispersal Evolution in Neoplasms: The Role of Disregulated Metabolism in the Evolution of Cell Motility." *Cancer Prevention Research* 5, no. 2 (2012): 266–75.

Aktipis, C. A., and R. M. Nesse. "Evolutionary Foundations for Cancer Biology." *Evolutionary Applications* 6, no. 1 (2013): 144–59.

Aktipis, C. Athena, Bruce J. Ellis, Katherine K. Nishimura, and Robert A. Hiatt. "Modern Reproductive Patterns Associated with Estrogen Receptor Positive but Not Negative Breast Cancer Susceptibility." *Evolution, Medicine, and Public Health* 2015, no. 1 (2015): 52–74. https://dx.doi.org/10.1093/emph/eou028.

Allam, Bassem, and David Raftos. "Immune Responses to Infectious Diseases in Bivalves." *Journal of Invertebrate Pathology* 131 (October 2015): 121–36.

Alston, D. G. *The Integrated Pest Management (IPM) Concept.* Logan: Utah State University Extension and Utah Plant Pest Diagnostic Laboratory, 2011.

Alvarado, L. C. "Do Evolutionary Life-History Trade-Offs Influence Prostate Cancer Risk? A Review of Population Variation in Testosterone Levels and Prostate Cancer Disparities." *Evolutionary Applications* 6, no. 1 (2013): 117–33.

Archetti, Marco. "Cooperation between Cancer Cells." *Evolution, Medicine, and Public Health* 2018, no. 1 (January 2018): 1.

Archetti, Marco, and Kenneth J. Pienta. "Cooperation among Cancer Cells: Applying Game Theory to Cancer." *Nature Reviews Cancer* 19, no. 2 (February 2019): 110–17.

Axelrod, R., D. E. Axelrod, and K. J. Pienta. "Evolution of Cooperation among Tumor Cells." *Proceedings of the National Academy of Sciences of the United States of America* 103, no. 36 (2006): 13474–79.

Axelrod, Robert, and W. D. Hamilton. "The Evolution of Cooperation." *Science* 211, no. 4489 (1981): 1390–96.

Bagnardi, V., M. Rota, E. Botteri, I. Tramacere, F. Islami, V. Fedirko, L. Scotti, et al. "Alcohol Consumption and Site-Specific Cancer Risk: A Comprehensive Dose-Response Meta-Analysis." *British Journal of Cancer* 112, no. 3 (February 2015): 580–93.

Belov, Katherine. "The Role of the Major Histocompatibility Complex in the Spread of Contagious Cancers." *Mammalian Genome* 22, no. 1–2 (February 2011): 83–90.

Ben, Qiwen, Yunwei Sun, Rui Chai, Aihua Qian, Bin Xu, and Yaozong Yuan. "Dietary Fiber Intake Reduces Risk for Colorectal Adenoma: A Meta-Analysis." *Gastroenterology* 146, no. 3 (March 2014): 689–99.

Bergmüller, Ralph, Rufus A. Johnstone, Andrew F. Russell, and Redouan Bshary. "Integrating Cooperative Breeding into Theoretical Concepts of Cooperation." *Behavioural Processes* 76, no. 2 (2007): 61–72.

Bhatt, Aadra P., Matthew R. Redinbo, and Scott J. Bultman. "The Role of the Microbiome in Cancer Development and Therapy." *CA: A Cancer Journal for Clinicians* 67, no. 4 (July 2017): 326–44.

Bissell, M. J., and W. C. Hines. "Why Don't We Get More Cancer? A Proposed Role of the Microenvironment in Restraining Cancer Progression." *Nature Medicine* 17, no. 3 (2011): 320–29.

Bissell, M. J., and D. Radisky. "Putting Tumours in Context." *Nature Reviews Cancer* 1, no. 1 (2001): 46–54.

Bockoven, Alison A., Shawn M. Wilder, and Micky D. Eubanks. "Intraspecific Variation among Social Insect Colonies: Persistent Regional and Colony-Level Differences in Fire Ant Foraging Behavior." *PloS One* 10, no. 7 (2015): e0133868.

Boddy, A. M., H. Kokko, F. Breden, G. S. Wilkinson, and C. A. Aktipis. "Cancer Susceptibility and Reproductive Trade-Offs: A Model of the Evolution of Cancer Defences." *Philosophical Transactions of the Royal Society of London, Series B: Biological Sciences* 370, no. 1673 (2015). https://doi.org/10.1098/rstb.2014.0220.

Bonner, John Tyler. "The Origins of Multicellularity." *Integrative Biology: Issues, News, and Reviews* 1, no. 1 (1998): 27–36.

Bouvard, Véronique, Dana Loomis, Kathryn Z. Guyton, Yann Grosse, Fatiha El Ghissassi, Lamia Benbrahim-Tallaa, Neela Guha, Heidi Mattock, Kurt Straif, and International Agency for Research on Cancer Monograph Working Group. "Carcinogenicity of Consumption of Red and Processed Meat." *Lancet Oncology* 16, no. 16 (December 2015): 1599–1600.

"BRCA Mutations: Cancer Risk and Genetic Testing." *National Cancer Institute*, February 5, 2018. https://www.cancer.gov/about-cancer/causes-prevention/genetics/brca-fact-sheet.

Brown, J. S., and C. A. Aktipis. "Inclusive Fitness Effects Can Select for Cancer Suppression into Old Age." *Philosophical Transactions of the Royal Society of London, Series B: Biological Sciences* 370, no. 1673 (2015). https://doi.org/10.1098/rstb.2015.0160.

Broxterman, H. J., H. M. Pinedo, C. M. Kuiper, L. C. Kaptein, G. J. Schuurhuis, and J. Lankelma. "Induction by Verapamil of a Rapid Increase in ATP Consumption in Multidrug-Resistant Tumor Cells." *FASEB Journal* 2, no. 7 (April 1988): 2278–82.

Bullock, A. N., and A. R. Fersht. "Rescuing the Function of Mutant p53." *Nature Reviews Cancer* 1, no. 1 (October 2001): 68–76.

Burns, Kathleen H. "Transposable Elements in Cancer." *Nature Reviews Cancer* 17, no. 7 (July 2017): 415–24.

Buss, L. W. "Somatic Cell Parasitism and the Evolution of Somatic Tissue Compatibility." *Proceedings of the National Academy of Sciences of the United States of America* 79, no. 17 (September 1982): 5337–41.

Buss, Leo W. *The Evolution of Individuality.* Princeton, NJ: Princeton University Press, 1987.

Cairns, J. "Mutation Selection and the Natural History of Cancer." *Nature* 255, no. 5505 (1975): 197–200.

Campisi, Judith. "Cancer and Ageing: Rival Demons?" *Nature Reviews Cancer* 3, no. 5 (May 2003): 339–49.

Capasso, Luigi L. "Antiquity of Cancer." *International Journal of Cancer* 113, no. 1 (January 2005): 2–13.

"Carcinogens Listed in the Eleventh Report." In *The Report on Carcinogens*, 11th ed. Durham, NC: National Toxicology Program, U.S. Department of Health and Human Services, 2011. https://web.archive.org/web/20090507123840if_ /http://ntp.niehs.nih.gov/ntp/roc/eleventh/known.pdf.

Caulin, A. F., and C. C. Maley. "Peto's Paradox: Evolution's Prescription for Cancer Prevention." *Trends in Ecology and Evolution* 26, no. 4 (February 2011): 175–82.

Cavallo, F., C. De Giovanni, P. Nanni, G. Forni, and P. L. Lollini. "2011: The Immune Hallmarks of Cancer." *Cancer Immunology, Immunotherapy* 60, no. 3 (2011): 319–26.

Chakrabarty, A. M. "Microorganisms and Cancer: Quest for a Therapy." *Journal of Bacteriology* 185, no. 9 (May 2003): 2683–86.

Chapman, Anna, Laura Fernandez del Ama, Jennifer Ferguson, Jivko Kamarashev, Claudia Wellbrock, and Adam Hurlstone. "Heterogeneous Tumor Subpopulations Cooperate to Drive Invasion." *Cell Reports* 8, no. 3 (August 2014): 688–95.

Chiarella, Paula, Juan Bruzzo, Roberto P. Meiss, and Raúl A. Ruggiero. "Concomitant Tumor Resistance." *Cancer Letters* 324, no. 2 (November 2012): 133–41.

Churchill, Winston S. November 11, 1947. The International Churchill Society. https://winstonchurchill.org/resources/quotes/the-worst-form-of -government/.

Clavel-Chapelon, F., and E3N Group. "Cumulative Number of Menstrual Cycles and Breast Cancer Risk: Results from the E3N Cohort Study of French Women." *Cancer Causes and Control* 13, no. 9 (November 2002): 831–38.

Cline, Melissa S., Rachel G. Liao, Michael T. Parsons, Benedict Paten, Faisal Alquaddoomi, Antonis Antoniou, Samantha Baxter, et al. "BRCA Challenge: BRCA Exchange as a Global Resource for Variants in BRCA1 and BRCA2." *PLoS Genetics* 14, no. 12 (December 2018): e1007752.

Coan, P. M., G. J. Burton, and A. C. Ferguson-Smith. "Imprinted Genes in the Placenta—A Review." *Placenta* 26, suppl. A (2005): S10–S20.

Collado, Manuel, Maria A. Blasco, and Manuel Serrano. "Cellular Senescence in Cancer and Aging." *Cell* 130, no. 2 (July 2007): 223–33.

Connor, Stephen R., Bruce Pyenson, Kathryn Fitch, Carol Spence, and Kosuke Iwasaki. "Comparing Hospice and Nonhospice Patient Survival among Patients Who Die within a Three-Year Window." *Journal of Pain and Symptom Management* 33, no. 3 (March 2007): 238–46.

Correa, Raul, Philip C. Thornton, Susan M. Rosenberg, and P. J. Hastings. "Oxygen and RNA in Stress-Induced Mutation." *Current Genetics* 64, no. 4 (August 2018): 769–76.

Cougnoux, Antony, Guillaume Dalmasso, Ruben Martinez, Emmanuel Buc, Julien Delmas, Lucie Gibold, Pierre Sauvanet, et al. "Bacterial Genotoxin Colibactin Promotes Colon Tumour Growth by Inducing a Senescence-Associated Secretory Phenotype." *Gut* 63, no. 12 (December 2014): 1932–42.

Cronk, Lee, Colette Berbesque, Thomas Conte, Matthew Gervais, Padmini Iyer, Brighid McCarthy, Dennis Sonkoi, Cathryn Townsend, and Athena Aktipis. "Managing Risk through Cooperation: Need-Based Transfers and Risk Pooling among the Societies of the Human Generosity Project." In *Global Perspectives on Long-Term Community Resource Management,* edited by L. Lozny and T. McGovern, 41–75. New York: Springer, 2019.

Cuzick, Jack, Florian Otto, John A. Baron, Powel H. Brown, John Burn, Peter Greenwald, Janusz Jankowski, et al. "Aspirin and Non-Steroidal Anti-Inflammatory Drugs for Cancer Prevention: An International Consensus Statement." *Lancet Oncology* 10, no. 5 (May 2009): 501–7.

Dalmasso, Guillaume, Antony Cougnoux, Julien Delmas, Arlette Darfeuille-Michaud, and Richard Bonnet. "The Bacterial Genotoxin Colibactin Promotes Colon Tumor Growth by Modifying the Tumor Microenvironment." *Gut Microbes* 5, no. 5 (2014): 675–80.

Daum, Hagit, Tamar Peretz, and Neri Laufer. "BRCA Mutations and Reproduction." *Fertility and Sterility* 109, no. 1 (January 2018): 33–38.

Davis, S., D. K. Mirick, and R. G. Stevens. "Night Shift Work, Light at Night, and Risk of Breast Cancer." *Journal of the National Cancer Institute* 93, no. 20 (October 2001): 1557–62.

Dawkins, Richard. *The Selfish Gene.* Oxford: Oxford University Press, 1976.

de Martel, Catherine, Jacques Ferlay, Silvia Franceschi, Jérôme Vignat, Freddie Bray, David Forman, and Martyn Plummer. "Global Burden of Cancers Attributable to Infections in 2008: A Review and Synthetic Analysis." *Lancet Oncology* 13, no. 6 (June 2012): 607–15.

Diaz, Luis A., Jr., Richard T. Williams, Jian Wu, Isaac Kinde, J. Randolph Hecht, Jordan Berlin, Benjamin Allen, et al. "The Molecular Evolution of Acquired Resistance to Targeted EGFR Blockade in Colorectal Cancers." *Nature* 486, no. 7404 (June 2012): 537–40.

Dobzhansky, Theodosius. "Nothing in Biology Makes Sense Except in the Light of Evolution." *American Biology Teacher* 35, no. 3 (March 1973): 125–29.

Dugatkin, Lee Alan. "Animal Cooperation among Unrelated Individuals." *Die Naturwissenschaften* 89, no. 12 (December 2002): 533–41.

Dunn, Gavin P., Allen T. Bruce, Hiroaki Ikeda, Lloyd J. Old, and Robert D. Schreiber. "Cancer Immunoediting: From Immunosurveillance to Tumor Escape." *Nature Immunology* 3, no. 11 (November 2002): 991–98.

Dvorak, Harold F. "Tumors: Wounds That Do Not Heal." *New England Journal of Medicine* 315, no. 26 (December 1986): 1650–59.

Eisenhoffer, George T., Patrick D. Loftus, Masaaki Yoshigi, Hideo Otsuna, Chi-Bin Chien, Paul A. Morcos, and Jody Rosenblatt. "Crowding Induces Live Cell Extrusion to Maintain Homeostatic Cell Numbers in Epithelia." *Nature* 484, no. 7395 (April 2012): 546–49.

Elser, James J., Marcia M. Kyle, Marilyn S. Smith, and John D. Nagy. "Biological Stoichiometry in Human Cancer." *PloS One* 2, no. 10 (2007): e1028.

Ember, Melvin, Carol R. Ember, and Bobbi S. Low. "Comparing Explanations of Polygyny." *Cross-Cultural Research* 41, no. 4 (November 2007): 428–40.

Enriquez-Navas, Pedro M., Yoonseok Kam, Tuhin Das, Sabrina Hassan, Ariosto Silva, Parastou Foroutan, Epifanio Ruiz, et al. "Exploiting Evolutionary Principles to Prolong Tumor Control in Preclinical Models of Breast Cancer." *Science Translational Medicine* 8, no. 327 (February 2016): 327ra24.

Ewald, Paul W. "An Evolutionary Perspective on Parasitism as a Cause of Cancer." In *Advances in Parasitology*, vol. 68, 21–43. Cambridge, MA: Academic Press, 2009.

Featherston, J., and P. M. Durand. "Cooperation and Conflict in Cancer: An Evolutionary Perspective." *South African Journal of Science* 108, no. 9–10 (January 2012).

Fernandez, André A., and Paul R. Bowser. "Selection for a Dominant Oncogene and Large Male Size as a Risk Factor for Melanoma in the Xiphophorus Animal Model." *Molecular Ecology* 19, no. 15 (August 2010): 3114–23.

Ferreri, Andrés J. M., Silvia Govi, Elisa Pasini, Silvia Mappa, Francesco Bertoni, Francesco Zaja, Carlos Montalbán, et al. "Chlamydophila Psittaci Eradication with Doxycycline as First-Line Targeted Therapy for Ocular Adnexae Lymphoma: Final Results of an International Phase II Trial." *Journal of Clinical Oncology* 30, no. 24 (August 2012): 2988–94.

Finn, Olivera J. "Human Tumor Antigens Yesterday, Today, and Tomorrow." *Cancer Immunology Research* 5, no. 5 (May 2017): 347–54.

Fleming, J. M., K. E. Creevy, and D. E. L. Promislow. "Mortality in North American Dogs from 1984 to 2004: An Investigation into Age-, Size-, and Breed-Related Causes of Death." *Journal of Veterinary Internal Medicine* 25, no. 2 (March 2011): 187–98.

Fletcher, J. A., and Michael Doebeli. "A Simple and General Explanation for the Evolution of Altruism." *Proceedings of the Royal Society B: Biological Sciences* 276, no. 1654 (2009): 13–19.

Flossmann, Enrico, Peter M. Rothwell, and British Doctors Aspirin Trial and the U.K.-TIA Aspirin Trial. "Effect of Aspirin on Long-Term Risk of Colorectal Cancer: Consistent Evidence from Randomised and Observational Studies." *Lancet* 369, no. 9573 (May 2007): 1603–13.

Frank, S. A., and M. A. Nowak. "Cell Biology: Developmental Predisposition to Cancer." *Nature* 422, no. 6931 (2003): 494.

Gabrilovich, D., and V. Pisarev. "Tumor Escape from Immune Response: Mechanisms and Targets of Activity." *Current Drug Targets* 4, no. 7 (2003): 525–36.

Gaines, Sara, Ashley J. Williamson, Neil Hyman, and Jessica Kandel. "How the Microbiome Is Shaping Our Understanding of Cancer Biology and Its Treatment." *Seminars in Colon and Rectal Surgery* 29, no. 1 (March 2018): 12–16.

Gale, K. B., A. M. Ford, R. Repp, A. Borkhardt, C. Keller, O. B. Eden, and M. F. Greaves. "Backtracking Leukemia to Birth: Identification of Clonotypic Gene Fusion Sequences in Neonatal Blood Spots." *Proceedings of the National Academy of Sciences of the United States of America* 94, no. 25 (December 1997): 13950–54.

Gandhi, Manish J., and D. Michael Strong. "Donor Derived Malignancy Following Transplantation: A Review." *Cell and Tissue Banking* 8, no. 4 (April 2007): 267–86.

Gärtner, H. V., C. Seidl, C. Luckenbach, G. Schumm, E. Seifried, H. Ritter, and B. Bültmann. "Genetic Analysis of a Sarcoma Accidentally Transplanted from a

Patient to a Surgeon." *New England Journal of Medicine* 335, no. 20 (November 1996): 1494–96.

Gatenby, Robert A. "A Change of Strategy in the War on Cancer." *Nature* 459, no. 7246 (2009): 508–9.

Gatenby, Robert A., and Robert J. Gillies. "A Microenvironmental Model of Carcinogenesis." *Nature Reviews Cancer* 8, no. 1 (January 2008): 56–61.

Gatenby, Robert A., Ariosto S. Silva, Robert J. Gillies, and B. Roy Frieden. "Adaptive Therapy." *Cancer Research* 69, no. 11 (June 2009): 4894–903.

Gerlinger, M., A. J. Rowan, S. Horswell, J. Larkin, D. Endesfelder, E. Gronroos, P. Martinez, et al. "Intratumor Heterogeneity and Branched Evolution Revealed by Multiregion Sequencing." *New England Journal of Medicine* 366, no. 10 (2012): 883–92.

Gerlinger, Marco, Stuart Horswell, James Larkin, Andrew J. Rowan, Max P. Salm, Ignacio Varela, Rosalie Fisher, et al. "Genomic Architecture and Evolution of Clear Cell Renal Cell Carcinomas Defined by Multiregion Sequencing." *Nature Genetics* 46, no. 3 (March 2014): 225–33.

Germain, Pierre-Luc, and Lucie Laplane. "Metastasis as Supra-Cellular Selection? A Reply to Lean and Plutynski." *Biology and Philosophy* 32, no. 2 (March 2017): 281–87.

Ghoul, Melanie, Ashleigh S. Griffin, and Stuart A. West. "Toward an Evolutionary Definition of Cheating." *Evolution: International Journal of Organic Evolution* 68, no. 2 (February 2014): 318–31.

Goodman, Brian, and Humphrey Gardner. "The Microbiome and Cancer." *Journal of Pathology* 244, no. 5 (April 2018): 667–76.

Goodwin, Andrew C., Christina E. Destefano Shields, Shaoguang Wu, David L. Huso, Xinqun Wu, Tracy R. Murray-Stewart, Amy Hacker-Prietz, et al. "Polyamine Catabolism Contributes to Enterotoxigenic Bacteroides Fragilis-Induced Colon Tumorigenesis." *Proceedings of the National Academy of Sciences of the United States of America* 108, no. 37 (September 2011): 15354–59.

Gould, Stephen J. "The Median Isn't the Message." *Discover* 6, no. 6 (1985): 40–42.

Greaves, M. "Does Everyone Develop Covert Cancer?" *Nature Reviews Cancer* 14, no. 4 (2014): 209–10.

Greaves, M., and C. C. Maley. "Clonal Evolution in Cancer." *Nature* 481 (2012): 306–13.

Greaves, M. F. *Cancer: The Evolutionary Legacy.* Oxford: Oxford University Press, 2000.

Greaves, Mel. "A Causal Mechanism for Childhood Acute Lymphoblastic Leukaemia." *Nature Reviews Cancer* 18, no. 8 (August 2018): 471–84.

Greaves, Mel, and William Hughes. "Cancer Cell Transmission via the Placenta." *Evolution, Medicine, and Public Health* 2018, no. 1 (April 2018): 106–15.

Greaves, Mel F., Ana Teresa Maia, Joseph L. Wiemels, and Anthony M. Ford. "Leukemia in Twins: Lessons in Natural History." *Blood* 102, no. 7 (October 2003): 2321–33.

Green, Jane, Benjamin J. Cairns, Delphine Casabonne, F. Lucy Wright, Gillian Reeves, and Valerie Beral. "Height and Cancer Incidence in the Million Women

Study: Prospective Cohort, and Meta-Analysis of Prospective Studies of Height and Total Cancer Risk." *Lancet Oncology* 12, no. 8 (August 2011): 785–94.

Grosberg, Richard K., and Richard R. Strathmann. "The Evolution of Multicellularity: A Minor Major Transition?" *Annual Review of Ecology, Evolution, and Systematics* 38, no. 1 (December 2007): 621–54.

Gugel, E. A., and M. E. Sanders. "Needle-Stick Transmission of Human Colonic Adenocarcinoma." *New England Journal of Medicine* 315, no. 23 (December 1986): 1487.

Gurven, M., and H. Kaplan. "Longevity among Hunter-Gatherers: A Cross-Cultural Examination." *Population and Development Review* 33, no. 2 (2007): 321–65. https://onlinelibrary.wiley.com/doi/abs/10.1111/j.1728-4457.2007.00171.x.

Haeger, Anna, Katarina Wolf, Mirjam M. Zegers, and Peter Friedl. "Collective Cell Migration: Guidance Principles and Hierarchies." *Trends in Cell Biology* 25, no. 9 (September 2015): 556–66.

Haig, David. "Genomic Imprinting and the Theory of Parent-Offspring Conflict." *Seminars in Developmental Biology* 3 (1992): 153–60.

Haig, David. "Maternal-Fetal Conflict, Genomic Imprinting and Mammalian Vulnerabilities to Cancer." *Philosophical Transactions of the Royal Society of London, Series B: Biological Sciences* 370, no. 1673 (July 2015). https://doi.org/10.1098/rstb.2014.0178.

Hamilton, W. D. "The Genetical Evolution of Social Behaviour. I." *Journal of Theoretical Biology* 7, no. 1 (July 1964): 1–16.

Hamilton, W. D. "The Genetical Evolution of Social Behaviour. II." *Journal of Theoretical Biology* 7, no. 1 (July 1964): 1–16.

Hamilton, W. D., R. Axelrod, and R. Tanese. "Sexual Reproduction as an Adaptation to Resist Parasites (a Review)." *Proceedings of the National Academy of Sciences of the United States of America* 87, no. 9 (May 1990): 3566–73.

Hanahan, D., and R. A. Weinberg. "The Hallmarks of Cancer." *Cell* 100, no. 1 (2000): 57–70.

Hanahan, Douglas, and Robert A. Weinberg. "Hallmarks of Cancer: The Next Generation." *Cell* 144, no. 5 (March 2011): 646–74.

Hansen, Elsa, Robert J. Woods, and Andrew F. Read. "How to Use a Chemotherapeutic Agent When Resistance to It Threatens the Patient." *PLoS Biology* 15, no. 2 (2017): e2001110.

Hardy, Kathy, and Philip John Hardy. "1st Trimester Miscarriage: Four Decades of Study." *Translational Pediatrics* 4, no. 2 (April 2015): 189–200.

Hauser, David J., and Norbert Schwarz. "The War on Prevention: Bellicose Cancer Metaphors Hurt (Some) Prevention Intentions." *Personality and Social Psychology Bulletin* 41, no. 1 (January 2015): 66–77.

Hawkes, K., J. F. O'Connell, N. G. Jones, H. Alvarez, and E. L. Charnov. "Grandmothering, Menopause, and the Evolution of Human Life Histories." *Proceedings of the National Academy of Sciences of the United States of America* 95, no. 3 (February 1998): 1336–39.

Health Resources and Services Administration. "Organ Donation Statistics." Accessed December 19, 2017. https://www.organdonor.gov/statistics-stories /statistics.html.

Higa, Kelly C., and James DeGregori. "Decoy Fitness Peaks, Tumor Suppression, and Aging." *Aging Cell* 18, no. 3 (June 2019): e12938.

Hodi, F. Stephen, Steven J. O'Day, David F. McDermott, Robert W. Weber, Jeffrey A. Sosman, John B. Haanen, Rene Gonzalez, et al. "Improved Survival with Ipilimumab in Patients with Metastatic Melanoma." *New England Journal of Medicine* 363, no. 8 (August 2010): 711–23.

Hölldobler, Bert, and Edward O. Wilson. *The Superorganism: The Beauty, Elegance, and Strangeness of Insect Societies*. New York: W. W. Norton and Company, 2009.

Hosseini, Hedayatollah, Milan M. S. Obradović, Martin Hoffmann, Kathryn L. Harper, Maria Soledad Sosa, Melanie Werner-Klein, Lahiri Kanth Nanduri, et al. "Early Dissemination Seeds Metastasis in Breast Cancer." *Nature* 540, no. 7634 (December 2016): 552–58.

Huang, Sui. "The War on Cancer: Lessons from the War on Terror." *Frontiers in Oncology* 4 (October 2014): 293.

Huang, Yuhui, Shom Goel, Dan G. Duda, Dai Fukumura, and Rakesh K. Jain. "Vascular Normalization as an Emerging Strategy to Enhance Cancer Immunotherapy." *Cancer Research* 73, no. 10 (May 2013): 2943–48.

Hussell, T., P. G. Isaacson, J. E. Crabtree, and J. Spencer. "Helicobacter Pylori-Specific Tumour-Infiltrating T Cells Provide Contact Dependent Help for the Growth of Malignant B Cells in Low-Grade Gastric Lymphoma of Mucosa-Associated Lymphoid Tissue." *Journal of Pathology* 178, no. 2 (February 1996): 122–27.

Iida, Noriho, Amiran Dzutsev, C. Andrew Stewart, Loretta Smith, Nicolas Bouladoux, Rebecca A. Weingarten, Daniel A. Molina, et al. "Commensal Bacteria Control Cancer Response to Therapy by Modulating the Tumor Microenvironment." *Science* 342, no. 6161 (November 2013): 967–70.

Jansen, G., R. Gatenby, and C. A. Aktipis. "Opinion: Control vs. Eradication: Applying Infectious Disease Treatment Strategies to Cancer." *Proceedings of the National Academy of Sciences of the United States of America* 112, no. 4 (2015): 937–38.

Jenkins, Russell W., David A. Barbie, and Keith T. Flaherty. "Mechanisms of Resistance to Immune Checkpoint Inhibitors." *British Journal of Cancer* 118, no. 1 (January 2018): 9–16.

Johnson, A., and J. R. Giles. "The Hen as a Model of Ovarian Cancer." *Nature Reviews Cancer* 13, no. 6 (2013): 432–36.

Jones, Aria. "An Open Letter to People Who Use the 'Battle' Metaphor for Other People Who Have the Distinct Displeasure of Cancer." *McSweeney's Internet Tendency*. San Francisco: McSweeney's Publishing, October 19, 2012. https:// www.mcsweeneys.net/articles/an-open-letter-to-people-who-use-the-battle -metaphor-for-other-people-who-have-the-distinct-displeasure-of-cancer.

Jones, S., W. D. Chen, G. Parmigiani, F. Diehl, N. Beerenwinkel, T. Antal, A. Traulsen, et al. "Comparative Lesion Sequencing Provides Insights into Tumor Evolution." *Proceedings of the National Academy of Sciences of the United States of America* 105, no. 11 (2008): 4283–88.

Kajita, Mihoko, Kaoru Sugimura, Atsuko Ohoka, Jemima Burden, Hitomi Suganuma, Masaya Ikegawa, Takashi Shimada, et al. "Filamin Acts as a Key Regulator in Epithelial Defence against Transformed Cells." *Nature Communications* 5 (July 2014): 4428.

Kam, Yoonseok, Tuhin Das, Haibin Tian, Parastou Foroutan, Epifanio Ruiz, Gary Martinez, Susan Minton, Robert J. Gillies, and Robert A. Gatenby. "Sweat but No Gain: Inhibiting Proliferation of Multidrug Resistant Cancer Cells with 'ersatzdroges.'" *International Journal of Cancer* 136, no. 4 (2015): E188–96.

Kauffman, H. Myron, Maureen A. McBride, Wida S. Cherikh, Pamela C. Spain, and Francis L. Delmonico. "Transplant Tumor Registry: Donors with Central Nervous System Tumors." *Transplantation* 73, no. 4 (February 2002): 579–82.

Kauffman, H. Myron, Maureen A. McBride, Wida S. Cherikh, Pamela C. Spain, William H. Marks, and Allan M. Roza. "Transplant Tumor Registry: Donor Related Malignancies." *Transplantation* 74, no. 3 (August 2002): 358–62.

Keoun, Brad. "Ashkenazim Not Alone: Other Ethnic Groups Have Breast Cancer Gene Mutations, Too." *Journal of the National Cancer Institute* 89, no. 1 (January 1997): 8–9.

Knoll, Andrew H., and David Hewitt. "Phylogenetic, Functional and Geological Perspectives on Complex Multicellularity." In *The Major Transitions in Evolution Revisited*, edited by Brett Calcott and Kim Sterelny, 251–70. Cambridge, MA: MIT Press, 2011.

Kostadinov, Rumen L., Mary K. Kuhner, Xiaohong Li, Carissa A. Sanchez, Patricia C. Galipeau, Thomas G. Paulson, Cassandra L. Sather, et al. "NSAIDs Modulate Clonal Evolution in Barrett's Esophagus." *PLoS Genetics* 9, no. 6 (June 2013): e1003553.

Kuchenbaecker, Karoline B., John L. Hopper, Daniel R. Barnes, Kelly-Anne Phillips, Thea M. Mooij, Marie-José Roos-Blom, Sarah Jervis, et al. "Risks of Breast, Ovarian, and Contralateral Breast Cancer for BRCA1 and BRCA2 Mutation Carriers." *Journal of the American Medical Association* 317, no. 23 (June 2017): 2402–16.

Kurbel, Sven, Stjepko Plestina, and Damir Vrbanec. "Occurrence of the Acquired Immunity in Early Vertebrates due to Danger of Transmissible Cancers Similar to Canine Venereal Tumors." *Medical Hypotheses* 68, no. 5 (2007): 1185–86.

Kurian, Allison W., Yun Li, Ann S. Hamilton, Kevin C. Ward, Sarah T. Hawley, Monica Morrow, M. Chandler McLeod, Reshma Jagsi, and Steven J. Katz. "Gaps in Incorporating Germline Genetic Testing into Treatment Decision-Making for Early-Stage Breast Cancer." *Journal of Clinical Oncology* 35, no. 20 (July 2017): 2232–39.

Kwiatkowski, Fabrice, Marie Arbre, Yannick Bidet, Claire Laquet, Nancy Uhrhammer, and Yves-Jean Bignon. "BRCA Mutations Increase Fertility in Families at Hereditary Breast/Ovarian Cancer Risk." *PloS One* 10, no. 6 (June 2015): e0127363.

Landis, T. D., and R. K. Dumroese, "Integrated Pest Management—An Overview and Update." *Forest Nursery Notes* (2014). https://www.researchgate.net/profile /R_Kasten_Dumroese/publication/272682105_Integrated_pest_management -an_overview_and_update/links/54ebbce10cf2082851be7e2b.pdf.

Lean, Christopher, and Anya Plutynski. "The Evolution of Failure: Explaining Cancer as an Evolutionary Process." *Biology and Philosophy* 31, no. 1 (January 2016): 39–57.

Lecuit, Marc, Eric Abachin, Antoine Martin, Claire Poyart, Philippe Pochart, Felipe Suarez, Djaouida Bengoufa, et al. "Immunoproliferative Small Intestinal Disease Associated with Campylobacter Jejuni." *New England Journal of Medicine* 350, no. 3 (January 2004): 239–48.

"Leukemia—Cancer Stat Facts." Surveillance, Epidemiology, and End Results Program, National Cancer Institute, accessed June 20, 2019, https://seer.cancer .gov/statfacts/html/leuks.html.

Luebeck, Georg E., William D. Hazelton, Kit Curtius, Sean K. Maden, Ming Yu, Kelly T. Carter, Wynn Burke, et al. "Implications of Epigenetic Drift in Colorectal Neoplasia." *Cancer Research* 79, no. 3 (February 2019): 495–504.

Maley, Carlo C., Athena Aktipis, Trevor A. Graham, Andrea Sottoriva, Amy M. Boddy, Michalina Janiszewska, Ariosto S. Silva, et al. "Classifying the Evolutionary and Ecological Features of Neoplasms." *Nature Reviews Cancer* 17, no. 10 (October 2017): 605–19.

Marin, Ioana, and Jonathan Kipnis. "Learning and Memory . . . and the Immune System." *Learning and Memory* 20, no. 10 (September 2013): 601–6.

Marlowe, Frank W. "The Mating System of Foragers in the Standard Cross-Cultural Sample." *Cross-Cultural Research* 37, no. 3 (August 2003): 282–306.

Martincorena, Inigo, Joanna C. Fowler, Agnieszka Wabik, Andrew R. J. Lawson, Federico Abascal, Michael W. J. Hall, Alex Cagan, et al. "Somatic Mutant Clones Colonize the Human Esophagus with Age." *Science* 362, no. 6417 (November 2018): 911–17.

Martincorena, Inigo, Amit Roshan, Moritz Gerstung, Peter Ellis, Peter Van Loo, Stuart McLaren, David C. Wedge, et al. "Tumor Evolution: High Burden and Pervasive Positive Selection of Somatic Mutations in Normal Human Skin." *Science* 348, no. 6237 (May 2015): 880–86.

Marusyk, Andriy, Doris P. Tabassum, Philipp M. Altrock, Vanessa Almendro, Franziska Michor, and Kornelia Polyak. "Non-Cell-Autonomous Driving of Tumour Growth Supports Sub-Clonal Heterogeneity." *Nature* 514, no. 7520 (October 2014): 54–58.

Maynard Smith, John. "Group Selection and Kin Selection." *Nature* 201 (March 1964): 1145.

Maynard Smith, John, and Eörs Szathmáry. *The Major Transitions in Evolution.* Oxford: Oxford University Press, 1995.

Mazzone, M., D. Dettori, R. Leite de Oliveira, S. Loges, T. Schmidt, B. Jonckx, Y. M. Tian, et al. "Heterozygous Deficiency of PHD2 Restores Tumor Oxygenation and Inhibits Metastasis via Endothelial Normalization." *Cell* 136, no. 5 (2009): 839–51.

McKeown, Thomas, and R. G. Record. "The Influence of Placental Size on Foetal Growth according to Sex and Order of Birth." *Journal of Endocrinology* 10, no. 1 (November 1953): 73–81.

Meier-Abt, Fabienne, Mohamed Bentires-Alj, and Christoph Rochlitz. "Breast Cancer Prevention: Lessons to Be Learned from Mechanisms of Early Pregnancy-Mediated Breast Cancer Protection." *Cancer Research* 75, no. 5 (March 2015): 803–7.

Merlo, Lauren F., J. W. Pepper, Brian J. Reid, and Carlo C. Maley. "Cancer as an Evolutionary and Ecological Process." *Nature Reviews Cancer* 6, no. 12 (2006): 924–35.

Metzger, Michael J., and Stephen P. Goff. "A Sixth Modality of Infectious Disease: Contagious Cancer from Devils to Clams and Beyond." *PLoS Pathogens* 12, no. 10 (October 2016): e1005904.

Meza, R., E. G. Luebeck, and S. H. Moolgavkar. "Gestational Mutations and Carcinogenesis." *Mathematical Biosciences* 197, no. 2 (2005): 188–210.

Moller, Henrik. "Lessons for Invasion Theory from Social Insects." *Biological Conservation* 78, no. 1 (October 1996): 125–42.

Monk, M., and C. Holding. "Human Embryonic Genes Re-Expressed in Cancer Cells." *Oncogene* 20, no. 56 (December 2001): 8085–91.

Moore, A. E., C. P. Rhoads, and C. M. Southam. "Homotransplantation of Human Cell Lines." *Science* 125, no. 3239 (January 1957): 158–60.

Morange, Michel. "What History Tells Us XXVIII. What Is Really New in the Current Evolutionary Theory of Cancer?" *Journal of Biosciences* 37, no. 4 (September 2012): 609–12.

Moslehi, Roxana, Ranjana Singh, Lawrence Lessner, and Jan M. Friedman. "Impact of BRCA Mutations on Female Fertility and Offspring Sex Ratio." *American Journal of Human Biology* 22, no. 2 (March 2010): 201–5.

Muehlenbachs, Atis, Julu Bhatnagar, Carlos A. Agudelo, Alicia Hidron, Mark L. Eberhard, Blaine A. Mathison, Michael A. Frace, et al. "Malignant Transformation of Hymenolepis Nana in a Human Host." *New England Journal of Medicine* 373, no. 19 (November 2015): 1845–52.

Muñoz, Nubia, Xavier Castellsagué, Amy Berrington de González, and Lutz Gissmann. "Chapter 1: HPV in the Etiology of Human Cancer." *Vaccine* 24, suppl. 3 (August 2006): S3/1–10.

Murchison, E. P. "Clonally Transmissible Cancers in Dogs and Tasmanian Devils." *Oncogene* 27, suppl. 2 (December 2008): S19–S30.

Murgia, Claudio, Jonathan K. Pritchard, Su Yeon Kim, Ariberto Fassati, and Robin A. Weiss. "Clonal Origin and Evolution of a Transmissible Cancer." *Cell* 126, no. 3 (August 2006): 477–87.

Nahta, Rita, Dihua Yu, Mien-Chie Hung, Gabriel N. Hortobagyi, and Francisco J. Esteva. "Mechanisms of Disease: Understanding Resistance to HER2-Targeted Therapy in Human Breast Cancer." *Nature Clinical Practice Oncology* 3, no. 5 (May 2006): 269–80.

National Cancer Institute. "NCI Dictionary of Cancer Terms." Accessed February 2, 2011. https://www.cancer.gov/publications/dictionaries/cancer-terms.

Nesse, Randolph M. "Natural Selection and the Regulation of Defenses: A Signal Detection Analysis of the Smoke Detector Principle." *Evolution and Human Behavior* 26, no. 1 (2005): 88–105.

Noë, Ronald, and Peter Hammerstein. "Biological Markets: Supply and Demand Determine the Effect of Partner Choice in Cooperation, Mutualism and Mating." *Behavioral Ecology and Sociobiology* 35, no. 1 (1994): 1–11.

Nougayrède, Jean-Philippe, Stefan Homburg, Frédéric Taieb, Michèle Boury, Elzbieta Brzuszkiewicz, Gerhard Gottschalk, Carmen Buchrieser, Jörg Hacker, Ulrich Dobrindt, and Eric Oswald. "Escherichia Coli Induces DNA Double-Strand Breaks in Eukaryotic Cells." *Science* 313, no. 5788 (August 2006): 848–51.

Nowell, Peter C. "The Clonal Evolution of Tumor Cell Populations." *Science* 194, no. 4260 (1976): 23–28.

Nunney, Leonard. "Lineage Selection and the Evolution of Multistage Carcinogenesis." *Proceedings of the Royal Society of London, Series B* 266, no. 1418 (March 7, 1999): 493–98.

Nunney, Leonard, Carlo C. Maley, Matthew Breen, Michael E. Hochberg, and Joshua D. Schiffman. "Peto's Paradox and the Promise of Comparative Oncology." *Philosophical Transactions of the Royal Society of London, Series B: Biological Sciences* 370, no. 1673 (July 2015). https://doi.org/10.1098/rstb.2014.0177.

Odes, Edward J., Patrick S. Randolph-Quinney, Maryna Steyn, Zach Throckmorton, Jacqueline S. Smilg, Bernhard Zipfel, Tanya N. Augustine, Frikkie de Beer, et al. "Earliest Hominin Cancer: 1.7-Million-Year-Old Osteosarcoma from Swartkrans Cave, South Africa." *South African Journal of Science* 112, no. 7/8 (July 2016). https://doi.org/10.17159/sajs.2016/20150471.

Office for National Statistics. "Causes of Death over 100 Years." September 18, 2017. https://www.ons.gov.uk/peoplepopulationandcommunity/births deathsandmarriages/deaths/articles/causesofdeathover100years/2017-09-18.

Olson, Peter D., Kristine Yoder, Luis F. Fajardo, Aileen M. Marty, Simone van de Pas, Claudia Olivier, and David A. Relman. "Lethal Invasive Cestodiasis in Immunosuppressed Patients." *Journal of Infectious Diseases* 187, no. 12 (June 2003): 1962–66.

Oronsky, Bryan, Corey A. Carter, Vernon Mackie, Jan Scicinski, Arnold Oronsky, Neil Oronsky, Scott Caroen, Christopher Parker, Michelle Lybeck, and Tony Reid. "The War on Cancer: A Military Perspective." *Frontiers in Oncology* 4 (2014): 387.

Pal, Tuya, David Keefe, Ping Sun, Steven A. Narod, and Hereditary Breast Cancer Clinical Study Group. "Fertility in Women with BRCA Mutations: A Case-Control Study." *Fertility and Sterility* 93, no. 6 (April 2010): 1805–8.

Pardoll, Drew M. "The Blockade of Immune Checkpoints in Cancer Immunotherapy." *Nature Reviews Cancer* 12, no. 4 (March 2012): 252–64.

Parvinen, Kalle. "Evolutionary Suicide." *Acta Biotheoretica* 53, no. 3 (2005): 241–64.

Penn, I., C. G. Halgrimson, and T. E. Starzl. "De Novo Malignant Tumors in Organ Transplant Recipients." *Transplantation Proceedings* 3, no. 1 (March 1971): 773–78.

Pepper, John W. "Drugs That Target Pathogen Public Goods Are Robust against Evolved Drug Resistance." *Evolutionary Applications* 5, no. 7 (November 2012): 757–61.

Perri, Angela, Chris Widga, Dennis Lawler, Terrance Martin, Thomas Loebel, Kenneth Farnsworth, Luci Kohn, and Brent Buenger. "New Evidence of the Earliest Domestic Dogs in the Americas." *bioRxiv*, June 27, 2018. https://doi.org/10.1101/343574.

Pesavento, Patricia A., Dalen Agnew, Michael K. Keel, and Kevin D. Woolard. "Cancer in Wildlife: Patterns of Emergence." *Nature Reviews Cancer* 18, no. 10 (October 2018): 646–61.

Peto, R., F. J. Roe, P. N. Lee, L. Levy, and J. Clack. "Cancer and Ageing in Mice and Men." *British Journal of Cancer* 32, no. 4 (October 1975): 411–26.

Peto, Richard. "Epidemiology, Multistage Models, and Short-Term Mutagenicity Tests." *International Journal of Epidemiology* 45, no. 3 (1977): 621–37.

Pfister, G. "Multisensor/Multicriteria Fire Detection: A New Trend Rapidly Becomes State of the Art." *Fire Technology* 33, no. 2 (May 1997): 115–39.

Pierce, Robert A., II, Jason Sumners, and Emily Flinn. "Antler Development in White-Tailed Deer: Implications for Management." University of Missouri Extension, January 2012. https://extension2.missouri.edu/g9486.

Proksch, Ehrhardt, Johanna M. Brandner, and Jens-Michael Jensen. "The Skin: An Indispensable Barrier." *Experimental Dermatology* 17, no. 12 (December 2008): 1063–72.

Pye, Ruth J., David Pemberton, Cesar Tovar, Jose M. C. Tubio, Karen A. Dun, Samantha Fox, Jocelyn Darby, et al. "A Second Transmissible Cancer in Tasmanian Devils." *Proceedings of the National Academy of Sciences of the United States of America* 113, no. 2 (January 2016): 374–79.

Quinlan, Robert J., and Marsha B. Quinlan. "Evolutionary Ecology of Human Pair-Bonds: Cross-Cultural Tests of Alternative Hypotheses." *Cross-Cultural Research* 41, no. 2 (May 2007): 149–69.

Rankin, Erinn B., and Amato J. Giaccia. "Hypoxic Control of Metastasis." *Science* 352, no. 6282 (April 2016): 175–80.

Read, Andrew F. "The Selfish Germ." *PLoS Biology* 15, no. 7 (July 2017): e2003250.

Rebbeck, Clare A., Rachael Thomas, Matthew Breen, Armand M. Leroi, and Austin Burt. "Origins and Evolution of a Transmissible Cancer." *Evolution: International Journal of Organic Evolution* 63, no. 9 (September 2009): 2340–49.

Reik, Wolf, Miguel Constância, Abigail Fowden, Neil Anderson, Wendy Dean, Anne Ferguson-Smith, Benjamin Tycko, and Colin Sibley. "Regulation of Supply and Demand for Maternal Nutrients in Mammals by Imprinted Genes." *Journal of Physiology* 547, pt. 1 (February 2003): 35–44.

Robey, Ian F., Brenda K. Baggett, Nathaniel D. Kirkpatrick, Denise J. Roe, Julie Dosescu, Bonnie F. Sloane, Arig Ibrahim Hashim, et al. "Bicarbonate Increases Tumor pH and Inhibits Spontaneous Metastases." *Cancer Research* 69, no. 6 (March 2009): 2260–68.

Rogozin, Igor B., and Youri I. Pavlov. "Theoretical Analysis of Mutation Hotspots and Their DNA Sequence Context Specificity." *Mutation Research* 544, no. 1 (September 2003): 65–85.

Rosalie, David A., and Michael R. Zimmerman. "Cancer: An Old Disease, a New Disease or Something in Between?" *Nature Reviews Cancer* 10, no. 10 (2010): 728–33.

Rosenberg, S. M. "Evolving Responsively: Adaptive Mutation." *Nature Reviews Genetics* 2, no. 7 (July 2001): 504–15.

Rothschild, Bruce M., Brian J. Witzke, and Israel Hershkovitz. "Metastatic Cancer in the Jurassic." *Lancet* 354, no. 9176 (July 1999): 398.

Rothwell, Peter M., F. Gerald R. Fowkes, Jill F. F. Belch, Hisao Ogawa, Charles P. Warlow, and Tom W. Meade. "Effect of Daily Aspirin on Long-Term Risk of Death due to Cancer: Analysis of Individual Patient Data from Randomised Trials." *Lancet* 377, no. 9759 (January 2011): 31–41.

Santamaría-Fríes, M., L. F. Fajardo, M. L. Sogin, P. D. Olson, and D. A. Relman. "Lethal Infection by a Previously Unrecognised Metazoan Parasite." *Lancet* 347, no. 9018 (June 1996): 1797–1801.

Scanlon, E. F., R. A. Hawkins, W. W. Fox, and W. S. Smith. "Fatal Homotransplanted Melanoma: A Case Report." *Cancer* 18 (June 1965): 782–89.

Schiffman, Joshua D., and Matthew Breen. "Comparative Oncology: What Dogs and Other Species Can Teach Us about Humans with Cancer." *Philosophical Transactions of the Royal Society of London, Series B: Biological Sciences* 370, no. 1673 (July 2015). https://doi.org/10.1098/rstb.2014.0231.

Schiffman, Joshua D., Richard M. White, Trevor A. Graham, Qihong Huang, and Athena Aktipis. "The Darwinian Dynamics of Motility and Metastasis." In *Frontiers in Cancer Research*, 135–76. New York: Springer, 2016.

Scott, Alasdair J., Claire A. Merrifield, Jessica A. Younes, and Elizabeth P. Pekelharing. "Pre-, Pro- and Synbiotics in Cancer Prevention and Treatment—A Review of Basic and Clinical Research." *ecancermedicalscience* 12 (September 2018): 869.

Siddle, Hannah V., and Jim Kaufman. "A Tale of Two Tumours: Comparison of the Immune Escape Strategies of Contagious Cancers." *Molecular Immunology* 55, no. 2 (September 2013): 190–93.

Siegel, R. L., K. D. Miller, and A. Jemal. "Cancer Statistics, 2018." *CA: A Cancer Journal for Clinicians* 68, no. 1 (2018): 7–30.

Smith, K. R., H. A. Hanson, G. P. Mineau, and S. S. Buys. "Effects of BRCA1 and BRCA2 Mutations on Female Fertility." *Proceedings of the Royal Society of London, Series B* 279, no. 1732 (2011): 1389–95. https://doi.org/10.1098/rspb.2011.1697.

Sober, Elliott, and David Sloan Wilson. *Unto Others: The Evolution and Psychology of Unselfish Behavior.* Cambridge, MA: Harvard University Press, 1998.

Sonnenschein, C., and A. M. Soto. *The Society of Cells: Cancer and Control of Cell Proliferation.* New York: Springer, 1999.

Sprouffske, Kathleen, C. Athena Aktipis, Jerald P. Radich, Martin Carroll, Aurora M. Nedelcu, and Carlo C. Maley. "An Evolutionary Explanation for the Presence of Cancer Nonstem Cells in Neoplasms." *Evolutionary Applications* 6, no. 1 (January 2013): 92–101.

Ståhl, Patrik L., Henrik Stranneheim, Anna Asplund, Lisa Berglund, Fredrik Pontén, and Joakim Lundeberg. "Sun-Induced Nonsynonymous p53 Mutations Are

Extensively Accumulated and Tolerated in Normal Appearing Human Skin." *Journal of Investigative Dermatology* 131, no. 2 (February 2011): 504–8.

Sulak, Michael, Lindsey Fong, Katelyn Mika, Sravanthi Chigurupati, Lisa Yon, Nigel P. Mongan, Richard D. Emes, and Vincent J. Lynch. "TP53 Copy Number Expansion Is Associated with the Evolution of Increased Body Size and an Enhanced DNA Damage Response in Elephants." *eLife* 5 (September 2016). https://doi.org/10.7554/eLife.11994.

Summers, K., J. da Silva, and M. A. Farwell. "Intragenomic Conflict and Cancer." *Medical Hypotheses* 59, no. 2 (August 2002): 170–79.

Sun Tzu. *The Art of War: Complete Texts and Commentaries*. Translated by the Denma Translation Group. Boulder, CO: Shambhala Classics, 2005.

Tai, Guangping, Michael Tai, and Min Zhao. "Electrically Stimulated Cell Migration and Its Contribution to Wound Healing." *Burns and Trauma* 6 (July 9, 2018): 20.

Temel, Jennifer S., Joseph A. Greer, Alona Muzikansky, Emily R. Gallagher, Sonal Admane, Vicki A. Jackson, Constance M. Dahlin, et al. "Early Palliative Care for Patients with Metastatic Non-Small-Cell Lung Cancer." *New England Journal of Medicine* 363, no. 8 (August 2010): 733–42.

Thomas, Frédéric, Thomas Madsen, Mathieu Giraudeau, Dorothée Misse, Rodrigo Hamede, Orsolya Vincze, François Renaud, Benjamin Roche, and Beata Ujvari. "Transmissible Cancer and the Evolution of Sex." *PLoS Biology* 17, no. 6 (June 2019): e3000275.

Tiede, Benjamin, and Yibin Kang. "From Milk to Malignancy: The Role of Mammary Stem Cells in Development, Pregnancy and Breast Cancer." *Cell Research* 21, no. 2 (February 2011): 245–57.

Tollis, Marc, Jooke Robbins, Andrew E. Webb, Lukas F. K. Kuderna, Aleah F. Caulin, Jacinda D. Garcia, Martine Bèrubè, et al. "Return to the Sea, Get Huge, Beat Cancer: An Analysis of Cetacean Genomes Including an Assembly for the Humpback Whale (Megaptera Novaeangliae)." *Molecular Biology and Evolution* 36, no. 8 (August 2019): 1746–63.

Topalian, Suzanne L., F. Stephen Hodi, Julie R. Brahmer, Scott N. Gettinger, David C. Smith, David F. McDermott, John D. Powderly, et al. "Safety, Activity, and Immune Correlates of Anti-PD-1 Antibody in Cancer." *New England Journal of Medicine* 366, no. 26 (June 2012): 2443–54.

Trigos, Anna S., Richard B. Pearson, Anthony T. Papenfuss, and David L. Goode. "Altered Interactions between Unicellular and Multicellular Genes Drive Hallmarks of Transformation in a Diverse Range of Solid Tumors." *Proceedings of the National Academy of Sciences of the United States of America* 114, no. 24 (June 2017): 6406–11.

Trivers, Robert L. "The Evolution of Reciprocal Altruism." *Quarterly Review of Biology* 46, no. 1 (March 1971): 35–57.

Turajlic, Samra, and Charles Swanton. "Metastasis as an Evolutionary Process." *Science* 352, no. 6282 (April 2016): 169–75.

Turner, Kristen M., Viraj Deshpande, Doruk Beyter, Tomoyuki Koga, Jessica Rusert, Catherine Lee, Bin Li, et al. "Extrachromosomal Oncogene Amplification

Drives Tumour Evolution and Genetic Heterogeneity." *Nature* 543 (February 2017): 122.

Ukraintseva, Svetlana V., Konstantin G. Arbeev, Igor Akushevich, Alexander Kulminski, Liubov Arbeeva, Irina Culminskaya, Lucy Akushevich, and Anatoli I. Yashin. "Trade-Offs between Cancer and Other Diseases: Do They Exist and Influence Longevity?" *Rejuvenation Research* 13, no. 4 (August 2010): 387–96.

Vaughan, Thomas L., Linda M. Dong, Patricia L. Blount, Kamran Ayub, Robert D. Odze, Carissa A. Sanchez, Peter S. Rabinovitch, and Brian J. Reid. "Non-Steroidal Anti-Inflammatory Drugs and Risk of Neoplastic Progression in Barrett's Oesophagus: A Prospective Study." *Lancet Oncology* 6, no. 12 (December 2005): 945–52. https://doi.org/10.1016/S1470-2045(05)70431-9.

Vousden, Karen H., and Xin Lu. "Live or Let Die: The Cell's Response to p53." *Nature Reviews Cancer* 2, no. 8 (August 2002): 594–604.

Waldman, Katy. "We're Finally Winning the Battle against the Phrase 'Battle with Cancer.'" *Slate*, July 30, 2015. https://slate.com/human-interest/2015/07/how-battle-with-cancer-is-being-replaced-by-journey-with-cancer.html.

Walsh, Justin T., Simon Garnier, and Timothy A. Linksvayer. "Ant Collective Behavior Is Heritable and Shaped by Selection." *bioRxiv* (March 2019): 567503.

Wang, Xu, Donald C. Miller, Rebecca Harman, Douglas F. Antczak, and Andrew G. Clark. "Paternally Expressed Genes Predominate in the Placenta." *Proceedings of the National Academy of Sciences of the United States of America* 110, no. 26 (June 2013): 10705–10.

Wang, Yu, Chenzhou Zhang, Nini Wang, Zhipeng Li, Rasmus Heller, Rong Liu, Yue Zhao, et al. "Genetic Basis of Ruminant Headgear and Rapid Antler Regeneration." *Science* 364, no. 6446 (June 2019). https://doi.org/10.1126/science.aav6335.

Wasielewski, H., J. Alcock, and A. Aktipis. "Resource Conflict and Cooperation between Human Host and Gut Microbiota: Implications for Nutrition and Health." *Annals of the New York Academy of Sciences* 1372, no. 1 (2016): 20–28.

Whisner, C., and A. Aktipis. "The Role of the Microbiome in Cancer Initiation and Progression: How Microbes and Cancer Cells Utilize Excess Energy and Promote One Another's Growth." *Current Nutrition Reports* 8, no. 1 (March 2019): 42–51.

White, Philip R., and Armin C. Braun. "A Cancerous Neoplasm of Plants: Autonomous Bacteria-Free Crown-Gall Tissue." *Cancer Research* 2, no. 9 (1942): 597–617.

Wirén, Sara, Christel Häggström, Hanno Ulmer, Jonas Manjer, Tone Bjørge, Gabriele Nagel, Dorthe Johansen, et al. "Pooled Cohort Study on Height and Risk of Cancer and Cancer Death." *Cancer Causes and Control* 25, no. 2 (February 2014): 151–59.

Witherow, Beth Ann, Gregory S. Roth, Mark A. Carrozza, Ronald W. Freyberg, Jonathan E. Kopke, Rita R. Alloway, Joseph F. Buell, et al. "The Israel Penn International Transplant Tumor Registry." *AMIA Annual Symposium Proceedings* (2003): 1053.

Wu, Shaoguang, Ki-Jong Rhee, Emilia Albesiano, Shervin Rabizadeh, Xinqun Wu, Hung-Rong Yen, David L. Huso, et al. "A Human Colonic Commensal Promotes

Colon Tumorigenesis via Activation of T Helper Type 17 T Cell Responses." *Nature Medicine* 15, no. 9 (September 2009): 1016–22.

Wynendaele, Evelien, Frederick Verbeke, Matthias D'Hondt, An Hendrix, Christophe Van De Wiele, Christian Burvenich, Kathelijne Peremans, Olivier De Wever, Marc Bracke, and Bart De Spiegeleer. "Crosstalk between the Microbiome and Cancer Cells by Quorum Sensing Peptides." *Peptides* 64 (February 2015): 40–48.

Yokoyama, Akira, Nobuyuki Kakiuchi, Tetsuichi Yoshizato, Yasuhito Nannya, Hiromichi Suzuki, Yasuhide Takeuchi, Yusuke Shiozawa, et al. "Age-Related Remodelling of Oesophageal Epithelia by Mutated Cancer Drivers." *Nature* 565, no. 7739 (January 2019): 312–17.

Zhang, Jingsong, Jessica J. Cunningham, Joel S. Brown, and Robert A. Gatenby. "Integrating Evolutionary Dynamics into Treatment of Metastatic Castrate-Resistant Prostate Cancer." *Nature Communications* 8, no. 1 (November 2017): 1816.